林兰
五十年临证经验传承精粹

主　审　林　兰

编　著　李鸣镝

U0235669

人民卫生出版社

图书在版编目（CIP）数据

林兰五十年临证经验传承精粹 / 李鸣镝编著 . —北京：人民卫生出版社，2018

ISBN 978-7-117-26625-3

Ⅰ. ①林…　Ⅱ. ①李…　Ⅲ. ①中医临床 - 经验 - 中国 - 现代　Ⅳ. ①R249.7

中国版本图书馆 CIP 数据核字（2018）第 101741 号

| 人卫智网 | www.ipmph.com | 医学教育、学术、考试、健康，购书智慧智能综合服务平台 |
| 人卫官网 | www.pmph.com | 人卫官方资讯发布平台 |

林兰五十年临证经验传承精粹

编　　著：李鸣镝
出版发行：人民卫生出版社（中继线 010-59780011）
地　　址：北京市朝阳区潘家园南里 19 号
邮　　编：100021
E - mail：pmph @ pmph.com
购书热线：010-59787592　010-59787584　010-65264830
印　　刷：北京铭成印刷有限公司
经　　销：新华书店
开　　本：710×1000　1/16　印张：13　插页：2
字　　数：240 千字
版　　次：2018 年 7 月第 1 版　2018 年 7 月第 1 版第 1 次印刷
标准书号：ISBN 978-7-117-26625-3
定　　价：39.00 元

打击盗版举报电话：010-59787491　E-mail：WQ @ pmph.com
（凡属印装质量问题请与本社市场营销中心联系退换）

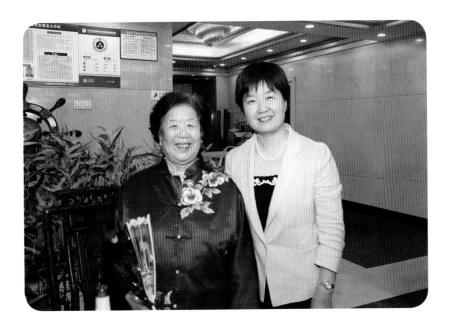

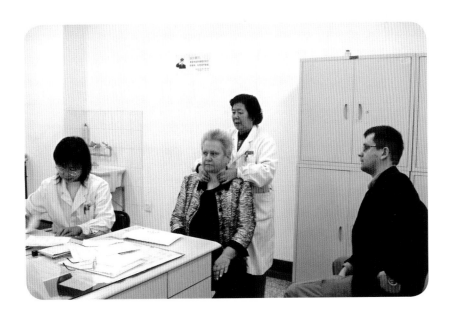

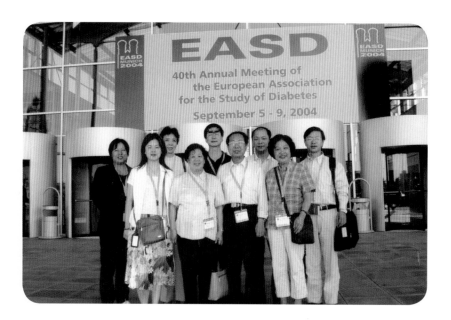

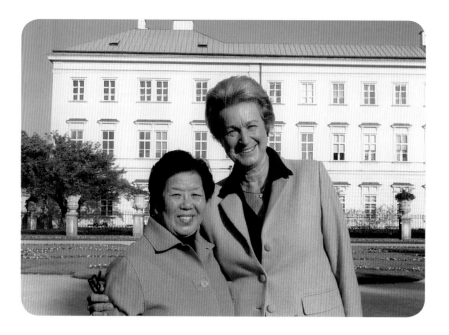

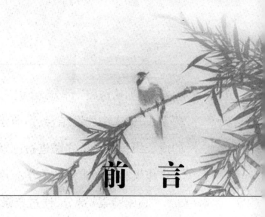

前　言

　　林兰教授是我国著名的中医药学家、中西医结合内分泌专家，医学造诣深厚，临床经验丰富，医德高尚，疗效卓著，声誉传中外，桃李满天下。在应用中医、中西医结合方法研究和治疗内分泌疾病等诸多方面取得了丰硕成果，做出了突出贡献。她师古而不泥古，发扬而不离宗，善于继承，勇于创新，是当代中医界研究治疗糖尿病、甲状腺疾病等内分泌疾病和各类内科杂病的一面旗帜。

　　通过长时间定期跟随林兰教授侍诊学习、面对面访谈、日常交流等多种方式，笔者对林兰教授的学术思想、学术经历、科研方法、治学态度、人格魅力等有了较为全面的了解和感悟，因此才有本书的编写和出版。

　　本书涉及林兰教授的从医之路以及谈医风医德、谈治学方法、谈论医理、谈新药研究、临床验案精选等多方面的内容，对林兰教授的成长历程、学术思想、治学方法等做了较为系统的整理和归纳，为了解和学习林兰教授的学术思想和临床经验提供了较为详细的资料，力求在总结和传承林兰教授的医学思想体系方面贡献一份力量。

　　"学术思想及成就"部分涉及林兰教授在治疗内分泌代谢病，特别是糖尿病和甲状腺疾病等方面的内容。糖尿病治疗部分包括"三型辨证"理论体系的框架及其深刻内涵、兼夹证的防治以及应用该理论治疗糖尿病及糖尿病血管并发症的学术观点。甲状腺疾病部分包括甲亢、甲状腺结节、放射性甲状腺疾病的诊断和治疗等，反映了林兰教授对甲亢、甲状腺结节以及放射性甲状腺疾病中医病机、辨证分型以及中医治疗方案的全面认识。学术成就包括她首创的糖尿病"三型辨证"理论、她大力倡导的"益气养阴"防治糖尿病的基本法则、她积极提倡的"益气养阴、活血化瘀"防治糖尿病血管病变的主要方法等重要内容。

"辛勤从医路"部分,分别从林兰教授早年求学经历、习医动机、投身中医药事业、矢志中西医结合、钻研学术、收获成果、载誉欧亚等方面,对林兰教授的成长历程和从医之路进行回顾和总结,如实反映了她吃苦耐劳、兢兢业业的工作作风和严谨求实的治学态度。

"临床验案"部分,通过选录林兰教授临床诊治的部分医案,展示了林兰教授高超的临床诊疗技能,强调了中医理论对临床的指导作用,突出了理法方药的环环相扣以及医理通达的重要性。这些医案涉及的疾病种类较广,包括糖尿病、糖尿病并发症以及合并症、甲状腺疾病、中枢性尿崩症以及各类杂病,从多个角度展现了林兰教授精湛的中医临证水平。这些临床医案既有本人跟师所记的验案,也有林兰教授自己保存的医案,可以从中感悟她临床诊疗思维的全过程。

"新药研发成果"介绍了林兰教授从医50余年研究和开发的各类新药。从降糖甲片到降糖通脉宁,再到糖微康、糖心平、甲亢宁等,无不体现了她利用中西医结合方法治疗糖尿病、甲状腺疾病的理论功底和药学研究功力。通过对这些新药的临床研究和基础研究的介绍,可以看到林兰教授研制的新型中药的独特思路和良好临床疗效。

"论医德与治学"部分记述了林兰教授对医德内涵的认识,对年轻医生提出的希望,即要成为一名优秀中医,既需要具备济世之才,更需要具备济世之德。关于如何培养良好的医德,林兰教授提出了几点建议,即对待患者要有满腔的热情、在诊治疾病中要全力以赴、要学会容忍与克制,使医德成为自己内在的信念和自觉的追求。在治学方面,林兰教授对培养高层次、高水平中医人才提出了殷切希望和要求。她强调做学问要讲诚信,要志存高远,要勇于创新。治学上要博览群书、深入钻研、由博返约、勤求古训、融汇新知。这是中医成才的必由之路。

"访谈实录"部分通过和林兰教授进行面对面访谈和问答,可以透彻了解林兰教授对中医药治疗糖尿病、甲状腺疾病等重点问题所进行的深入思考,涉及著名的糖尿病"三型辨证"理论的形成和发展过程;基于该理论而制定的针对糖尿病并发症的"益气养阴、活血化瘀"的治疗原则；关于甲亢的中医治疗特色和中西医结合治疗的优势；对糖尿病肾病中医辨证分型、针对不同分期的中医治疗原则；关于甲状腺结节的发病特点及中医治疗的优势所在；针对糖尿病合并冠心病的中医特点以及中医治疗的着眼点等；对中医药治疗糖尿病这个热点话题重新进行讨论。这些访谈内容，忠实反映了林兰教授的研究思路和思维方法，体现了一位学者的科学态度和严谨作风。

　　林兰教授的学术思想和学术成就是广泛而全面的。她深厚的医学功底，活跃的研究思路，严谨的治学方法超越常人，思想深度远非普通人可及。虽然跟随林兰教授长期学习和当面交流的经历使笔者收获颇丰，自信收集和掌握的信息资料已较为全面，但是她的思想和经验却是很难全面学习和掌握的。我虽竭尽全力，力图全面、真实、客观地写出林兰教授治学的各个方面，但是仍然感觉力有不逮，时有遗憾。本书为全面梳理和掌握林兰教授的学术思想提供了学习资料，读者以此为基础，管中窥豹，可以学习到林兰教授的学术思想和医学理论、经验，不断提升自己的医学水平。

李鸣镝

2017年12月

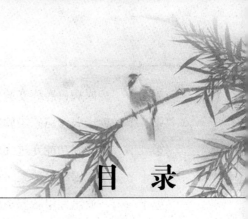

目 录

第一章 学术思想及成就

著名中医药学家、中西医结合内分泌专家林兰教授,女,出生于1938年8月,浙江青田人,主任医师,中国中医科学院首席研究员,第二届首都国医名师,博士研究生导师,中国中医科学院著名中医药专家学术经验传承博士后合作导师,享受政府特殊津贴。

她于1963年从上海中医学院(现上海中医药大学)医疗系毕业,历任国家中医药管理局糖尿病专病医疗中心主任,内分泌重点学科学术带头人,中国中医科学院广安门医院专家委员会委员,中国中医科学院科学技术委员会委员,北京科技成果评审委员会委员,国家药品监督管理局药品评审专家,第四届国务院学位委员会学科评议组成员,中国中西医结合学会内分泌专业委员会主任委员,中华中医药学会甲状腺疾病专业委员会副主任委员,北京老医药卫生工作者协会知名专家委员会委员,中华医学会第二十一届理事会理事。担任《中医杂志》《中国中西医结合杂志》《医学研究》《中国中医基础医学杂志》《北京中医药大学学报》《中国中药杂志》《糖尿病之友》等多种杂志的编委和特约编审。

她从事医疗、科研、教学等工作50余年,致力于中医、中西医结合治疗内分泌代谢疾病(如糖尿病、甲状腺疾病等)的临床诊疗工作。先后承担国家"九五""十五"攻关课题、"十一五"科技支撑项目、国家自然科学基金、国家中医药管理局等课题10余项。在国内外医学杂志发表论文100余篇。撰写《现代中医糖尿病学》《糖尿病的中西医结合论治》《中西医结合糖尿病学》等医学专著4部,主编《中西医结合糖尿病研究进展》,主审《现代中西医临床内分泌学》,参编《中医内科治疗学》《临床中药学》等8部医学著作。曾受外交部委派,赴韩国、卡塔尔、哈萨克斯坦等国执行国家领导人医疗保健任务。多次受邀参加欧美、东南亚等国际学术交流及国际糖尿病学术会议。

第一节 辨证治疗糖尿病

一、糖尿病的诊治

（一）糖尿病的中医辨证

中医学无"糖尿病"之名，多以"消渴"病名涵盖之。历代医家大多将消渴分为上、中、下三消，依据临床证候进行"三消辨证"。但是在临床上，特别是在当代，并不是所有糖尿病患者均表现为多饮、多尿、多食、形体逐渐消瘦等典型的"三多一少症"，尤其在2型糖尿病患者中，有40%~60%的患者缺乏典型的糖尿病症状，病情隐匿，难以按照"三消辨证"论治。

林兰教授在传统"三消辨证"的基础上，遵循中医学的四诊（望、闻、问、切）、八纲（阴阳、表里、寒热、虚实）以及脏腑辨证等理论，对糖尿病进行了系统的宏观辨证，以八纲辨证为纲，以脏腑辨证为目，归纳出糖尿病患者具有热盛、阴虚、气虚、阳虚等四大基本证候。

1. 热盛证

热盛之证系因邪热亢盛，属于阳证、实证、热证，为脏腑阴阳气血功能失调所引起的病证。《素问·调经论》中说："阳虚则外寒，阴虚则内热"，"阳盛则外热"。热盛证以心烦怕热，急躁易怒，渴喜冷饮，易饥多食，溲赤便秘，舌红苔黄，脉弦数或滑数为主。由于病变部位不同，临床症状各异，又有下列诸证：

（1）肺热津伤：以口渴引饮，小便频数，大便秘结，舌红，苔黄，脉洪数或浮数为主症，伴汗多，乏力。

本证多系上焦肺脏脆弱，复外感燥火；或内伤七情，木火刑金；或心热移于肺等，导致燥火伤肺。《杂病源流犀烛·三消源流》云："上消，肺也。由肺家实火，或上焦热，或心火煅炼肺金"。《辨证录·消渴门》曰："肺为心火所刑，则肺金干燥"。肺主治节，通调水道。肺有燥热则治节失司，不能输布津液而渴喜冷饮；肺主一身之气，肺燥伤气，气表失固而汗多乏力；热盛肺燥，不能通调水道而溲赤频数；肺与大肠相表里，肺燥阴虚，阳明燥热则便秘。舌、脉均为肺有燥热之候。见于1型和2型糖尿病初起，或血糖控制不良者。

（2）胃火亢盛：以易饥多食，渴喜冷饮，形体日益消瘦，口秽便秘，牙龈肿痛，舌红，苔黄，脉洪数等为主症。

本证多系长期恣食甘甜，醇酒厚味，热积中焦。如《辨证录·消渴门》指出:"胃消之病,大约成于膏粱之人者居多。燔熬烹炙之物,肥甘醇浓之味,过于贪饕,酿成内热,津液干涸,不得不求济于外水。水入胃中,不能游溢精气,上输于肺,而肺又因胃火之炽,不能通调水道,于是合内外之水,建瓴而下,饮一溲二。不但外水难化,且平日素酣,水精竭绝,而尽输于下,较暴注、暴泄为尤甚,此竭泽之火,不尽不止也。使肾水未亏,尚可制水火。无如膏粱之人,肾水未有不素乏者也,保火之不烁干足矣,安望肾水之救援乎?内水既不可制,势必求外水之相济,而外水又不可以济也,于是思食以济之。食入胃中,只可解火于须臾,终不能生水于旦夕,不得不仍求水以救渴矣。"此处精辟地论述了由于饮食不节而引起胃热、导致消渴的一系列临床症状及其病理机制:因胃火亢盛而出现消谷善饥;热灼津伤,无以充养肌肤而日益消瘦;热灼胃阴,津不上承而渴喜冷饮;胃热燔灼致牙龈肿痛,口有秽臭。

(3)心火亢盛:以心烦急躁,失眠多梦,心悸怔忡,渴喜冷饮,口舌生疮,小便短赤,舌边尖红,苔薄黄,脉洪数为主症。

本证多系劳神过度,心阴被耗。如《灵枢·本藏》说:"心脆则善病消瘅热中"。《类证治裁》中云:"心火消渴,小水赤涩"。《世医得效方·消渴·通治》曰:"心中蓄热,时常烦躁,因而思虑劳心,忧愁抑郁。是致小便白浊,或有沙膜,夜梦走泄,遗沥涩痛,便赤如血。或因酒色过度,上盛下虚,心火炎上,肺金受克,口舌干燥,渐成消渴"。均指出由于思虑过度,耗伤心阴,心阴被耗,心火亢盛;同时也可由于素体阴虚,肾水亏虚,水不上承,水火不济,心肾不交,心火独亢;或可因五志过极化火,心火内炽而心烦;火扰心神而神不守舍则失眠多梦,心悸怔忡;心开窍于舌,心火上炎则口舌生疮,舌边尖红;热灼阴津而渴喜冷饮;热移于小肠而小便短赤。脉洪数为心火亢盛之候。

(4)肝阳亢盛:以头晕目眩,急躁易怒,口干舌燥,失眠多梦,耳鸣失聪,大便秘结,舌红苔黄,脉弦数为主症。

本证因情志失调,郁怒伤肝,肝郁化火,火性上炎;或热灼肝阴,阴不制阳,肝阳亢盛;或肾水虚亏,水不涵木,肝阳上亢。肝阳上扰清窍而头晕目眩,急躁易怒;肝与心在五行属"木"与"火",为母子相关,母病及子,肝火偏亢而致心火旺盛,心火旺扰乱心神,神不守舍,则失眠多梦;阴虚,水不上承则口干舌燥;肾开窍于耳,肾精亏虚,则耳鸣失聪;肝阳耗伤阴液,肠失濡润则便秘。

2. 阴虚证

以阴津不足,阴不制阳,而出现咽干舌燥,口渴喜饮,五心烦热,潮热盗汗,头晕目眩,耳鸣腰酸,心悸失眠,遗精早泄,舌红少苔,脉细数等阴虚证候。由于病因和病位不同,临床表现各异,又有下列诸证:

(1)心阴虚:以心悸怔忡,五心烦热,失眠多梦,咽干舌燥,口舌生疮,小便黄赤,大便秘结,舌红少津,脉细数为主症。

本证多因劳神过度，心阴被耗，心火亢盛。心阴不足，心失所养，神不守舍，则心悸怔忡，失眠多梦；心开窍于舌，舌为心之苗，心火亢盛则口舌生疮，心烦怕热；肾阴虚亏，水火不济，心肾不交而五心烦热；心与小肠相表里，心热移于小肠而小便黄赤；阴津不足，津不上承而咽干舌燥。

（2）肺阴虚：以口渴喜饮，咽干舌燥，干咳气短，痰少而稠，潮热颧红，大便秘结，舌红少津，苔薄，脉数为主症。

本证素为阴虚之体，肺阴不足，或感受燥邪，耗伤肺阴；或肝阴不足，肝火偏亢，木火刑金，肺阴被劫；心火亢盛，耗伤肺阴。正如《辨证录·消渴门》云："肺为心火所刑，则肺金干燥，又因肾水之虚，欲下顾肾，肺气既燥，肺中津液自顾不遑，安得余津以下润夫肾乎？肺既无内水以润肾，乃索外水以济之。"论述了肺为心火所刑，热耗肺阴，而致肺阴不足；肺为水之上源，通调水道；肾为水之下源，主水液司二阴；肺阴虚不能下润于肾，肾得不到肺阴之濡润，而致肾阴虚亏；肾阴虚水不上承更致肺燥；肺主治节而朝百脉，肺津虚亏，无以布津而口渴喜饮、咽干舌燥；肺阴不足，肺失濡润而干咳无痰；阴虚内热，虚火上炎则潮热颧红；肺与大肠相表里，肺津不足，大肠失于濡润而大便秘结，舌、脉均为阴虚之候。

（3）肝阴虚：以急躁易怒，头晕目眩，心烦失眠，咽干舌燥，潮热盗汗，舌红苔黄，脉弦细数为主症。

本证多因五志过极，郁怒伤肝，肝火亢盛，耗伤肝阴；头为诸阳之会，脑为清灵之府，肝阴不足，肝阳上扰，则头晕目眩；肝与心为母子相关，肝阴不足而致心阴虚亏，心失所养则心烦失眠；肝肾同源，肝阴不足而致肾阴虚亏，阴不制阳而急躁易怒；阴津被灼，水不上承而咽干舌燥；阴虚内热则潮热盗汗，舌脉均为阴虚内热之候。

（4）肾阴虚：以五心烦热，腰膝酸软，潮热盗汗，小便频数，尿如脂膏，形体消瘦，口干咽燥，耳鸣耳聋，遗精早泄，舌红少津，苔薄，脉细数为主症。

本证系消渴缠绵不休，上传于下，热灼肾阴，或为先天不足，内伤劳倦，而致肾阴耗损，或酒色思劳过度，真阴被耗。肾与膀胱相表里，肾阴虚亏，阴无所依，则津液管束不力，直输于下，而致小便频数，尿如脂膏；肾精亏虚，脾气不足，水谷精微不能充养机体，而形体消瘦；津不上承而口干咽燥；腰为肾之府，肾开窍于耳，肾阴虚则腰膝酸软，耳鸣耳聋；肾虚精关失固而遗精早泄；正如《素问·水热穴论》云："肾者胃之关，关门不利，故聚水而从其类也，上下溢于皮肤，故为胕肿"。《医学体用》指出："肾消者……肾水枯涸，相火独炽，渴饮善溺，小便浑浊如膏。"《医醇賸义·下消》云："下消者，肾病也，坎之为象，一阳居于二阴之中，肾阴久亏，孤阳无依，不安其宅，于是饮一溲一，或饮一溲二，夹有浊淋，腿股枯瘦，而病益深矣。"论述了肾阴虚亏导致消渴病的临床证候及其发病机制。

3. 气虚证

本证系因阴虚燥热,耗伤正气,引起脏腑功能不足,主要表现为倦怠乏力,面色㿠白,少气懒言,自汗不止,头晕目眩,多伴舌体胖大,脉虚细无力等气虚证候。由于病变部位不同,临床症状各异,又有下列诸证:

(1)肺气虚:以气短乏力,语声低怯,面色㿠白,口干舌燥,自汗不止,咳嗽喘息,小便频数,舌胖质淡,苔白,脉虚弱为主症。

本证系于肺消的基础上,由于肺燥耗气所致。肺主一身之气,外合皮毛,其气肃降。肺气不足而气短乏力,语声低怯;表虚不固,腠理空虚,易感外邪,肺失肃降而咳嗽;肺与肾为母子相关,母病及子,肺气虚而引及肾气不足,肾不纳气而喘息;气虚不能荣于上而面色㿠白。《金匮要略》中说:"渴欲饮水,口干舌燥者,白虎加人参汤主之。"说明先贤已认识到,消渴病燥热伤阴耗气,取白虎汤以清热养阴,加人参以补益肺气。

(2)心气虚:以心悸怔忡,气短乏力,伴神疲自汗,面色㿠白,失眠健忘,舌淡红,苔薄,脉虚细为主症。

本证多因消渴日久,耗伤心气,或劳倦内伤,思虑过度而致心气不足。心为五脏六腑之大主,既主神明,又主血脉。心气不足,心不藏神,神无所舍而心悸怔忡,失眠健忘,气短乏力;心气虚不能鼓动血脉,血不上荣而面色㿠白;心与肺同居于上焦,心气虚而引及肺气不足,气虚不固而自汗出。

(3)脾气虚:以纳呆便溏,神疲倦怠,肢软乏力,伴脘腹胀满,面色萎黄,形体消瘦,舌淡体胖,苔白腻,或黄腻而润,脉虚弱无力为主症。

本证多素为脾虚之体,或饮食不节,损伤脾胃。脾胃为后天之本,仓廪之官,水谷生化之源。胃为阳土,主腐熟水谷,脾为阴土,功主运化;脾气不足,运化无权,湿浊中阻,脾主升,胃主降,脾胃功能失调,升降失司,气机不畅则纳呆便溏,脘腹胀满;脾主四肢,脾气虚不能输布水谷精微以濡养周身而神疲倦怠,肢软乏力;脾主肌肉,其华在面,脾气虚亏则形体消瘦,面色萎黄;苔脉均为脾虚湿盛之候。如《灵枢·本藏》云:"脾脆则善病消瘅易伤","唇大而不坚者脾脆"。《医贯》曰:"盖不能食者,脾之病,脾主浇灌四旁,与胃行其津液者也,脾胃既虚,则不能敷布其津液,故渴。"描述了脾消的临床特点及其发病机制。

(4)肾气虚:以耳聋耳鸣,腰膝酸软,头晕目眩,伴夜尿频多,滑精早泄,舌淡红,苔薄白,脉沉细为主症。

本证多系消渴日久,病变由上焦肺胃下及于肾。肾为先天之本,功主藏精纳气,开窍于耳,司二阴,久病肾气亏虚,耳窍失充,则耳聋耳鸣;腰为肾之府,膝者筋之府,肾气不足而腰膝酸软;肾精亏虚,不能上充于脑,脑窍空虚则头晕目眩;肾气不足,开阖失司而夜尿频数;肾失封藏,精关失固则滑精早泄;舌脉均为肾气虚亏之候。《灵枢·本藏》云："肾脆则善病消瘅易伤"，又曰："耳薄而不坚者肾脆"。说明肾脏功能柔弱者，气化功能较差，易发下消。

4. 阳虚证

本证是指阳气不足，脏腑功能衰退，出现一系列温煦失职的临床症状，多表现为形寒肢冷，面色㿠白，倦怠乏力，舌质暗淡，苔白，脉沉细或沉迟无力。由于病变部位不同，临床证候各异，又有下列诸证：

（1）心阳虚：以胸闷憋气，心悸气短，形寒怕冷，伴有气息短促，面色㿠白，倦怠乏力，头晕目眩，神情萎靡，身肿小便不利，舌质淡红，舌体胖嫩，脉沉迟或结代为主症。

本证系因消渴日久耗伤心气，心气不足，则心悸气短；心气虚亏，心阳不振，则胸闷憋气；阳不制水，水气凌心则气息短促；阳虚水泛，则一身肿胀，小便不利；湿聚生痰，上犯清窍而头晕目眩；气虚血行不畅，则脉结代。正如《伤寒明理论》云："其气虚者，由阳气内弱，心下空虚，正气内动而为悸也"，阐明了心悸的发生机制。心阳不足，卫外失养，腠理不固而自汗；阳虚则外寒，故形寒肢冷。吴崑曰："夫面色萎白，则望之而知气虚矣；言语轻微，则闻之而知其气虚矣。"指出心阳不足的临床证候，多见于糖尿病心脏病，心功能不全者。

（2）脾阳虚：以纳呆腹胀，脘腹冷痛，大便溏薄，伴有形寒肢冷，面色㿠白，神疲倦怠，或尿少浮肿，舌质暗淡，舌体胖大边有齿痕，苔白腻，脉濡细或濡滑为主症。

本证多系消渴缠绵不休，脾阳耗竭，或劳倦伤脾。脾失健运，而纳呆腹胀，大便溏薄；脾阳不足，升降失司，水湿内停，则脘腹冷痛；四肢失于气化温煦，而形寒肢冷；脾肾阳虚，开阖失司而尿少，小便不利；脾阳虚亏，不能散津化气，水湿泛溢而浮肿；脾虚水谷精微不能濡养周身，则神疲倦怠；气虚血少，脾不上荣于面，则面色㿠白无华。如《治验回忆录》中指出："因病已日久，正气渐衰，内脏不足，又一变为虚寒，此病情阴阳转化之常规，不足异者"。该文阐明消渴始于燥热、阴虚，阴阳互根，阴病及阳而致脾阳虚的发病机制。多见于糖尿病胃肠自主神经功能紊乱、胃轻瘫。

（3）肾阳虚：以腰膝酸冷，五更泄泻，伴形寒肢冷，小便清长，或腰以下肿，阳痿遗精，舌胖质淡，苔白，脉沉迟为主症。

本证多为消渴日久，由浅入深，由上焦肺胃下传于肾，由阴病及阳而致肾阳虚，为消渴病之后期。肾阳亏虚，命门火衰，火不生土，而致脾肾阳虚，运化失司则五更泄泻；肾阳不足，开阖失司，水湿泛溢而致腰以下水肿；阳虚则机体失于温煦而腰膝酸冷；命门火衰，阳事不举；肾阳为人体诸阳之本，是人体功能活动的原动力；肾气虚，肾阳亏损，无以气化而精神萎靡；阳气不能外达四末，故形寒肢冷；阳虚气化不利，则小便清长。如《金匮翼》中指出："腰肾虚冷,不能蒸化于上,谷气则尽下而为小便,故甘味不变,下多不止"。《金匮要略》云:"男子消渴,小便反多,以饮一斗,小便一斗,肾气丸主之"。《景岳全书·三消干渴》云:"又有阳不化气则水精不布,水不得火则有降无升,所以直入膀胱而饮一溲二,以致泉源不滋,天壤枯涸者,是皆真阳不足,火亏于下之消证也"。古人论述了肾阳虚衰的临床表现及其发病机制。多见于糖尿病并发肾病、肾功能不全等。

5. 兼夹证

临床上,糖尿病除呈现上述热盛、阴虚、气虚、阳虚等四大证候外,尚有夹湿和夹瘀等兼夹证。

(1)夹湿证:按所夹湿邪的寒热不同,又可分为湿热证和寒湿证。

1)湿热证:以脘腹胀满,口甜纳呆,恶心呕吐,口渴而不多饮,伴肢体重着,头重如裹,舌体胖大质淡,苔黄腻,脉滑数或弦滑为主症。

多为饮食不节,醇酒厚味,湿热内蕴,脾胃不和。《素问·奇病论》记载:"有病口甘者,病名为何?岐伯曰:此五气之溢也。名曰脾瘅。夫五味入口,藏于胃,脾为之行其精气,津液在脾,故令人口甘也,此肥美之所发也,此人必数食甘美而多肥也,肥者令人内热,甘者令人中满,故其气上溢,转为消渴。"阐明了甘美肥腻之品壅滞中宫,导致脘腹胀满,口甜纳呆。脾喜燥而恶湿,脾中积热,必夹湿浊。湿浊中阻,升降失司,胃气上逆而恶心呕吐;湿为阴邪,性重着黏腻,机体被湿所困则重着,湿浊上蒙清窍而头重如裹;湿热化燥伤阴而口渴,湿滞中焦则口渴而不多饮;甘为脾之味,脾湿泛溢则口甘。多见于1型糖尿病早期尚未得到治疗,或糖尿病血糖未能得到控制,或糖尿病应激情况下发生糖尿病酮症或酮症酸中毒者。

2)寒湿证:以脘腹胀满,便溏泄泻,伴有恶心呕吐,形寒怕冷,面色㿠白,四肢不温,舌体胖大质淡,苔白腻,脉沉迟无力为主症。

脾胃阳虚,寒湿中阻,气机不畅而脘腹胀满;脾湿泛溢,而口甜纳呆;脾阳虚亏,中寒复生,运化失司而便溏泄泻;阳虚不能温煦机体、四末则形寒怕冷,四肢不温;脾虚水谷精微不能上荣于面,则面色㿠白无华。见于糖尿病后期,胃肠自主神经功能紊乱。

(2)夹瘀证:以肢体麻木,刺痛不移,唇舌紫黯,或舌有瘀斑,舌下青筋显露,伴手足发紫发冷,胸痹心痛,或眼花目暗,或中风不语,半身不遂,苔薄白或薄黄,脉沉细或脉涩不利为主症。

由于消渴日久,耗阴伤气,阴虚必耗血,阴血同源,阴血不足,血脉不充,血行不畅而血脉瘀滞;气为血之帅,气虚不能帅血,血行不畅,血脉瘀阻;阴虚之极,而致阳虚,阳虚生内寒,寒凝血瘀,血行不畅等均导致血瘀。血脉瘀阻,血不养筋,筋脉失养而肢体麻木,中风不语,半身不遂;血脉瘀阻、不通则痛,而致胸痹心痛;寒凝血瘀,阳虚不能温煦四肢,则手足发紫发冷;血虚不能养肝明目,肝脉瘀阻则眼花目暗,唇舌紫黯;舌下青筋显露等均为血瘀之候。多见于糖尿病并发心血管病变、脑血管病变、视网膜病变以及周围神经病变等。

(二)糖尿病的"三型辨证"理论体系

证候研究是中医学的关键问题之一,一直为中医界所关注。证候是机体内因和环境外因综合作用下的机体整体反应状态,同时在病证发展过程中,随着病邪的强弱、正气的盛衰而发生相应的证候变化,表现为证候的演变、转化或兼夹。

糖尿病的中医证候与病程有密切关系。随着病程延长,糖尿病证候有一个从实到虚的转化过程。林兰教授认为,糖尿病的发展过程是由阴虚热盛到气阴两虚再到阴阳两虚,因而提出了"三型辨证"理论。《中药新药治疗糖尿病的临床研究指导原则》(2002版)、《糖尿病中西医结合诊疗规范》等均采用"三型辨证"作为糖尿病的基本辨证分型,"三型辨证"理论对于病证结合诊疗糖尿病具有深远意义。

1. "三型辨证"的形成过程

无论在我国,还是在世界,糖尿病的发病率都在日益增长。为了发挥中医中药的优势,从20世纪70年代开始,林兰教授和科室的同事们即着手进行"糖尿病中医证治"课题的研究。该研究突破了传统的"三消辨证"理论,开创性地提出了中医治疗糖尿病的"三型辨证"方法,并在《北京医学》1980年第4期发表。

这是基于长期而可靠的临床实践的一次系统总结和科学发现过程。课题组观察了1973—1980年在广安门医院就诊的328例成人糖尿病患者,采用中医传统的四诊八纲、脏腑气血辨证等手段,对这些糖尿病患者进行了系统而严格的宏观辨证,同时也进行了微观检测。在充分研究了患者的共性和疾病演变规律之后,发现糖尿病患者具有热盛、阴虚、气虚、阳虚等四大证候群,各证候之间相互兼夹。因此,把阴虚证兼有热盛证归纳为"阴虚热盛证";把阴虚证兼见气虚证归纳为"气阴两虚证";把阴虚证兼见阳虚证归纳为"阴阳两虚证"。此外,部分证候还兼夹瘀血、痰湿。经过总结分析和归纳,将糖尿病分为阴虚热盛、气阴两虚、阴阳两虚三大主要证型。其中,阴虚在三型中均有,故认为阴虚贯穿于糖尿病的始终。自此,"三型辨证"理论初现端倪。"三型辨证"理论体系在形成之初,便具有客观性、实用性和科学性的特点。其后,又对926例糖尿病患者进行了辨证分型,所获结论支持上述观点,从而形成了糖尿病"三型辨证"理论体系。

"三型"的具体证候是:①阴虚热盛型:症见消谷善饥,口渴引饮,渴喜冷饮,心烦易怒,唇赤颧红,溲赤便秘,舌红苔黄,脉多弦数;②气阴两虚型:症见乏力倦怠,动则汗出,心慌气短,手足心热,失眠多梦,头晕耳鸣,唇红咽干,溲黄便溏或干,舌红少苔,脉细数等;③阴阳两虚型:症见面色㿠白,毛发干枯,耳聋耳鸣,腰酸腿软,夜尿频数,性功能低下,形寒怕冷,四肢欠温,面目虚浮,大便溏泄,舌淡体胖,脉沉细无力。

林兰教授又对112例糖尿病患者进行分析,总结出糖尿病的证候演变规律。她发现随着病程的推移,有从"阴虚热盛→气阴两虚夹血瘀→阴阳两虚"转化的趋势。有并发症的患者多分布在兼夹血瘀的气阴两虚和阴阳两虚中,其中分布在气阴两虚中居多。结合临床经验及客观检查结果,此三型与糖尿病患者的年龄、病程、病情、具体指标、并发症等西医学认识具有密切的相关性。后来进一步证实,"阴虚热盛型"为糖尿病早期,胰岛功能尚属正常;"气阴两虚型"为病情发展到中期,胰岛功能有一定的损伤;"阴阳两虚型"则为疾病后期,胰岛功能受损严重的表现。该结论与西医学认识吻合,为"三型辨证"的科学性和合理性提供了重要的依据。林兰教授指出,阴虚是糖尿病发生的关键,气虚是其迁延的症结,痰湿是其中的常见证候,瘀血是其并发症发生的主要原因,阴阳两虚是其发展的最终结局。

此后,又通过对大量糖尿病患者的临床证候观察,明确了"三型辨证"在各型之下存在的亚型。至此,"三型"辨证理论的纲目已趋完备,辨证体系更加明朗。

这一研究成果的得出,经历了临床观察、归纳总结和科学发现等过程,其科学性在于:对糖尿病的中医辨证立足于传统辨证方法,辨证得出的热盛、阴虚、气虚、阳虚等宏观证候,具有可靠的中医基础理论支持。另外,对这三种证型与糖尿病患者年龄、病程、病情、具体指标、并发症等方面的联系进行了回顾性研究,也证实具有明确的相关性。三型证候的演变过程的中医病机理论研究与西医学对糖尿病病程的研究结论一致,"三型辨证"体系得到科学的验证。

随着研究证据的日渐增多,"三型辨证"理论体系得到原国家卫生部、国家食品药品监督管理局的认可,把"三型辨证"作为中药新药临床研究证候的诊断标准。随后,有许多文献报道支持"三型辨证"理论体系。

2."三型辨证"对兼夹证的认识

"三型辨证"中的兼夹证,主要包括痰湿证和血瘀证。

(1)痰湿:痰、饮、水、湿,同类而异名,都是水液代谢失常所形成的病理产物。形成之后,又皆可作为致病因素作用于机体,导致各种新的病证。四者皆为阴邪,具有阴邪的一般特点。其关系是:湿聚为水,积水成饮,饮凝成痰。痰、饮、水、湿的区别是:稠浊者为痰,清稀者为饮,更清者为水,湿则呈一种弥漫状态。

痰湿的病因学意义：痰湿是机体水液代谢障碍所形成的病理产物。这种病理产物形成之后，作为一种致病因素作用于机体，阻滞经络，阻碍气血，影响脏腑，从而引起各种复杂的病理变化，导致各种新的病证出现。

狭义之痰饮，指肺部渗出物和呼吸道的分泌物，由咳吐而出。因其有形可见，易被察觉，故称有形。广义之痰湿，指由水液代谢障碍所形成的病理产物及其病理变化和临床表现，由机体功能失调，津液停蓄蕴结而成，无形质可察，主要是通过病理反应来确定，称为无形。

痰湿的形成机制：痰和饮都是水液代谢障碍所形成的病理产物，因此，饮食不节，七情内伤，五脏亏虚，凡能影响人体气化功能的正常进行，导致水液代谢障碍者，均可致水液停蓄凝聚而成痰饮。痰饮的形成，主要与肺、脾、肾、三焦、膀胱及肝、心等脏腑有关。

痰湿致病的特点：痰湿流注经络，则使经络阻滞，气血运行不畅，出现肢体麻木、屈伸不利，甚则半身不遂。痰湿停滞，易阻滞气机，使脏腑气机失常。痰湿本为水液代谢失常的病理产物，但形成之后，便作为一种致病因素作用于机体，进一步影响肺、脾、肾的功能，导致水液代谢失常。痰浊内扰，蒙蔽清阳，清阳不升，可见头晕目眩、精神不振。总之，痰湿在不同的部位表现出不同的症状，变幻多端。其临床表现，可归纳为咳、喘、悸、眩、呕、满、肿、痛八大症。

消渴病患者多因嗜食肥甘，或劳逸失度，或情志失调，或由于失治误治，影响肺、脾、肾等脏的司调水液功能，出现水液代谢障碍，水湿停蓄，蕴结而成痰湿之证。

（2）瘀血：瘀血又称蓄血、恶血、败血、衃血，是指血行障碍，血液凝聚而形成的病理产物，包括瘀滞内结之血、离经之血、污秽之血等。瘀血形成之后，即可阻滞气血，影响脏腑功能，从而导致各种新的病证。与痰湿一样，瘀血也是一种继发性的致病因素。

瘀血的形成机制：血与气，是人体生命活动中两种最基本的物质。血行脉中，周流全身，赖气的推动固摄。所以，凡能影响气之运行致其升降出入失常者，亦可有碍于血。因推动无力，则血行迟滞；因固摄失权，则血溢脉外，皆可形成瘀血。血是人体生命活动的物质基础，其生化、统摄于脾，总统于心，藏受于肝，宣布于肺，施泄于肾，与五脏皆相关联。故脏腑功能失调，都能导致血行障碍，形成瘀血。

所谓"久病多瘀"，指多种慢性疾病病程久远，常常在某种程度上兼有瘀血，或在疾病过程中，由于脏腑功能失调引起的气虚、气滞、热结、津亏、七情内伤、痰湿等均可影响气血运行而致瘀血形成。

瘀血致病的特点：瘀血形成后，因经脉阻滞和组织失于营养而致疼痛，其特点为刺痛，痛处固定、拒按、夜间加重，或久痛不愈，反复发作。血液瘀滞于经脉,或外伤导致血液瘀积。血液瘀积于局部组织,可见局部青紫肿胀;瘀积于脏腑,可按之有块,固定不移。因瘀血阻滞,经脉不畅,血溢脉外而见出血。面部、爪甲、肌肤、口唇青紫;舌质紫黯,或有瘀点瘀斑,或舌下静脉曲张等,是瘀血最常见、最敏感的指征。脉细涩、沉弦或结代是瘀血最常见脉象。此外,面色黧黑、肌肤甲错、皮肤紫癜、精神神经症状等也较为多见。

瘀血是糖尿病最常见的兼夹之证,见于糖尿病的多种血管病变。糖尿病热邪灼津成痰,痰瘀互阻为患;阴虚内热,因阴虚致瘀、气虚致瘀;后期阴阳两虚,可因阳虚寒凝致血脉瘀阻。随其瘀阻的部位不同,而有不同的临床表现。

瘀阻心脉,可出现烦躁不安、胸闷憋气、心悸气短,甚则心痛彻背、背痛彻心,见于糖尿病合并冠心病者;痰瘀阻于脉络,血不荣筋而出现半身不遂、口眼㖞斜症,见于糖尿病并发脑血管病变;瘀阻经脉,血不归经,见于糖尿病并发视网膜病变、眼底出血;瘀血阻滞,经脉失养,不通则痛,见于糖尿病并发血管、神经病变等。可见,瘀血是导致糖尿病并发大血管病变和微血管病变的主要原因和病理基础。

3. 对"三型辨证"理论体系的认识和理解

(1)"三型辨证"理论对糖尿病及其并发症的防治具有重要的意义:"三型辨证"理论体系既体现糖尿病及其并发症的共性,又体现某一种或几种并发症同时存在的个性。以"三型辨证"理论为依据,进行辨证论治,制订治疗方案及有效方药,对糖尿病及其并发症的防治具有重要的意义。

糖尿病及其并发症的中医证型主要有15种,分别是:"肺胃热盛""胃火炽盛""心火亢盛""相火炽盛""肝火上炎""心肺两虚""心脾两虚""心肾两虚""心肝两虚""肺气阴两虚""肾阴阳两虚""脾肾阳虚""脾胃阳虚""心肾阳虚"和"心阳虚衰"。其中"肺胃热盛""胃火炽盛""心火亢盛""相火炽盛""肝火上炎"5种证型的糖尿病患者病程多在5年以内(早期);"心肺两虚""心脾两虚""心肾两虚""心肝两虚"和"肺气阴两虚"5种证型的糖尿病患者病程多在5年至10年以内(中期);而"肾阴阳两虚""脾肾阳虚""脾胃阳虚""心肾阳虚"和"心阳虚衰"5种证型的糖尿病患者病程多在10年以上(晚期)。

糖尿病病程为早期的患者以单一脏腑辨证分为"肺热炽盛""胃火炽盛""心火亢盛""相火炽盛"和"肝火上炎",共同特征为"热盛";糖尿病病程为中期的患者以单一脏腑辨证分为"肺气虚""心气虚""脾气虚""肾气虚"和"心阴虚""肾阴虚""肺阴虚""肝阴虚",共同的特征为"气虚""阴虚";糖尿病病程为晚期的患者以单一脏腑辨证分为"心阳虚""脾阳虚"和"肾阳虚",共同特征为"阳虚"。

历代医家对消渴病的基本病机有共同的认识,即阴虚贯穿于本病之始终,阴虚为本病发生、发展的内在因素,其中"肾阴虚""肝阴虚""心阴虚"和"肺阴虚"是消渴病阴虚之主要脏腑定位。由于阴不制阳,阳相对偏亢,所谓"阴虚则内热",即阴虚为本,燥热为标。在本病的发病过程中,常以阴虚热盛开始。"热盛"是少火变成壮火所致。壮火是非生理性的火,表现为脏腑气血功能的病理性亢进。《素问·阴阳应象大论》说:"壮火食气……壮火散气"。壮火具有损伤人体正气的性质,不但可以耗气,更主要的是伤阴,逐渐损及元气精血,即所谓"阳盛则阴病",即气阴两虚阶段。由于阴阳互根,彼此相须,缺一不可,随病程进展,阴阳消长失衡,久则由阴损阳,发展为阴阳两虚或以阳虚为主之证;患者多死于阴竭阳亡或严重之真心痛、中风、坏疽、水肿等并发症。

消渴病患者多嗜食肥甘,或劳逸失度,或情志为患,或失治误治,使肺、脾、肾等脏腑司调水液之功能衰退,必会出现水液代谢障碍,水湿停蓄,蕴结而为痰湿。

消渴病热盛消灼精血成瘀,或津液亏耗,血液稠涩而为瘀,或久病致瘀,久病入络成瘀,或痰湿阻滞成瘀,消渴病多种因素均易导致瘀血的形成。瘀血形成后又加重了消渴病的病变过程。瘀血乃由阴血结聚而成,其形成本身就是一个阴血耗伤的过程。瘀血、痰湿形成后,必使血行受阻,气机郁结,致气不化津,或络破血瘀,或瘀久化热,使阴伤加重,病变加剧,变证丛生。

(2)"三型辨证"理论符合糖尿病中医证候动态演变规律:从整个"三型辨证"体系来看,主要有以下特点:

第一,概念上明确定位在糖尿病,与其他疾病无混淆;第二,"三型"的病情表述客观,有严格的临床流行病学资料的支持,客观化研究时采用了确切的指标,纲目层次清晰、针对性强、易于掌握,便于推广普及;第三,从"三型辨证"研究的内容来看,符合西医学糖尿病病变发展规律和中医辨证论治原则,不但体现了三个证型与病位、病程、病情、客观指标、预后等西医学上的糖尿病相互关系,而且也体现了符合中医理论的动态证候的衍变。二者紧密结合,便于临床总结,且易于中西医学术交流和汇通。

(3)"三型辨证"是对"三消辨证"的进一步发展:三消辨证虽沿用已久,但从临床实际来看,三消辨证有其局限性。

首先,消渴病之初,"三多"症状往往同时并见,"三消"症状不能截然分开,临床很少见单一饥饿而不渴,或单纯口渴而尿量正常者。因此,"三消"症状辨证的界限难分。

其次,消渴病日久,气血耗伤,正气亏虚,"三多"症状不明显,病情严重者甚至出现形寒肢冷、动则汗出、面部虚浮、气弱少神等一派虚衰证候,实无"三消"症状可辨。

第三,很多消渴病在早期或经过治疗之后,可以没有明显的临床表现,多因检查血糖升高才发现患有糖尿病,故三消辨证不能尽其全。

第四，消渴病后期，气血衰惫，精气被夺，阴阳俱损，导致多种并发症的发生，又无"三多"症状为依据。随着对消渴病（糖尿病）临床研究的深入，需要结合现代医学对糖尿病的认识，总体把握消渴病病机，动态地施以辨证论治。

前贤治疗消渴多以清热泻火、养阴生津为主。"三型辨证"借鉴了传统三消辨证提出的消渴病病机（即燥热学说），继承了三消辨证有效的理法方药，同时又与三消辨证的涵义有所不同。"三型辨证"突破了三消辨证单纯依靠症状的局限，赋予三消辨证全新的理念，更准确地把握糖尿病辨证的内涵，更加符合临床实际和临床应用，是对传统三消辨证的进一步发展，切合当代糖尿病诊治规律。

（4）"三型辨证"各证型的临床特点：阴虚热盛型的表现以肺胃热盛、心肝火旺为主。病程相对较短，一般小于5年；发病年龄较轻，基础胰岛素水平高，呈现高胰岛素血症，胰岛素曲线下面积大。BMI>24kg/m^{2}者占76.1%，并发症少而轻，表现为以胰岛素抵抗为主，为糖尿病早期阶段。该型占糖尿病患者的11.9%。

气阴两虚型的表现以心脾气虚、肝肾阴虚为主。糖尿病的病程多在5~15年，发病年龄多见于50~60岁，有诸多而较轻的并发症。基础胰岛素水平、胰岛素曲线下面积仅次于阴虚热盛型。表现为以胰岛素抵抗为主，同时伴有胰岛B细胞功能紊乱，BMI>24kg/m^{2}者占46%，为糖尿病中期阶段，是糖尿病的基本证型。该型占糖尿病患者的75.2%。

阴阳两虚型以心肾不足，脾肾阳虚为主。病程多在15年以上，年龄大于60岁者居多，胰岛功能提示基础胰岛素水平低下，胰岛素释放曲线低平，表现为胰岛B细胞功能衰竭。并发症多而重，随着年龄和病程的增长比例有所递增，为糖尿病后期阶段。BMI>24kg/m^{2}者占50%，该型占糖尿病患者的12.9%。

（5）"三型辨证"的证治特点：阴虚热盛型：以热证、虚证为主。病位在肺、胃、心、肝。并发症少而轻的早期阶段。表现以胰岛素抵抗为主，应用清泄肺胃，养阴生津之治则，以达到改善症状、减轻胰岛素抵抗、降低血糖、预防并发症的发生和发展的目的。

气阴两虚型：以气虚、阴虚为主，病位在心、肺、脾、肾。有诸多较轻并发症的中期阶段。通过多元回归分析发现：胰高血糖素异常升高，是导致血糖升高的主要因素。应用益气养阴的治疗大法。以达到降低胰高血糖素水平，增加胰岛素受体数目，改善胰岛素抵抗，延缓并发症的发展的目的。动物实验研究发现，益气养阴药具有双向调节胰岛素、降低胰高血糖素、增加胰岛素受体数目、改善胰岛素抵抗的作用。

阴阳两虚型：以虚证、寒证为主，兼夹瘀夹湿，虚实夹杂，病位在心、脾、肾，并发症多而重为特点的后期阶段。通过温补脾肾，活血化瘀等治疗，可以达到改善症状,缓解并发症,解除痛苦,提高生活质量,延长寿命的目的。

林兰教授曾对新中国成立后40多年来在重要医学杂志上报道的治疗糖尿病的常用中药做过不完全统计,统计有100余种降糖中药(不含治疗并发症的中药),按使用频率排序,排名前12位的是:天花粉、麦冬、玄参、黄芪、山药、生地黄、知母、五味子、黄连、党参、枸杞子、生石膏。并总结了多年来临床治疗糖尿病的经验,针对三个证型,拟定了具有滋阴清热功效的"清润方"、具有益气养阴功效的"滋益方"和具有滋阴补阳功效的"双调方"。其中"清润方"主治阴虚热盛型糖尿病,"滋益方"主治气阴两虚型糖尿病,"双调方"主治阴阳两虚型糖尿病。这三张方剂在临床中应用均取得了良好的治疗效果。

(6)"三型辨证"的内在规律:"三型辨证"反映了糖尿病早、中、晚三个阶段,阴虚热盛为早期、气阴两虚为中期、阴阳两虚为晚期,这种演变也符合西医学将糖尿病的进展分为胰岛素抵抗、胰岛B细胞功能紊乱、B细胞功能衰竭的客观规律。

阴虚贯穿糖尿病病程之始终,是三型共性,是导致糖尿病发生与发展的内在因素,为糖尿病之本。符合西医认为2型糖尿病胰岛素抵抗存在于糖尿病的全过程,是导致2型糖尿病的病因和病理基础的观点。

病程与发病年龄是分型的基础、客观指标是分型的主要依据;符合西医认为微血管病变在糖耐量异常(IGT)阶段已存在,而大血管病变随病程延长多在发生糖尿病后出现。糖尿病血管病变均随病程延长而加重,青年人、病程短者多以微血管病变为主,老年患者、病程长者多以大血管病变为主。

痰湿、血瘀等是糖尿病兼症的病因和病理产物,见于糖尿病的多个阶段。

总之,"三型辨证"反映了糖尿病早、中、晚三个不同阶段。阴虚热盛为早期,气阴两虚为中期,阴阳两虚为晚期。阴虚贯穿病程之始终,是三型共性,是导致糖尿病发生与发展的内在因素,为糖尿病之本;湿浊、血瘀为糖尿病之标。

(三)用"三型辨证"理论治疗糖尿病

糖尿病"三型辨证"理论体系的辨证分型是客观的、动态变化的,符合西医学对糖尿病的演变规律的认识,已在临床上广泛应用。

将糖尿病按照阴阳八纲辨证分为阴虚热盛、气阴两虚和阴阳两虚三型(三型为"纲"),并根据病性和脏腑病位,分为若干亚型(亚型为"目"),系统地进行辨证论治。

其中,阴虚热盛型又分为"肺胃热盛""胃火炽盛""心火亢盛""相火炽盛"和"肝火上炎"五个亚型;气阴两虚型又分为"心肺两虚""心脾两虚""心肾两虚""心肝两虚"和"肺气阴两虚"等五个亚型;阴阳两虚型又分为"肾阴阳两虚""脾肾阳虚""脾胃阳虚""心肾阳虚"和"心阳虚衰"等五个亚型,同时可兼见湿、瘀。

三型辨证理论体系涵盖了三型纲目具体证候和治疗方案,对糖尿病及其并发症的防治具有重要的意义。

1. 阴虚热盛型

本型以心烦怕热、急躁易怒、渴喜冷饮、易饥多食、溲赤便秘、舌红苔黄、脉弦数等热盛证候为主症,兼有咽干舌燥、五心烦热、潮热盗汗、头晕目眩、耳鸣腰酸、心悸失眠、遗精早泄等阴虚证者。多见于糖尿病早期,患者表现以热证、实证为主。由于病变脏腑不同、个体禀赋不一,宜分层论治:

(1)肺胃热盛:以口渴引饮、小便频数、饮一溲一、口干舌燥、消谷善饥、形体消瘦、大便秘结、舌红苔黄、脉滑或洪数为主症。多见于糖尿病高血糖,或并发酮症酸中毒患者。

本证以口渴引饮、渴欲饮水为突出表现。多因恣食辛辣,醇酒厚味,或情志郁结,日久化火,酿生内热,热烁肺津。热势弥漫,肺无以敷布而口渴引饮、口干舌燥;肺失治节,水液直趋膀胱而饮一溲一;阳明燥热而大便秘结。《金匮要略》指出:"渴欲饮水,口干舌燥者,白虎加人参汤主之"。以肺脏燥热、胃火内炽、耗伤津液为病机,以清泄肺胃、生津止渴为主要治法;方药以白虎汤、消渴方加减为宜。

(2)胃火炽盛:以渴喜冷饮、易饥多食、口舌生疮、口有秽臭、牙龈肿痛、心烦失眠、溲赤便秘,舌红苔黄腻、脉滑数为主症。

本证系因饮食不节,过食辛辣炙煿之品,或外感六淫,久郁化火,蕴热与胃火相并。胃火炽盛而易饥多食;热灼阴伤而渴喜冷饮;胃火上炎而牙龈肿痛、口舌生疮;胃中热毒秽气上逆,则口中秽臭;心火亢盛扰乱心神,神不守舍而心烦失眠。《医学体用》云:"无论六淫之火,五志之阳,以及辛热炙煿之气,都聚集于阳明,聚久不散,郁而化火,火结于胃,销烁其津液,名曰中消。故中消者,因火热之势日盛,火上升则消谷,已食如饥,食得下则被烁……"阐述了中消的病因和发病机制。治以清泄胃火、宁心安神。方药选玉女煎加味。

(3)心火亢盛:以烦热渴饮、焦虑失眠、口舌生疮、心悸怔忡、小便短赤、大便秘结,舌红苔黄腻、脉滑数为主症。多见于糖尿病初发患者,以及糖尿病患者出现焦虑、抑郁、恐惧、悲观、紧张状态等。

本证为思虑过度,耗伤心阴;心阴不足,心火亢盛;或因肾水不足,水不上承,水火不济,心火独亢而烦热急躁;热耗心阴,神失所舍则心烦失眠;心失所养而心悸怔忡;心火上炎则口舌生疮;热伤阴津则渴欲冷饮;心移热于小肠而小便短赤;热耗津液,则大便秘结;舌脉为热盛之候。治拟清心泻火、滋养心肾,方药宜选泻心汤合黄连阿胶汤加减。

(4)相火炽盛:以潮热盗汗、腰酸耳鸣、阳强早泄、五心烦热、溲黄便秘,舌红苔黄、脉弦细数为主症。

本证系为肾阴素亏,相火炽盛;或肝阴亏乏,肝火亢盛,肾水亏竭;肝肾乙癸同源,阴不制阳,相火炽盛则阳强早泄;腰为肾之府,肾开窍于耳,肾阴不足,则腰酸耳鸣;阴虚内热则五心烦热、溲黄便秘;舌脉均为虚热之候。治拟滋肾泻肝、清泄相火,方药宜选知柏地黄汤合镇肝汤加减。

（5）肝火上炎:以急躁易怒、头晕目眩、面红目赤、口渴多饮、溲黄便秘,苔薄黄、脉弦滑数为主症。

本证系因情志怫郁,或恚怒伤肝而致肝郁化火,肝阴被灼;肝与肾为乙癸同源,肝赖肾水之涵养,肾水不足,水不涵木,或肝阴自亏,阴不制阳,肝阳偏亢则急躁易怒、面红目赤;肝火上扰清窍而头晕目眩;水不上承则口渴多饮;阴虚内热,则溲黄便秘;舌红苔黄、脉弦数均为肝火上炎之候。见于糖尿病合并高血压者。治拟滋阴潜阳,方药宜选天麻钩藤饮合知柏地黄丸加减。

2. 气阴两虚型

气阴两虚指机体元气和真阴不足,既有肺、脾、肾三脏元气亏虚之证,又有五脏阴液内耗之候。本型见于糖尿病中期阶段,多为热盛耗伤气阴,而演变为气阴两虚型。

以脏腑病变为基础,按气阴两虚程度进行分层论治:

（1）心肺两虚:以神疲乏力、自汗气短、心悸失眠、怔忡健忘、五心烦热、咽干舌燥,舌红苔薄、脉细数为主症。多见于糖尿病并发交感神经兴奋、心脏自主神经病变患者。

本证系由阴虚热盛型演变而来,由于壮火食气,热盛伤阴,而致心肺气阴两虚。心主神明,心阴不足,神失所舍而心悸失眠、怔忡健忘;心阴亏虚、心火偏旺则五心烦热;肺主一身之气,肺主皮毛,肺气虚、腠理不固则汗出气短、神疲乏力;心肺阴虚而咽干舌燥。治拟益气养阴、宁心敛肺为主要治法,方药宜选生脉饮加味。

（2）心脾两虚:以心悸健忘、少寐多梦、面色萎黄、少食倦怠、形体消瘦、腹胀便溏、气短神怯,舌质淡苔白腻、脉濡细为主症。多见于糖尿病并发胃肠神经功能紊乱患者。

本证多因思虑过度,劳伤心脾,或饮食不节,损伤脾胃,脾失运化而致心脾两虚。心气阴不足、心失所养而心悸健忘、少寐多梦、气短神怯。脾为后天之本,水谷生化之源,主四肢,其华在面,脾运不健,水谷精微不能濡养周身四肢而少食倦怠、形体消瘦、腹胀便溏;脾气不足不能上荣于面,则面色萎黄;舌、脉均为虚象。治拟补益心脾,方药宜选归脾汤加味。

（3）心肾两虚:以心烦失眠、心悸健忘、头晕耳鸣、腰膝酸软、形体消瘦、遗精盗汗、咽干潮热、夜尿频数,舌红少苔或花剥苔、脉细数为主症。多见于糖尿病心脏自主神经病变、听神经病变患者。

本证系因久病耗伤气阴,或得之劳役,色欲之火消耗真阴,均可导致心肾阴亏。《素问·评热病论》云:"阴虚者阳必凑之,故少气时热而汗出";《证治汇补·汗病》云:"盗汗者,睡则出汗,醒则渐收,因阴气空虚,睡则卫气乘虚陷入阴中,表无护卫,荣中之火,独旺于外,蒸热而汗,醒则气周于表而汗止"。心肾阴亏,真阴不足,精不化气,故形体消瘦;精虚髓减,髓不充于脑,则健忘、头晕、耳鸣;髓不充于肾则腰膝酸软;心肾阴虚,水亏火劫,心肾不交,则心烦失眠、心悸健忘;热扰精室而遗精;阴虚无以敛阳,虚火上浮则潮热;肾虚开阖失司而夜尿频数。治以养心益肾为主要法则,方药宜选补心丹、交泰丸加减。

(4)心肝两虚:以头晕目眩、心悸怔忡、心胸作痛、失眠健忘、心烦易怒,舌红苔薄、脉弦数为主症。多见于糖尿病合并高血压、冠心病、心脏自主神经病变患者。

心主血,肝藏血,内伤劳倦,耗伤心气心血;心属火,肝属木,心血不足,子盗母气;肝失所藏,或化源不足,则又导致血不养心。心失所养,神不守舍则心悸怔忡、失眠健忘;肝血虚,虚阳上扰则头晕目眩、心烦易怒;舌脉均为心肝不足之象。治拟平肝潜阳、养心安神为主,方药宜选当归补血汤合一贯煎加减为宜。

(5)肺气阴两虚:以干咳无痰、气短语怯、神疲乏力、面色苍白无华、自汗盗汗、口干咽燥、潮热颧红,舌嫩红少苔、脉细数无力为主症。多见于糖尿病合并肺结核或慢性支气管炎等患者。

本证多因久病耗伤气阴,为全身虚弱的表现。肺主气,司呼吸,肺气虚、肺失肃降而干咳无痰、气短语怯;肺气不足则神疲乏力、面色苍白无华;气虚卫外不固则自汗;阴虚营阴外泄而盗汗;肺阴虚,虚火上炎而颧红潮热;阴虚津不上承而口干咽燥;舌脉均为气阴两虚之候。治拟补益肺气、养肺阴,方药宜选沙参麦冬汤合生脉饮加减。

3. 阴阳两虚型

本型多因糖尿病久病难复,阴阳俱虚,或阴损及阳而导致全身阴阳俱虚,功能衰退的病变,见于并发症多而重的糖尿病后期阶段。

以脏腑病变为基础,由于病位不同,阴阳偏胜各异,按其不同脏腑阴阳的偏胜而分以下五型:

(1)肾阴阳两虚:以畏寒倦卧、手足心热、口干咽燥、但喜热饮、眩晕耳鸣、腰膝酸软、小便清长或淋沥不尽、阳痿遗精、女子不孕或带下清稀,舌淡苔白、脉沉细为主症。多见于糖尿病合并性功能障碍、低T_3、T_4综合征、神经源性膀胱患者。

本证系为禀赋不充，或年高肾亏，或久病及肾，或劳伤过度致肾精亏耗；肾阳虚则脏腑失于温煦，而畏寒倦卧；肾主气化而藏精，肾气不足，气化无权，肾失封藏而阴精外泄；气化固摄无权而小便清长或淋沥不尽；肾阳虚亏，精关失固而男子阳痿遗精、女子不孕或带下清稀。肾精不能充养而耳鸣失聪；腰为肾之府，肾虚则腰膝酸软；气不化津，津不上承而口干咽燥、手足心热；阳虚喜温则渴喜热饮。治拟滋阴温阳，方药宜选右归饮加味。

（2）脾胃阳虚：以胃脘冷痛、泛吐清水、胸闷纳呆、面色萎黄、面目浮肿、神疲倦怠、四肢清冷、便溏泄泻，舌淡体胖苔白滑、脉沉细无力为主症。多见于糖尿病肾病、肾功能不全、胃肠功能紊乱、胃轻瘫、代谢功能低下等患者。

本证多因素体阳气不足，脾失温煦，或过食生冷，损伤脾胃，或久病失养，或投药过于寒凉而导致中焦脾胃虚寒，运化无权，水湿内停。脾胃升降失司，而泛吐清水、胸闷纳呆；湿浊中阻，气机不畅而胃脘冷痛；脾胃阳虚，水谷不化，生化乏源，精微不布而面色萎黄、神疲倦怠；脾虚阳气不能温煦四末而肢冷。治拟温补脾胃为主，方药宜选大、小建中汤加减。

（3）心肾阳虚：以心悸气短、胸闷憋气、心胸作痛、头晕作眩、面色㿠白、倦怠乏力，舌体胖舌质淡、苔薄白、脉沉细或结代。多见于糖尿病心肌病、心功能不全、糖尿病肾病、肾功能不全患者。

本证多因消渴病日久耗伤胸阳之气，或年老久病阳虚，禀赋不足而致心阳虚衰，阴寒内盛，或痰浊阻遏胸阳而致胸阳不振，清阳闭塞，瘀血阻滞心脉，则胸闷憋气、心胸作痛、痛有定处；痰饮内停，水气上逆，则头晕作眩、心悸气短、动则尤甚。治拟温阳通痹为主，方药可选用瓜蒌薤白桂枝汤加味。

加减：胸闷心悸，喘息不能平卧者加核桃肉、女贞子、莱菔子以补肾纳气；浮肿尿少甚者加车前子、大腹皮、生姜皮、冬瓜皮、桑白皮等利水消肿；胸闷憋气甚者加全瓜蒌、枳实以宽中理气。

（4）心阳虚衰：以形寒肢冷、心悸怔忡、胸闷气短、身倦欲寐、唇甲青紫、小便短少、悉身浮肿，舌质淡胖或紫黯、苔白滑、脉沉细无力为主症。多见于糖尿病心脏病伴心力衰竭患者。

本证多由消渴病久病不愈，或劳倦内伤而致命门火衰，心肾阳虚。肾阳虚亏，肢体失于温煦而阴寒内盛，血行瘀滞，水湿内停；心肾阳虚，鼓动无力，胸阳不振而心悸怔忡、胸闷气短；水湿泛溢而周身浮肿、小便短少；阳虚不能通达四末则形寒肢冷；阳虚寒凝，血脉瘀滞而唇甲青紫；舌脉均为阳虚之象。治拟温肾阳、通心阳为主，方药宜选用真武汤合保元汤加减。

（5）脾肾阳虚：以形寒肢冷、面色㿠白、神疲乏力、腰酸阳痿、脘腹胀满、食纳不馨、小便频数、余沥不尽、面目浮肿、五更泄泻，舌淡体胖、脉沉细为主症。多见于糖尿病肾病伴肾功能不全、性功能减退、代谢功能低下（低T_3、T_4综合征）

患者。

本证多因禀赋不足，或年高肾阳虚亏，或久病肾阴不足而耗伤肾阳，或劳伤过度致肾阳、肾精亏耗；肾阳虚衰，命门之火式微，而见形寒肢冷、面色㿠白、腰膝酸软、阳痿遗精、宫寒不孕；肾气虚、开阖失司则小便频数、余沥不尽；命门火衰无以温煦脾土，脾肾阳虚，健运失司则五更泄泻；水湿泛溢而面目浮肿。治以温补脾肾为主，方药选用四神丸合四君子汤加减。

4. 兼夹证

（1）夹湿证

1）湿热证：以脘腹胀满、口甜纳呆、恶心呕吐、口渴而不多饮为主症，伴肢体重着、头重如裹，舌体胖大、舌淡苔黄腻、脉弦滑。药用茯苓、泽泻、薏苡仁、连翘等。多见于糖尿病早期尚未得到合理治疗，或糖尿病病情未得到控制，出现糖尿病酮症或酮症酸中毒者。

2）寒湿证：以脘腹胀满、便溏、泄泻为主症，同时伴有恶心呕吐、形寒怕冷、面色㿠白、四肢不温，舌体胖大、舌淡苔白腻、脉沉无力。药用苍白术、山萸肉、泽泻等。多见于糖尿病胃肠功能紊乱患者。

（2）夹瘀证：以肢体麻木、刺痛不移，唇舌紫黯或有瘀斑、舌下青筋暴露为主症，伴手足发冷、胸痹心痛，或眼花目暗，或中风不语、半身不遂，苔薄白或薄黄，脉沉细。药用当归、丹参、桃仁、乳没、川芎等。多见于糖尿病各种血管并发症患者。

二、糖尿病并发症的治疗

糖尿病并发症包括大血管病变和微血管病变。其中大血管病变包括高血压、脑血管疾病、心脏疾患和下肢血管病变；微血管病变包括糖尿病肾病、糖尿病神经病变和糖尿病视网膜病变。

林兰教授在临床研究中发现，70%以上的2型糖尿病患者伴有血瘀证，而且血瘀证与血管病变有着共同的分布规律和发展趋向。她认为，血瘀为血管病变的病理基础，血管病变为血瘀证的临床表现。因此先后研制了具有益气养阴、活血化瘀功效的"降糖通脉宁胶囊""糖心平胶囊""糖微康胶囊"，针对糖尿病的大血管病变和微血管病变进行治疗。

多项研究证实，中医药能逆转早期微血管病变，延缓各种血管并发症的发生和发展。通过血流动力学、血管活性因子、分子生物学、组织基因DNA甲基化等手段，从细胞学、分子生物学、蛋白组学、基因组学角度阐释临床疗效。同时亦建立了相关临床和实验研究方法及临床疗效评价指标。

针对糖尿病并发症，林兰教授总结了很多的治疗经验。

（一）糖尿病大血管病变

1. 糖尿病高血压

糖尿病高血压隶属于中医的"眩晕""耳鸣"范畴。糖尿病基本病机为阴虚，肝肾阴虚则阳无所制，故头晕目眩。《素问·至真要大论》云："诸风掉眩皆属于肝"，《灵枢·海论》谓"髓海不足则脑转耳鸣"。张景岳认为"无虚不作眩"，主张"当以治虚为主"。

（1）肝阴不足，肝阳上亢

主要症状：头晕头痛，面红目赤，急躁易怒，便秘尿黄，口渴咽干。舌红苔薄黄，脉弦数。

治法：育阴潜阳。

方药：一贯煎加减。

生地15g，沙参12g，枸杞10g，麦冬10g，白芍10g，当归10g，生龙牡^各30g。

按语：肝阴不足，肝阳偏亢，风阳上扰而头晕头痛。肝开窍于目，肝火亢盛则面红目赤，急躁易怒。热伤阴液而便秘溲赤。方中生地凉血滋阴；白芍、当归、枸杞养肝柔肝，益肝阴而敛肝阳；沙参、麦冬甘寒濡润，育阴生津；生龙骨、生牡蛎平肝潜阳。偏火胜加龙胆草、丹皮以清热泄热；便秘加当归、龙荟、决明子以泻肝通腑；偏于风胜，眩晕较重，且四肢麻木、筋惕肉瞤加天麻、钩藤、生石决、珍珠母以平肝息风。

（2）心肝阴虚，心火偏亢

主要症状：心悸怔忡，心烦不寐，头晕目眩，咽干口燥，手足心热。舌边尖红，苔薄黄，脉细数。

治法：滋阴清热，养心宁神。

方药：酸枣仁汤加味。

炒枣仁15g，知母10g，生甘草6g，茯神12g，柏子仁12g，白芍15g，川芎6g，五味子6g。

按语：肝阴不足，母病及子，心阴亏虚，心火亢盛；火扰心神则心悸怔忡、心烦不寐，肝阴不足，肝阳上扰而头晕目眩；阴虚生内热故手足心热。方中酸枣仁养肝血、安心神为主药；川芎行血中之气，与酸枣仁相伍，一酸收、一辛散，相反相成，养血敛肝；茯神、柏子仁健脾宁心安神，知母滋阴清热，且缓川芎之辛燥，白芍养肝柔肝，五味子滋肾水敛肝阴，与白芍合用酸肝化阴，生甘草泻热，调和诸药。心悸易惊加朱砂、龙齿以重镇定志；眩晕耳鸣、五心烦热加天王补心丹。

（3）肝肾阴虚，相火偏亢

主要症状：头晕目眩，眼花耳鸣，五心烦热，腰膝酸软，健忘失眠，遗精早泄。舌红少苔,脉细数。

治法:补益肝肾,滋阴清热。

方药:知柏地黄汤加减。

知母10g,黄柏8g,生熟地各15g,山萸肉10g,山药10g,泽泻12g,丹皮10g,茯苓10g,枸杞10g,菊花8g。

按语:肾阴不足,髓海空虚,不能上充于脑而头晕目眩;肾开窍于耳,肝开窍于目,肝肾不足而眼花耳鸣。肾主骨,腰为肾之府。肾虚则腰膝酸软。肾虚相火偏旺,精失所藏而遗精早泄,阴虚生内热而五心烦热。方中生熟地滋阴凉血,滋肾填精;山萸肉、枸杞养肝益肾以固精;山药、茯苓补益脾肝;泽泻、丹皮泻肾中邪火;知母、黄柏折相火之燔灼,菊花清肝热。全方清热滋阴,壮水之主以制阳光。头晕目眩,肝阳亢盛加生龙牡、珍珠母以平肝潜阳;急躁易怒,面红目赤加龙胆草、栀子以清肝火;失眠多梦加炒枣仁、柏子仁以养心安神;遗精早泄频繁加金樱子、芡实、分心木以益肾固精。

（4）阴阳两虚

主要症状:头晕头痛,心悸耳鸣,失眠多梦,五心烦热,腰酸膝软,背部恶寒,四肢欠温,夜尿频多。舌淡苔白,脉沉细或细弦。

治法:育阴助阳。

方药:二仙汤加减。

仙茅10g,淫羊藿12g,黄柏6g,知母6g,巴戟天10g,枸杞子12g。

按语:素体阴虚,阴损及阳而致阴阳两虚。阴虚营血虚少而五心烦热,阳虚不能布达而四肢欠温,背恶寒。肾精亏虚而心悸耳鸣,腰膝酸软。如伴手足心热,口燥咽干,舌红少苔则加石斛、女贞子、旱莲草、龟板以滋补肾阴;畏寒肢冷,乏力便溏加鹿角胶、补骨脂以温补肾阳。

2. 糖尿病脑血管病

糖尿病脑血管病隶属于中医的"中风""偏枯""眩晕""头痛"等范畴。临床按其有无猝然昏仆、不省人事而分为中经络、中脏腑两大类。以神志改变为主者属中脏腑,中脏腑又因临床症状不同,分为闭证、脱证。闭证有阴闭、阳闭之别,脱证为元气衰竭之候。

中风患者经救治后,常有半身不遂,口眼㖞斜,言语謇涩等后遗症,谓之偏枯。在临床中,中经络情况较为常见。

（1）中经络:以肢体偏废为主而无神志改变者为中经络。中经络又按临床不同证候,分为阴虚证、气虚证、痰瘀证等。

1）阴虚阳亢、风阳上扰

主要症状:头晕头痛,耳鸣眼花,心烦健忘,失眠多梦,肢体麻木,腰膝酸软,骤见口眼㖞斜,手抖舌颤,语言謇涩。舌质红苔薄白,脉弦数。

治法：育阴潜阳，镇肝息风。

方药：镇肝熄风汤合天麻钩藤饮加减。

白芍12g，玄参10g，天冬10g，生龙骨^{先煎}30g，牛膝10g，天麻12g，钩藤10g，生牡蛎^{先煎}30g，生地15g，龟板12g，代赭石^{先煎}20g。

按语：患者平素为阴虚之体，肝肾阴虚，肝失涵养，肝阳偏亢，风阳内动而见眩晕，手抖舌颤；肾阴不足，水火不济，心肾不交而见心烦健忘，失眠多梦。肝阳上扰则见头痛眼花；腰为肾府，肾开窍于耳，肾虚则耳鸣腰酸；风夹痰阻滞经络而口眼㖞斜，肢体麻木。本证以肝肾阴虚为本，肝阳上亢为标，临床多见于脑动脉硬化症、短暂性脑缺血发作、脑血管痉挛等。方中生龙牡、代赭石重镇潜阳；天麻、钩藤平肝息风；白芍、天冬、生地、龟板滋阴养肝，育阴潜阳；牛膝补肾，引药下行。风痰重加天竺黄、川贝、胆南星；头晕头痛甚加石决明、菊花、夏枯草；腰酸耳鸣加灵磁石、桑寄生。

2）气虚痰盛、痰浊阻络

主要症状：眩晕，肢体麻木不仁，突然口眼㖞斜，口角流涎，舌謇语塞，半身不遂，患者意识尚清。舌淡苔白腻，脉弦滑。

治法：健脾燥湿，化痰通络。

方药：半夏白术天麻汤加减。

天麻10g，半夏10g，白术12g，陈皮6g，党参12g，茯苓12g，地龙10g，钩藤^{后下}10g，全瓜蒌15g。

按语：本证多见于素体肥胖、脾虚湿盛之体。脾虚不能运化水谷精微，聚湿蕴痰，痰浊阻络，血行不畅，经脉失养则四肢麻木不仁、半身不遂、口眼㖞斜、言语謇涩；痰涎壅盛致口角流涎。本证以脾虚为本、痰湿为标，多见于局灶性脑梗死患者。方中陈皮、半夏和中燥湿化痰；党参、白术、茯苓以益气健脾利湿；天麻、钩藤平肝息风；地龙利水通络；全瓜蒌宽胸化痰。诸药合用以达平肝潜阳、益气健脾、燥湿化痰之功。眩晕较重伴恶心呕吐者，加代赭石以重镇降逆；胸闷心烦、口苦加黄连以清痰火；神昏嗜睡加石菖蒲以芳香开窍。

3）气血不足、脉络瘀阻

主要症状：面色苍白，头晕目眩，气短懒言，失眠多梦，健忘纳呆，肢体麻木，骤然半身不遂，口眼㖞斜。舌质黯淡或有瘀斑，苔薄白，脉濡细。

治法：益气补血，活血通络。

方药：四君子汤合桃红四物汤加减。

党参15g，白术10g，云苓12g，甘草6g，当归12g，川芎10g，生地12g，丹参15g，红花10g，赤白芍^各10g。

按语：消渴病缠绵不休，久病必虚，气血不足，清阳不升，脑失所养而见眩晕；心血不足，神失所养而见失眠多梦；气血亏虚不能荣养四肢而见肢体麻木；

气虚血行不畅而致血脉瘀阻,症见半身不遂,口眼㖞斜。本证气血虚为本,血瘀为标,多见于再发脑梗死、局灶性脑软化、脑血栓形成。方中四君子汤健脾益气,四物汤养血活血,气血双补,相得益彰。丹参功同四物,以助四物汤养血活血之功,红花活血化瘀以通络。气短乏力明显加黄芪;肌肤甲错重用当归、川芎。

（2）中脏腑

中脏腑的特点是发病急、变化快、病情重、骤然昏仆不省人事。有闭证、脱证之分: 闭证主要为外邪内闭,以实证为主; 脱证是阳气欲脱之重症,以虚证为主。

1）闭证: 症以突然仆倒,不省人事,牙关紧闭,口噤不开,两手紧握,大便闭结,肢体强痉拘急等为特点。按其有无热象而分为阳闭、阴闭。

阳闭证: 主要有肝阳炽张、风升阳动和痰火搏结、蒙蔽清窍两证。

①肝阳炽张,风升阳动

主要症状: 突然仆倒,不省人事,牙关紧闭,口噤不开,两手紧握,大便闭结,肢体强痉拘急,伴面红、身热,气粗口臭,躁扰不宁,舌红苔黄燥,脉弦滑数而有力。

治法: 辛凉开窍,清肝息风。

方药: 先用局方至宝丹一粒化服,继用羚羊角汤加减。

羚羊角1g^{冲服},生地15g,丹皮10g,白芍15g,夏枯草12g,菊花10g,钩藤15g^{后下},龟板12g,石决明30g^{先煎}。

按语: 本证多因七情所伤,气郁化火,耗血伤阴,肝阳偏亢或暴怒气乱,肝阳嚣张,风升阳动,血随气逆,兼夹痰火上蒙清窍而骤然仆倒,不省人事,发为中风。肝主筋,风火相煽则筋脉拘急,牙关噤闭,两手紧握,大便闭结,肢体强痉拘急。证属消渴病中风,系风热痰火上扰,内闭清窍之标实证。多见于脑血栓形成,脑梗死,脑桥局灶性脑出血。先用至宝丹辛凉开窍;汤方中以羚羊角清泄肝热,镇静息风;生地、白芍、龟板滋阴柔肝;菊花、夏枯草、钩藤平肝潜阳息风。面赤甚者加牛膝以引经下行;肢体抽搐重者加全蝎、僵蚕以祛风止痉;痰涎壅盛加天南星、天竺黄、竹沥水以化痰开窍;口臭加藿香芳香化浊辟秽;便秘加生大黄、枳实通腑泄热。

②痰火搏结,蒙蔽清窍

主要症状: 形体肥硕,痰热气盛,骤然仆倒,不省人事,牙关紧闭,声高气粗,痰声漉漉,面目红赤,两手紧握,抽搐瘛疭,舌强语謇,口眼㖞斜,半身不遂,大便秘结,舌红苔黄腻者。

治法: 豁痰开窍,通腑涤浊。

方药: 先予安宫牛黄丸温开水灌胃或鼻饲,再以三化汤合涤痰汤加减。

大黄10g,厚朴10g,枳实10g,半夏10g,胆南星6g,陈皮6g,人参10g,茯苓12g,菖蒲10g,竹茹6g,甘草6g,生姜3片。

按语:本证多系气虚痰盛,由于气不化津,湿泛为痰,阴不济阳,阳盛化火,痰火内蕴,化热化风,风阳痰火相搏于清宫而骤然仆倒,不省人事;火性上炎,痰火阻络而面目红赤,两手紧握,舌强语涩,口眼㖞斜,面目红赤;痰火上炎而声高气粗,痰声漉漉、证属消渴病痰浊蔽窍,风阳内动。多见于糖尿病高血压并发局灶性出血,或脑血栓形成,或较大面积的脑梗死。方用安宫牛黄丸,其中牛黄、犀角(现用适量水牛角替代)清心护神,化痰开窍;黄连、栀子、黄芩清热泻火,燥湿祛痰;麝香、冰片芳香醒脑;朱砂、珍珠安神镇惊;雄黄解毒辟秽,郁金化痰解郁。本药以清热豁痰,醒脑开窍为应急之用;汤药用三化汤与涤痰汤,其中大黄苦寒泄热通便,荡涤浊秽;厚朴、枳实行气散结;陈皮理气化痰;人参、茯苓益气健脾,补虚利湿;菖蒲、竹茹宣浊开窍;生姜和中;甘草调和诸药。腹胀便秘,舌质红苔黄腻而燥者,重用大黄、芒硝以急下存阴;痰盛者加瓜蒌、天竺黄、竹茹以助豁痰宽胸之功;四肢抽搐者加羚羊角、钩藤以平肝息风;半身不遂加僵蚕、全蝎以祛风通络。

阴闭证

主要症状:突然仆倒,不省人事,牙关紧闭,口噤不开,两手紧握,大便闭结,肢体强痉拘急,兼有痰涎壅盛,四肢欠温,静卧不烦,口唇青紫,舌紫黯或有瘀斑,苔白腻,脉沉滑。

治法:辛温开窍,豁痰息风。

方药:先用苏合香丸温水化服,继服导痰汤加减。

清半夏9g,陈皮6g,竹茹12g,枳实10g,白茯苓15g,菖蒲8g,钩藤15g^{后下},天麻10g,胆南星10g。

按语:本证为脾虚痰湿之体,湿浊内盛,痰浊上蒙清窍致突然仆倒,不省人事;浊阴内盛,络脉阻滞,阳失其柔,筋脉失养则牙关紧闭,两手握固,肢体强痉;脾虚痰盛,阳气不能布达,则四肢欠温;痰瘀交阻而见舌质紫黯。本证为消渴病中风,中脏腑,痰瘀壅盛之标实证。多见于大脑、中脑、间脑局灶性出血或血栓形成。方用苏合香丸芳香化浊,辛温开窍;方中半夏、陈皮燥湿化痰理气;茯苓健脾渗湿;菖蒲、竹茹、胆南星豁痰开窍;枳实宽中利气;天麻、钩藤平肝息风。诸药合用以达化痰开窍,平肝息风。肢体强痉加僵蚕、全蝎、生石决明加强平肝息风之效;痰涎壅盛加川贝、天竺黄、猴枣散以助化痰开窍之功。

2)脱证

主要症状:骤然昏仆,不省人事,鼻鼾息微,手撒遗尿,肢体软瘫,汗多肢冷,目闭口开,舌淡苔白,脉微欲绝为主。

治法:急予回阳固脱。

方药:参附汤加味。

人参10g,附子10g,五味子10g。

按语:本证为元阳衰微,阴阳有离决之势,故而症见目合口开,手撒遗尿;阳气虚脱无以温煦,则肢软逆冷;肌表不固,大汗淋漓,系元阳亡脱之危证,属消渴病亡阳证。见于较大面积脑出血、脑梗死,以脑桥部位为多。方中人参大补元气,附子温补元阳,两药合用大补大温,配五味子酸收敛阴,共达回阳救逆,益气固脱之效。张山雷在《中风斠诠》说:"参附为回阳救急之要剂,阴脱于里,阳亡于外者,独参犹恐不及,故必合之气雄性烈之附子,方能有济"。四肢厥逆,面红目赤,洪大无根为阳脱阴竭,急予扶阳救阴,加山萸肉、熟地、甘草;元阳失守加肉桂、童便,重用附子;汗出不止者加黄芪、煅龙骨、煅牡蛎以益气敛汗;神昏加菖蒲、远志以开窍化痰。

(3)后遗症:主要分为以下几类情况:

1)半身不遂:古称"偏枯",临床可分虚、实两类。实者多为肝阳上亢,脉络瘀阻;虚者多为肝肾阴亏。

①肝阳上亢、脉络瘀阻

主要症状:头晕头痛,面红目赤,腰酸耳鸣,肢体偏废,强痉挛急,舌红苔薄黄,脉弦劲有力。

治法:平肝息风,活血通络。

方药:天麻钩藤饮加减。

天麻10g,钩藤[后下]12g,石决明[先煎]30g,牛膝10g,丹参20g,赤白芍[各]15g。

按语:本证系消渴病中风日久,耗伤肝肾之阴,肝主筋,肝阴不足,筋失濡养而肢体僵痉挛急;阴虚阳亢则头晕头痛,面红目赤;肾阴亏虚而腰酸耳鸣,风阳内动,耗伤阴血,血行不畅,脉络瘀阻则肢体偏废。证属消渴病中风,阳亢血瘀之实证。见于糖尿病脑卒中后遗症。方中石决明、天麻、钩藤平肝息风为君药;白芍、丹参、赤芍养血柔肝,活血通络为臣药;牛膝引热下行为佐使药,诸药合用以奏益气补血,活血通络之效。肝火旺者加龙胆草;肢体强痉挛急重者,加鸡血藤、伸筋草以疏经活络;舌质紫黯、边有瘀斑,加桃仁、红花、地龙;肢体麻木不仁者,加胆南星、茯苓以化痰通络。

②气血两虚,血瘀阻络

主要症状:面色萎黄,体倦神疲,患肢缓纵不收,软弱无力,舌胖,质紫黯,苔薄白,脉细无力。

治法:益气养血,活血通络。

方药:补阳还五汤加味。

黄芪30g,当归尾15g,赤芍15g,川芎10g,地龙12g,土鳖10g,红花6g,桃仁12g,丹参15g。

按语: 本证因素体气虚,消渴病中风日久,更耗气血。气不生血,血不养气,致气血两虚,则面色萎黄,体倦神疲;气虚血不畅,血脉瘀阻而肢体偏废,缓纵不收。方中黄芪甘温益气,气能生血,气行血行,为君药;当归尾、赤芍、川芎、红花、桃仁养血活血,祛瘀通络,为臣药;丹参、地龙活血通络,为佐使药;诸药合用,以奏益气养血,活血通络之功。

加减: 言语不利加菖蒲、远志以开窍化痰通络;下肢软弱无力加牛膝、杜仲、桑寄生补肝肾,强筋骨;大便秘结加郁李仁、火麻仁以润肠通便;小便失禁或夜尿多加覆盆子、益智仁、桑螵蛸补肾固涩。

2) 音喑: 言语謇涩或失语,多与半身不遂,口眼㖞斜并存。临床可分虚、实两型:

① 肾虚音喑

主要症状: 音喑不清,伴心悸气短,下肢软弱,阳痿不举,遗精早泄,腰膝酸软,耳鸣耳聋,夜尿频多,舌质淡,舌体胖,苔薄白,脉沉细。

治法: 滋阴补肾,开音利窍。

方药: 地黄饮子加减。

熟地12g,巴戟天10g,五味子6g,远志8g,附子6g,山萸肉10g,麦冬10g,肉桂4g,茯苓15g,肉苁蓉12g,菖蒲10g。

按语: 本证多系消渴病经久不愈,肾精亏虚。肾之经脉上连舌本,肾脉虚则舌窍不利,音喑不清;肝肾不足,筋脉失养则下肢软弱;肾虚则腰膝酸软,耳鸣耳聋,阳痿不举;肾精虚亏,精关不固则遗精早泄、夜尿频多。见于糖尿病脑卒中后遗症失语。方中熟地、山萸肉滋肾养肝,为君药;肉苁蓉、肉桂、附子温补肾阳,使肾火归于阴精,为臣药;麦冬、五味子滋阴敛液,为佐使药。诸药合用,以奏滋阴补肾、开音利窍之效。

② 痰阻音喑

主要症状: 舌强语涩,肢体麻木,或半身不遂,口角流涎,舌红苔黄,脉弦滑。

治法: 祛风化痰,宣窍通络。

方药: 解语丹加减。

胆南星10g,远志8g,石菖蒲10g,天麻10g,白附子12g,全蝎3g,天竺黄10g,郁金8g。

按语: 本证为消渴病耗伤阴精、肝阳夹风痰上壅,阻滞于廉泉之窍,声道不通则舌强语涩。方中天麻、胆南星、天竺黄以化痰开窍为君药;全蝎、白附子平肝息风为臣药;远志、菖蒲、郁金芳香开窍,理气化痰为佐使药。诸药合用,共达祛风化痰,宣窍通络之效。伴头痛加钩藤、菊花、生龙牡以平肝息风;口角流涎如丝,痰声漉漉加竹沥水、半夏。

3) 口眼㖞斜

主要症状:口眼㖞斜,语言謇涩不利,舌红苔薄,脉弦细。

治法:祛风,化痰,通络。

方药:牵正散加减。

白附子10g,全蝎4g,川芎6g,当归10g,制南星10g,僵蚕10g,白芷10g。

按语:本证为消渴病日久,肝风夹痰阻滞经络,经气闭塞则口眼㖞斜,语言謇涩不利。方中白附子温经通络,祛除头风,为君药;僵蚕、南星化痰通络,为臣药;川芎、当归养血活血,血行风自灭,为佐药;全蝎、白芷息风通络,为使药。诸药合用,共达祛风、化痰、通络之功。面部抽搐加蜈蚣以祛风止痉;肢体作强不利加地龙、白芥子、半夏、防风、丹参以祛风化痰,养血通络。

3. 糖尿病冠心病

糖尿病冠心病按其临床表现相当于中医学中的"心悸""怔忡""胸痹""胸痛""心痛"。对其症状的描述最早见于《素问·痹论》:"心痹者脉不通,烦则心下鼓。"《景岳全书》曰:"怔忡之病,心胸筑筑振动,惶惶惕惕,无时得宁者是也。"

中医学认为,心主血脉,心阳鼓动营血在脉管中周流不已。若心阳不振,阳微阴弦,阳气不能推动血液运行;或心气不足,或浊阴弥漫胸中,日久心脉痹阻,瘀血凝滞而发病。该病是在糖尿病以阴虚为本,兼夹痰浊、血瘀、寒凝等因素而以虚致实,虚实夹杂的病证。

(1)气滞血瘀

主要症状:胸闷憋气,郁闷善太息,头晕目眩,心烦易怒,两胁刺痛,痛引肩背,发无定时,每于情志不遂而加重,舌质淡红或黯红,苔薄白或薄黄,脉弦或弦数。

治法:疏肝理气,宣痹止痛。

方药:四逆散合丹参饮加减。

柴胡10g,白芍10g,枳实10g,甘草6g,丹参15g,檀香6g,砂仁6g,郁金10g,瓜蒌12g,黄连6g。

按语:本型多因情志不遂,肝气郁结,肝失调达,气机不畅,而胸闷憋气,郁闷善太息;胸胁为肝之分野,肝郁气滞,两胁刺痛,痛引肩背,发无定时;肝郁久化热伤阴,肝阴不足,肝阳上扰清窍则头晕目眩;肝与心为母子相关,母病及子而致心火偏旺,心烦易怒。本型多见于中年妇女。方中柴胡、郁金疏肝理气,宽胸解郁;白芍、甘草甘酸缓急,养肝柔肝;丹参养血、活血通络,化瘀止痛。气滞血瘀则不通,不通则痛。以檀香、砂仁、枳实行气宽胸,宣痹止痛;黄连清泻心火,瓜蒌宽胸理气化痰。诸药合用以达疏肝理气,清泻肝火,宣痹止痛之效。如口苦咽干,急躁易怒,头晕目眩,加丹皮、生地、焦栀子以清泻肝火;胸闷憋气甚者加半夏、桔梗以化痰和中,通利百脉;失眠多梦者加炒枣仁、柏子仁以养心安神;胸痛甚者加川楝子以理气止痛。

（2）痰浊瘀阻

主要症状:胸闷憋气,心下痞满,胸脘作痛,痛引肩背,伴头晕,倦怠乏力,肢体重着,舌质黯淡,舌体胖大边有齿痕,苔白腻,脉弦滑。

治法:宽胸化痰,宣痹止痛。

方药:瓜蒌薤白半夏汤加减。

全瓜蒌15g,薤白10g,半夏10g,陈皮6g,云苓10g,枳实10g,甘草6g。

按语:本型多见于体形肥胖,痰湿壅盛者。因脾虚湿盛,痰浊中阻,清阳被遏,故见胸闷憋气,心下痞满;湿浊上蒙清窍则头晕;湿困四肢则感倦怠乏力,肢体重着;痰浊内阻,气机不利,血行不畅故见胸脘作痛,痛引肩背;舌胖质暗,苔白腻,脉弦滑均为痰湿瘀血之象。本证病位在心脾。心电图可见ST-T改变。方中瓜蒌开胸中之痰结,薤白辛温通阳。半夏辛温性燥,燥湿化痰,和中降逆,配陈皮理气化痰;枳实以宽胸宣痹,云苓健脾利湿,甘草调和诸药。如痰湿蕴而化热,加黄连清热燥湿;痰浊内盛,胸闷憋气重者,加郁金、檀香;胸痛剧烈者加元胡、丹参以理气活血止痛。

（3）寒凝血瘀

主要症状:心胸疼痛,痛甚彻背,背痛彻心,痛有定处,痛剧伴四肢厥逆,面色苍白或紫黯灰滞,爪甲青紫,遇寒犹甚,伴气短喘促,唇舌紫黯苔薄白,脉沉迟或结代。

治法:温阳通痹,散寒止痛。

方药:赤石脂汤加减。

赤石脂10g,制附子6g,干姜3g,薤白10g,枳实10g,半夏10g,丹参15g,桂枝6g。

按语:本型多见于先天禀赋不足,或后天失调的阳虚之体。常由气候变更,感寒而诱发,疼痛较前两型为重。《素问·举痛论》云:"寒气客于背俞之脉则脉泣;脉泣则血虚,血虚则痛,其俞注于心,故相引而痛。"故心胸疼痛,痛甚彻背,相互牵连,发作有时,经久不瘥。《金匮要略心典》曰:"心痛彻背,阴寒之气遍满阳位。"阳虚则寒自内生,心阳不足,不能布散于胸中及四肢,故见四肢厥冷;或遇寒邪,寒遏胸阳,寒凝血瘀,痹阻心脉,不通则痛,故心胸疼痛,胸痛彻背。寒邪犯肺,肺失宣肃之职而见气逆喘促。本证病位在心肺。心电图可见ST-T改变,常伴有心动过缓或传导阻滞。方中附子、干姜为辛热之品以驱寒止痛;赤石脂温涩调中,收敛阳气,使寒祛而不伤正。《医宗金鉴》云赤石脂丸:"既有附子之温,而复用乌头之迅,佐干姜行阳,大散其寒,佐蜀椒下气,大开其郁,恐过于大散大开,故复佐赤石脂入心,以固涩而收阳气也。"桂枝、薤白以温通心脉,宽胸宣痹;枳实利气宽中;半夏和中燥湿;丹参、红花、郁金活血化瘀,行气止痛。如阴寒内盛,胸闷憋气,四肢逆冷较重,脉来迟缓,心电图提示T波改变, ST段压低,伴Ⅱ-Ⅲ度房室传导阻滞,可合用麻黄附子细辛汤以温阳散寒;寒邪郁久,化热伤阴,证见心悸怔忡,气短喘促,舌嫩红而脉弱,可加太子参、麦冬、五味子以益心气养心阴而生脉。

4. 糖尿病冠心病急性心肌梗死

冠心病急性心肌梗死中医称为"真心痛",是于冠心病基础上进一步冠状动脉闭塞,引起心肌坏死,具有发病急,变化快,死亡率高等特点。早期以痰瘀邪实为主,继之以阴阳俱虚,虚中夹实,虚实夹杂,按其证候分3型。

（1）心脉瘀阻

主要症状:心胸作痛,疼痛逐渐加剧,或骤然发作,心痛彻背,背痛彻心,痛有定处而持续不解,伴见胸闷憋气,心悸气短,汗出肢冷,唇舌紫黯,苔薄白或薄腻,脉弦细或细弱或脉微欲绝。

治法:活血化瘀,宣通心脉。

方药:丹参饮合抗心梗合剂。

丹参15g,郁金10g,檀香6g,砂仁6g,红花15g,赤芍15g,生黄芪15g,桂心6g。

按语:本证多于心脉瘀阻基础上,复因气滞、痰浊、寒凝等诱因而导致心脉痹阻不通,不通则痛。《医学正传》:"有真心痛者,大寒触犯心君,又曰污血冲心,手足青过节者,旦发夕死,夕发旦死。医者宜区别诸证而治之,无有不安之理也。"故见心痛骤然发作,疼痛剧烈,持续难解。《丹台玉案》:"惟平素原无心痛之疾,卒然大痛无声,面青气冷,咬牙嚛齿,手足如冰冷者,乃真心痛也"。由于心气不足而心悸气短,胸阳不足,不能温煦通达,则四肢厥冷;阳气虚衰,卫外不固,津液外泄而见多汗甚至大汗淋漓;本型以心阳虚为主,兼夹痰瘀之虚中夹实证,病变部位主要在心。心电图提示,初期ST段抬高,继之出现异常Q波,多见于变异性心绞痛或急性心肌梗死早期心电衍变期。方中丹参、郁金活血化瘀,理气止痛为君药;檀香、砂仁理气行气,和中止痛为臣药;桂心宣通心脉,生黄芪补益心气为佐药;红花、赤芍助主药活血化瘀,行滞止痛为使药。诸药合用以达活血化瘀,宣通心脉之效。

（2）心阳暴脱

主要症状:以胸闷憋气,骤然心胸剧痛,甚则昏厥,大汗淋漓,四肢厥逆,息短气微,面色苍白,爪甲青紫,舌体胖大,舌质紫黯,苔薄白或白腻,脉微欲绝。

治法:急予回阳救逆。

方药:参附汤加味。

人参10g,附子10g,炙黄芪30g。

按语:本证多因久病元气大亏,心脉瘀阻已极,心阳欲脱,心气衰败,肺气将竭;心脉瘀阻则胸闷憋气,心胸作痛;心阳耗尽,无以温煦,阳不达四末,而四肢厥逆;汗为心之液,汗下则亡阳,真阳欲脱,元阳外散则神识昏蒙或沉睡不醒,真元告竭,大有阴阳离决之势。本证基于心阳虚亏,继之阳虚寒凝,心脉瘀阻而致心阳暴脱,病位在心、肾。心电图提示ST段抬高,呈弓背向上,出现异常Q波,血压下降,心肌酶谱升高,循环衰竭,病情重笃,危在旦夕,多见于急性心肌梗死合并心源性休克。取方中人参、黄芪大补元气,附子大补元阳,三药相伍共达回阳救逆之效。

（3）肾阳虚衰

主要症状:心胸作痛,胸闷憋气,心悸怔忡,气喘不得卧,动则喘甚,心下痞满,大汗淋漓,四肢厥冷,头晕目眩,甚则晕厥,尿少身肿;舌体胖大,唇舌紫黯或有瘀斑,舌苔薄白或白腻,脉细微或结代。

治法:温阳利水,补肾纳气。

方药:真武汤加味。

附子6g,干姜6g,茯苓15g,白术10g,白芍10g,人参10g,肉桂4g,紫石英15g。

按语:本证为久病不愈而致心肾阳虚,肾阳不足,气化不利,水气上逆,停于心下,水气凌心则心下痞满,胸闷憋气,心悸怔忡;胸阳不足,阴霾窃居,水饮犯肺,肺失肃降,则气喘不得卧;肾气虚亏,肾不纳气而动则喘甚;阳虚寒凝,心脉瘀阻而心胸疼痛,唇舌紫黯。本证特点为心肾阳虚,心脉瘀阻,水气凌心之本虚邪实,以邪实为主,病位以心、肾为主,五脏俱虚。鉴于心电图提示急性心肌梗死特有的异常Q波,ST段进行性演变伴有心动过速或心房纤颤。多见于急性心肌梗死并发急性心力衰竭。取方中附子大辛大热以温肾阳,化气行水为君药;人参、茯苓、白术健脾利湿为臣药;白芍养肝柔肝,缓和附子之辛燥为佐药;干姜、肉桂温中散寒,加强君药温肾之力,紫石英益肾纳气共为使药。诸药合用共达温阳利水,补肾纳气之功。

5. 糖尿病下肢血管病变

糖尿病下肢血管病变相当于中医学"脱疽"范畴。清·吴谦《医宗金鉴》曰:"未发疽之先,烦渴发热,颇类消渴,日久始发此患。"按照其临床表现,分为以下四型进行治疗。

（1）瘀血阻络

主要症状:患肢发凉,麻木疼痛,痛有定处,皮肤感觉迟钝,下肢肌肤黯红或紫黯,行走时间较长则下肢酸胀或疼痛,甚至出现跛行步态。舌质紫黯或有瘀斑,苔薄白,脉沉细涩。

治法:行气活血、化瘀通络。

方药:桃红四物汤加减。

当归10g,川芎10g,生地12g,赤芍10g,桃仁10g,红花10g,黄芪20g,牛膝10g,苏木15g。

按语: 消渴病日久, 营卫不足, 气血耗伤而致肢体麻木疼痛, 痛有定处。久病必虚, 久病必瘀, 血瘀脉络, 经脉痹阻, 不通则痛。本证见于糖尿病下肢动脉硬化闭塞症患者。方中桃红四物活血化瘀, 通脉止痛; 黄芪益气推动血行, 须重用。苏木活血通络, 牛膝舒筋通络并引药下行。如肢体发凉, 疼痛剧烈, 舌淡红者加桂枝、乳香、没药、丹参以温经通络, 活血止痛。

（2）阴虚毒盛

主要症状: 患肢剧痛, 昼轻夜重, 神疲乏力, 烦躁不安, 下肢局部红肿热痛, 脓液臭秽, 肢端坏疽。舌质黯红或红绛, 苔薄黄, 脉弦数。

治法: 清热解毒, 活血止痛。

方药: 四妙勇安汤加减。

当归10g, 玄参10g, 金银花10g, 甘草10g, 赤芍10g, 丹皮10g, 生地15g, 连翘12g, 蒲公英12g, 紫花地丁12g, 白芷10g。

按语: 消渴病阴虚日久, 相火亢旺, 热毒扰心而见神疲乏力, 烦躁不安; 热毒聚结、血脉瘀阻则成痈脓, 故局部红肿热痛, 脓液臭秽, 肢端坏疽。经脉痹阻, 不通则痛。方中玄参、赤芍、丹皮、生地清血分热毒, 滋阴凉血; 当归养血活血通络; 金银花、连翘、蒲公英、紫花地丁清热解毒; 甘草、白芷清热泻火排脓。热结肠中、大便秘结者加生大黄、芒硝以通腑泄热; 发热者加荆芥、黄柏以清热解毒透表; 疼痛剧烈者加皂刺、乳香、没药以活血排脓止痛; 苔黄腻者加藿香、佩兰、厚朴以化湿利浊。

（3）阳虚血瘀

主要症状: 形寒怕冷, 患肢冷痛, 夜间尤甚。下肢局部漫肿, 肤色不变或紫黯, 触之微热。舌淡胖苔薄白, 脉沉迟而细。

治法: 温阳散寒, 活血通脉。

方药: 阳和汤加减。

熟地12g, 鹿角胶10g, 白芥子10g, 麻黄4g, 炮姜3g, 当归10g, 赤芍10g, 桂枝10g, 生甘草10g。

按语: 人之阴阳互根, 阴虚日久则阳气不足, 阴寒内生。阳气不能通达四肢, 故形寒怕冷。血遇寒则凝, 不通则痛, 寒为阴邪, 入夜则痛甚, 故患肢冷痛, 夜间尤甚。方中熟地温补营血, 鹿角胶填精补髓, 借血肉有情之品助熟地以养血, 寒凝血脉, 非温通经脉不足以解散寒凝, 故以炮姜、桂枝温中有通; 麻黄开腠理以达表, 白芥子祛皮里膜外之痰, 与温补药共用可使补而不腻。赤芍养血活血, 生甘草有化毒之功。如下肢厥冷, 皮肤青紫者加附子、牛膝以温经通脉; 下肢皮肤紫黯甚, 舌有瘀斑者加桃仁、红花、鸡血藤以温经活血通络; 疼痛较剧者加乳香、没药以止痛。

（4）气阴两虚

主要症状：患肢疼痛较轻，疮口脓汁清稀，久不愈合，神疲倦怠，少气懒言，心悸失眠，面色㿠白或萎黄。舌质淡舌体胖，脉虚细。

治法：益气养阴，补血养血，托里生肌。

方药：生脉饮合八珍汤加减。

黄芪20g，党参10g，麦冬10g，五味子10g，白术10g，云苓12g，当归10g，川芎10g，生地12g，白芍10g，陈皮6g，甘草6g。

按语：消渴病日久，气阴两虚。脾气亏虚，肢体失于濡养则神疲倦怠，少气懒言；心阴不足，心失所养则心悸失眠；气虚血虚，血脉失养则疮口脓汁清稀，久不愈合。方中黄芪补中益气，托里生肌；生脉饮益气养阴；四君子汤益气健脾以助生化之源，四物汤养血和血，陈皮理气宽中，以使补而不腻。如形寒肢冷，肾阳虚亏者加鹿角胶、肉桂以温补肾阳。

（二）糖尿病微血管病变

1. 糖尿病肾病

糖尿病肾病是临床常见的糖尿病微血管并发症。其临床表现隶属于"虚劳""水肿"等范畴。《景岳全书·肿胀》曰："凡水肿等证，乃肺脾肾三脏相干之病。盖水为至阴，故其本在肾；水化于气，故其标在肺；水惟畏土，故其制在脾。今肺虚则气不化精而化水，脾虚则土不制水而反克，肾虚则水无所主而妄行，水不归经则逆而上泛，故传入于脾而肌肉浮肿……"根据"久病必虚""久病必瘀""久病及肾"等理论，进一步阐明本病为虚实夹杂的病证，其病位涉及到肝、肾、心、肺、脾、胃等脏腑。糖尿病肾病是在消渴病阴虚为本、气阴两虚证的基础上演变而来。根据临床表现，林兰教授将其分为八个证型：

（1）肺脾气虚

主要症状：气短自汗，倦怠乏力，平素易感冒。纳少，腹胀饭后尤甚，大便溏薄，面色萎黄或㿠白，舌体胖大，舌质淡，苔薄白，脉虚细。

治法：益气养阴，补益脾肺。

方药：补肺汤合健脾丸加减。

太子参10g，生黄芪15g，生地12g，五味子10g，桑白皮12g，茯苓10g，白术10g，陈皮6g，广木香6g。

按语：患者饮食不节，伤及脾胃，久则土不生金，肺脾气虚。肺虚不能主气，卫外失固，外邪易侵，故气短，自汗，倦怠乏力，易感冒；脾虚健运无权，水谷运化无力，气血生化乏源，故纳少，腹胀饭后尤甚，大便溏薄，面色萎黄或㿠白。多见于糖尿病肾病Ⅱ期。方中太子参、生黄芪以补益肺气，桑白皮润肺清热，五味子甘酸敛肺气；茯苓、白术健脾祛湿以止泻，木香、陈皮皆芳香之品，可理气开胃，醒脾化湿。

（2）心脾两虚

主要症状：失眠多梦，心悸健忘，头晕目眩，倦怠乏力，食纳不佳，舌淡苔薄白，脉濡细。

治法：补益心脾。

方药：人参归脾汤加减。

党参10g，炒白术10g，生黄芪20g，远志10g，炒枣仁12g，茯神15g，龙眼肉12g，广木香10g，甘草6g，当归10g。

按语：心主血，脾为生化之源，心脾两虚，心失所养，神不守舍则失眠多梦，心悸健忘；气阴两虚，清阳不升，则头晕目眩；脾运不健则食纳不佳，脾气不足，不能濡养周身而感倦怠乏力。多见于糖尿病肾病Ⅱ、Ⅲ期。方中党参可用太子参代替，因党参偏温，而太子参具有益气养阴功效，仅益气作用不如党参；白术、黄芪、甘草益气健脾；远志、枣仁、茯神、龙眼肉养心安神；当归补养心血；木香行气舒脾。睡眠仍不佳者，可加用龙骨、牡蛎等重镇安神之品。

（3）脾肾气虚

主要症状：纳呆乏力，胃脘胀满，腰膝酸软，耳鸣耳聋，面色萎黄，小便清长，大便溏薄，舌质淡苔薄，脉虚细。

治法：补益脾肾。

方药：六君子汤合六味地黄汤加减。

党参10g，炒白术10g，云苓12g，炒薏苡仁12g，山药12g，山萸肉10g，熟地12g，大腹皮15g，炙甘草10g，炒扁豆12g，姜半夏10g，陈皮6g。

按语：患者脾气不足，脾运不健，不能化生水谷精微以荣周身，故纳呆乏力，胃脘胀满，面色萎黄，大便溏薄；腰为肾之府，开窍于耳，肾虚则腰酸耳鸣；肾主开阖，开阖失司则小便不利、清长。病位在中下两焦，多见于糖尿病肾病Ⅲ、Ⅳ期。方中党参、白术、甘草益气健脾；山药、扁豆、薏苡仁、茯苓健脾利湿，以利小便实大便；山药、熟地、山萸肉健脾补肾，滋养肾阴；姜半夏、陈皮、大腹皮以和胃理气宽中。

（4）肝肾阴虚

主要症状：头晕头痛，急躁易怒，腰酸耳鸣，五心烦热，面红目赤，舌红，苔薄黄，脉弦细数。

治法：补益肝肾，滋阴潜阳。

方药：枸杞地黄汤加减。

枸杞10g，杭菊花10g，生地12g，山药12g，茯苓15g，山萸肉10g，丹皮10g，泽泻10g，石决明20g，灵磁石20g。

按语：肝为风木之脏，体阴而用阳，赖肾水滋养。肝肾阴虚，木失所涵，肝阳上亢则头晕头痛，急躁易怒；肾阴虚则腰酸耳鸣；阴虚相火偏旺则五心烦热；

虚阳上浮则面红目赤。本型以阴虚为本、阳亢为标。多见于糖尿病肾病伴继发高血压者。方中六味地黄汤滋肾阴、泻相火、健脾益肾；枸杞养肝柔肝、杭菊花平肝明目；石决明、磁石重镇，平肝潜阳。头晕较甚者，可重用龙骨、牡蛎等重镇之品。

（5）脾阳不振，水湿逗留

主要症状：面色萎黄，倦怠乏力，面目肢体浮肿，腰以下为甚，脘腹胀满，纳呆便溏，形寒怕冷，小便短少，舌体胖大，舌淡或黯淡苔白腻，脉濡细。

治法：温补脾阳，利水消肿。

方药：实脾饮加减。

茯苓15g，炒白术10g，炒苍术10g，大腹皮15g，草豆蔻10g，厚朴10g，桂枝10g，广木香10g，猪苓15g，制附子6g。

按语：中阳不足，脾失健运，气不化水，以致下焦水湿泛滥而周身浮肿，腰以下为甚；脾阳不振，运化无权，升降失司，气机不畅而腹胀纳呆便溏；气虚阳不卫外则倦怠乏力，形寒怕冷；气虚不能荣于上则面色萎黄，阳不化气，气不化水则肌肤肿胀。本型多见于糖尿病肾病Ⅳ、Ⅴ期。方中制附子、桂枝温脾阳以助气化；白术、茯苓健脾利湿；苍术、草豆蔻、厚朴燥湿和中；大腹皮、广木香行气散满，利水消肿。如中阳下陷，大便泄泻不止者，加黄芪、升麻以升提中气。

（6）肾阳虚亏，水湿泛滥

主要症状：面色㿠白，灰滞无华，形寒怕冷，四肢欠温，周身浮肿以下肢为甚；腰膝酸软，胸闷憋气，心悸气短，腹胀尿少，舌质淡红或黯淡，苔白腻，脉沉迟无力。

治法：温补肾阳，利水消肿。

方药：苓桂术甘汤合真武汤加减。

附子10g，肉桂6g，党参10g，葶苈子10g，茯苓15g，泽泻10g，大腹皮15g，五加皮10g，生姜6g，白术10g。

按语：肾阳虚衰，失于气化，水湿泛滥，周身浮肿，腰为肾之府，肾阳不足，开阖失司，则水肿以下肢为甚；水气上逆凌心则胸闷憋气，心悸气短；命门火衰，不能温达四肢则形寒怕冷，四肢不温。本型多见于糖尿病肾病Ⅴ期、肾病综合征。方中附子、肉桂温肾阳，补命门之火，以化气行水；党参、白术、茯苓益气健脾；泽泻、葶苈子、五加皮、大腹皮利水行气消肿。如面目四肢水肿甚，小便不畅者加五皮饮，以皮行皮；或加杏仁，宣肺通窍以助利水消肿之功。

（7）阳虚水泛，浊毒上逆

主要症状：全身悉肿，形寒肢冷，面色晦暗，精神萎靡，神疲嗜睡，胸闷纳呆，恶心呕吐，口中秽臭，大便溏泻，尿少或无尿，舌体胖大，舌黯红苔白腻或垢腻，脉沉细无力。

治法: 温阳利水, 逐毒降逆。

方药: 大黄附子汤加味。

附子10g, 生大黄10g, 半夏9g, 生姜6g, 砂仁6g, 藿香10g, 广木香10g, 苍术10g, 厚朴10g。

按语: 患者脾肾阳虚欲竭, 运化失司, 开阖无权, 水湿泛滥, 尿少身肿; 阴霾内盛, 浊毒上泛, 则胸闷纳呆, 恶心呕吐; 秽气上逆则口臭难闻; 阴霾浊毒上蒙清窍, 则神昏嗜睡; 命门火衰, 不能温达四末, 则肢冷形寒。本证脾肾阳竭, 浊毒猖獗, 以阳虚阴盛为本, 浊毒上逆为标。病情危重, 多见于糖尿病肾病终末期、尿毒症。方中附子大补元阳, 化气行水; 生大黄峻下, 荡涤肠道, 以通便泄毒; 苍术、厚朴、藿香芳香燥湿, 避秽逐毒; 半夏、生姜、砂仁和胃降逆止吐。尿少腹胀者加沉香、琥珀、蟋蟀以利水消肿; 小便癃闭不通加滋肾通关丸(知母、黄柏、肉桂); 浊毒蒙蔽清窍, 神志昏糊不清者, 加苏合香丸以芳香开窍, 避秽醒脑。

（8）肝肾阴竭, 虚风内动

主要症状: 头晕目眩, 耳鸣心悸, 五心烦热, 神志不清, 筋惕肉瞤, 四肢抽搐, 溲赤便秘, 舌红无苔或剥苔, 脉弦细或弦细数。

治法: 育阴潜阳, 平肝息风。

方药: 羚角钩藤汤加减。

羚羊角1g, 生地15g, 钩藤10g, 丹皮10g, 石决明20g, 菊花10g, 鳖甲15g, 茯神15g, 白芍10g, 玄参10g, 全蝎6g。

按语: 消渴日久, 伤阴耗血, 肝肾阴竭, 阴精不足, 不能上充于脑, 脑髓空虚, 清窍失养, 故头晕, 目眩, 耳鸣, 神志不清; 阴虚则生内热, 虚热内扰, 故心悸, 五心烦热; 阴不足而阳有余, 阴不制阳, 相火妄动, 虚风内生, 故筋惕肉瞤, 四肢抽搐; 阴液耗竭, 不能濡养肠道, 加之虚热伤津, 故溲赤便秘。方中羚羊角、钩藤、菊花、全蝎清肝息风; 白芍、玄参、丹皮滋阴养肝缓急; 鳖甲为血肉有情之品, 用以滋肾填精; 石决明重镇平肝潜阳。小便不通, 神志不清者加服至宝丹或安宫牛黄丸以辛凉开窍。

2. 糖尿病神经病变

（1）糖尿病周围神经病变: 本病是糖尿病最常见的慢性并发症之一。其临床表现为肢体麻木, 感觉减退, 皮肤蚁行感或烧灼感。根据糖尿病周围神经病变的临床特征, 应属于中医的"消渴""血痹""不仁""麻木"等范畴。

《金匮要略·中风历节病》曰:"血痹阴阳俱虚, 寸口关上微, 尺中小紧, 外证身体不仁, 如风痹状……"《类证治裁》中载:"诸气血凝滞, 久而成痹。"

古代不少医家认为本病是因虚致瘀变生而来。由于消渴日久, 气阴亏耗, 阴虚内热而灼伤营血, 血行不畅而致脉络瘀阻。或病久气虚, 无力推动血行,

脉道瘀阻,阳气不达四末,四肢机体失养而发生本病。病变涉及肝、脾、肾三脏。根据其临床表现,可分为以下证型:

1)气虚血痹

主要症状:肢体麻木,时有针刺感,或如蚁走感,常以下肢多见,甚者感觉减退,肢体不仁,面色㿠白,神疲倦怠,自汗气短。舌质淡苔薄白,脉沉细。

治法:益气养血,活血通络。

方药:黄芪桂枝五物汤合桃红四物汤加减。

生黄芪30g,桂枝10g,当归10g,丹参20g,赤芍15g,甘草10g,川芎10g,桃仁10g,红花10g,大枣7枚,生姜3片。

按语:消渴日久,气血不足。气为血帅,气虚则鼓动无力,血涩不利而为麻木;四肢为诸阳之本,故多见于四肢。脾肺气虚则面色㿠白,神疲倦怠,自汗气短。方中黄芪补益元气,白芍养血和营为君;当归、赤芍、丹参、川芎养血活血,荣经通络为臣;桂枝温经通阳,以助气血运行,桃仁、红花活血祛瘀为佐;生姜宣发阳气,配大枣以调和营卫为使药。诸药合用共达气血双补、调和营卫、温经通络之功效。气虚较重加党参、白术,血虚明显加熟地、阿胶。

2)肝肾两虚

主要症状:手足麻木,伴四肢挛急,时有针刺样疼痛,可伴头晕耳鸣,腰膝酸软,五心烦热。舌红少苔,脉弦细或细数。

治法:补益肝肾,缓急止痛。

方药:虎潜丸(《丹溪心法》)合芍药甘草汤加减。

熟地15g,龟板10g,黄柏10g,知母10g,当归10g,白芍10g,甘草10g,枸杞10g,牛膝10g。

按语:消渴经久不愈,耗伤肝肾之阴。肝主筋而藏血,肝阴不足,肝血亏虚,血不荣经则肢体麻木,四肢挛急。腰为肾之府,肝肾不足,水不涵木,肝阳上亢则腰膝酸软,头晕;精气不荣于脑则耳鸣,阴虚生内热则五心烦热。方中熟地、龟板填补肾精为君,知母、黄柏清热养阴以泄相火;枸杞、牛膝补益肝肾,强筋壮骨为佐;当归、白芍补血活血以养筋和荣为使;白芍配甘草缓急止痛,诸药合用以达滋补肝肾,强壮筋骨,缓急止痛之功。四肢挛急作痛则加丹参、木瓜;腰膝酸软目涩加女贞子、旱莲草。

3)脾虚痰阻

主要症状:胸闷纳呆,肢体重着,麻木不仁,或有蚁行感。乏力倦怠,头晕目眩,头重如裹,腹胀便溏或大便黏腻。舌质淡,舌体胖边有齿痕,苔白或白腻,脉濡滑。

治法:益气健脾,化痰通络。

方药:指迷茯苓丸合补中益气丸加减。

半夏10g,茯苓20g,枳实10g,陈皮10g,党参10g,白术10g,生黄芪30g,当归10g,丹参30g,防风10g。

按语:患者素为脾虚湿盛之体,脾失运化,聚湿成痰,痰阻脉络,气血运行不畅,四肢肌肉皮肤失养,故肢体重着,麻木不仁,或有蚁行感,乏力倦怠;痰浊阻于中焦,气机不利,胃失和降,故胸闷纳呆;痰浊中阻,清阳不升,浊阴不降,上蒙清窍,故头晕目眩,头重如裹;脾失健运,水谷不化,故腹胀便溏或大便黏腻。方中半夏和中燥湿,温化痰浊为君;陈皮、枳实宽胸理气、和胃化痰为臣;茯苓淡渗利湿益气健脾;黄芪、党参、白术健脾益气为佐;丹参、当归养血活血以通络,防风辛温祛风,风能胜湿为使。诸药合用以达益气健脾,化痰通痹,祛风止痛之功。

4)瘀阻脉络

主要症状:周身皮肤刺痛,痛有定处,甚则不能接触衣被,面色黧暗,肌肤干燥或脱屑,口渴而不欲饮,舌质黯有瘀斑,脉细涩不利。

治法:活血化瘀,通络止痛。

方药:血府逐瘀汤加减。

当归20g,生地10g,桃仁10g,红花10g,甘草10g,枳壳10g,赤白芍各15g,柴胡10g,川芎10g,牛膝10g。

按语:消渴病久,久病必瘀,经脉血行不畅。瘀血阻滞脉络,不通则痛,故周身皮肤刺痛,痛有定处,甚则不能接触衣被。血行不畅,四肢肌肤失养,则肌肤干燥或脱屑;瘀久化热伤津,故口渴而不欲饮。方中当归、川芎、生地养血活血,桃仁、红花、赤芍、牛膝活血化瘀;柴胡、枳壳理气行气,甘草调和诸药。诸药合用共奏活血化瘀,通络止痛之功。如瘀血阻滞较重则加全蝎、穿山甲等虫类药以搜剔祛风。

5)阳虚寒凝

主要症状:患肢发凉,触之皮温降低,麻木呈袜套样分布,畏寒喜暖,皮肤苍白,得热稍舒,手足遇冷则痛、发僵,痛有定处,倦怠乏力,舌淡苔白腻,脉沉迟。

治法:温经散寒,活血通络。

方药:当归四逆汤加减。

当归10g,桂枝10g,白芍30g,细辛3g,甘草6g,川芎10g,红花10g,桃仁10g,生地10g。

按语:消渴病情迁延,伤及阳气,或先天禀赋不足,阳气虚衰,失于温煦,肌肤失养,故患肢发凉,触之皮温降低,麻木呈袜套样分布;阳不制阴,虚寒内生,故畏寒喜暖;阳气衰惫,阴寒凝滞,气血运行无力,脉络瘀阻,故皮肤苍白,得热稍舒,手足遇冷则痛、发僵,痛有定处,倦怠乏力。方中当归养血补血,白芍益阴和营,二者相伍"甘酸化阴"增强补益阴血之力为君,桂枝宣通阳气,鼓舞血行,与当归相配"辛甘化阳"补益阳气,温通血脉;佐以细辛启发肾阳,鼓舞诸阳以散寒邪;川芎、生地、丹参以养血活血,桃仁、红花活血化瘀,通络止痛。牛膝疏经通络,开瘀宣痹。诸药合用共奏温经散寒,通络宣痹,活血止痛之功。

在口服中药的基础上,结合中药外洗,可以收到很好的治疗效果。可以采用桃红四物汤加减水煎外洗,既往曾作临床观察,可使糖尿病周围神经病变患者的感觉神经传导速度加快,肢体麻木、发凉等症状改善。

(2)糖尿病汗液分泌异常:汗液分泌功能异常为糖尿病自主神经功能紊乱所致,相当于中医学中的"汗症""半身汗""颈汗"等。多为久病体虚,阴阳失调,营卫不和,肺气虚弱,气表不固,心阴不足,心火逼津外越所致。根据临床表现分为三型。

1)阴阳失调,营卫不和

主要症状:易汗出,头面胸背尤多,劳累与食后更为显著。阵发性畏热汗出,或漏汗不止,而身半以下少汗或无汗,下肢恶寒欠温,伴神倦乏力,舌嫩红少苔,脉濡缓。

治法:调节阴阳,和营固表。

方药:黄芪桂枝汤加味。

黄芪30g,煅牡蛎30g,白芍10g,煅龙骨30g,桂枝10g,五味子10g,生姜10g,大枣15g。

按语:系因消渴日久不愈,耗阴伤气而致阴阳失调,荣卫不和。《证治准绳》曰:"营行脉中以滋阴血,卫行脉外以固阳气,阳气固则腠理肥,玄府致密,而脏腑经脉营卫通贯若一。"若阴阳偏胜,阳旺于上,外卫不固,营阴失守而身半以上,尤以头面胸背汗出,甚则卫气不能固护肌表,营阴外泄而汗不止。卫强营弱而畏热。阳衰于下,卫弱营强则身半以下恶寒肢冷而无汗。阴阳失调,营卫不和而神疲乏力。取方中桂枝、白芍调和营卫为君药;生姜助桂枝和卫阳,大枣助白芍养营阴,重用黄芪益气固表为臣药;煅龙骨、煅牡蛎、五味子敛汗固涩为佐使药。上药合用达调节阴阳,固表敛汗。舌苔厚腻,胸闷纳呆者加半夏、苍术、厚朴以和胃燥湿;自汗不止者加浮小麦、党参以健脾益气固表。

2)肺气虚衰,卫表不固

主要症状:面色㿠白,自汗不止尤以头面及前胸为甚,而腰膝下肢出汗甚少或无汗,肢体欠温,语音低微,少气懒言,易受感冒,舌淡红,苔薄白,脉细弱。

治法:益气固表,实卫敛汗。

方药:玉屏风散加味。

黄芪30g,白术10g,防风10g,麻黄根30g,桂枝10g,白芍10g,党参5g,煅牡蛎30g。

按语：本证系消渴病日久，气虚卫阳不固，营卫不调；肺主一身之气，功主宣降，肺气虚卫表不固，宣降失司而汗出以头面前胸居多，语声低弱，少气懒言；卫阳不固，腠理稀疏，外邪乘虚而袭则易受感冒；肺与肾为母子相关，上元肺气不足，下元肾气虚亏，肾气不能通达温煦而肢冷无汗。方中黄芪、白术以益气固表，实卫驱邪，为君药；防风与黄芪相佐，黄芪得防风固表而不滞邪，防风得黄芪祛风而不伤正，系为补中有疏，散中寓补为臣药；白芍、桂枝调和营卫，通达四肢，为佐药；党参、白术健脾益气，培土生金；麻黄根、煅牡蛎敛汗收涩为使药。诸药相配以达益气固表，固卫敛汗。肢体麻木疼痛者，加当归、红花、姜黄以活血化瘀，行气止痛；伴头晕目眩者，加枸杞、山萸肉以补益肝肾。

3）心肾不足，阴津外泄

主要症状：面色潮红，心悸怔忡，五心烦热，自汗盗汗，心胸头面尤甚，失眠健忘，口干咽燥，腰膝酸软，舌质红少苔，脉细数。

治法：补益心肾，养阴敛汗。

方药：补心丹合酸枣仁汤加减。

生地15g，天麦冬各10g，丹参10g，太子参15g，玄参10g，柏子仁10g，知母10g，浮小麦30g，当归10g，茯苓10g，甘草6g，酸枣仁30g。

按语：消渴病日久耗伤气阴，心肾阴虚，心失所养。心主血脉而藏神，肾主骨而藏精。心肾不足，营血无以滋养，虚火扰乱心神，则心悸怔忡，失眠健忘，五心烦热；阴虚内热，虚火上炎而面色潮红；阴虚津不上承而口干咽燥；汗乃心之液，虚热内扰，逼津外泄而见心胸汗出，正如《证治要诀》所云："有别处无汗，独心孔一片有汗"；肾精不足而腰膝酸软。方中生地、天麦冬滋阴清热，玄参降浮游之火，均为君药；太子参益气养阴，柏子仁、酸枣仁养心安神，当归、丹参补养心血以安神为臣药；知母滋阴清热，浮小麦养心以止汗，为佐药；甘草清热和药，为使药。诸药合用以达补益心肾，养阴敛汗。怔忡较重加紫石英、龙齿、磁石以重镇潜阳，补益肝肾；五心烦热明显加莲子心、川连以清泄心火；失眠加夜交藤、琥珀末（冲服）以加强养心安神；口干舌燥，口舌破溃者加生石膏，竹叶以清心火胃火。

3. 糖尿病视网膜病变

糖尿病视网膜病变是糖尿病患者眼底常见的微血管并发症，是糖尿病患者致盲的主要原因之一。眼为人体视觉器官，属五脏之一，糖尿病视网膜病变归属于中医瞳神疾病范畴。瞳神又名"瞳仁""金井"，为五轮中的水轮，内应于肾。肾乃神光发源之所，其精气上注于目而归于瞳子，方能辨万物，明察秋毫。瞳神为眼睛最重要的部分，瞳神病初起自觉视物昏渺、蒙昧不清，随着病情进展逐渐而致失明。根据其临床表现林兰教授将其分为以下五型：

（1）肝郁气滞,目络受阻

主要症状:头晕目眩,视物昏朦,心胸满闷,善太息,口燥咽干,舌红苔薄黄,脉弦细。

治法:疏肝清热,行气消滞。

方药:丹栀逍遥散加减。

柴胡6g,当归12g,赤白芍^各12g,丹皮10g,郁金10g,焦栀子10g,丹参15g,木贼草12g,红花10g,薄荷6g。

按语:本型多因肝郁气滞,肝失调达,气机不畅所致。肝开窍于目,肝气郁结,血行不畅,目络受阻,气瘀交阻则视物昏朦;肝郁化热,热伤肝阴,肝阳偏亢,上扰头目则头晕目眩,口咽干燥。本型多见于糖尿病视网膜病变非增殖型Ⅰ、Ⅱ期。方中柴胡、郁金疏肝理气;白芍养肝柔肝;丹皮、焦栀子、木贼草清肝泻火明目;当归、丹参、赤芍、红花养血活血,祛瘀通络;薄荷散风清热。如肝肾不足,目暗不明者,加白蒺藜、枸杞、生熟地,以补益肝肾而明目;头晕目眩甚,伴急躁易怒者,加龙骨、牡蛎等以重镇潜阳,平肝明目。

（2）脾虚湿盛,痰浊阻络

主要症状:头晕头重,眼花目眩,常感眼前黑花茫茫或如蛛丝漂浮,其色或黑或白或红,胸闷胀满,肢重纳呆,大便溏薄,舌淡红苔白腻,脉濡滑。

治法:健脾化湿,化痰通络。

方药:温胆汤加味。

姜半夏10g,云苓15g,枳实10g,苍术10g,竹茹6g,大腹皮15g,山药12g,陈皮6g,甘草6g,炒薏苡仁12g,丹参15g。

按语:患者素为痰湿之体,或因饮食不节,损伤脾胃,脾运不健,聚湿成痰。痰湿中阻则感胸闷胀满,肢重纳呆,大便溏薄;湿浊上蒙清窍则头晕头重,眼花目眩,如云雾遮睛状。本型多见于糖尿病视网膜病变非增殖型Ⅱ、Ⅲ期。方中姜半夏、陈皮、苍术健脾燥湿、化痰和中;云苓、山药健脾渗湿;枳实、大腹皮理气宽中,祛湿除痰;丹参养血活血、祛瘀生新。如湿重苔腻加厚朴;倦怠乏力明显者加黄芪补脾气。

（3）肝肾不足,水亏目暗

主要症状:目眩耳鸣,腰膝酸软,五心烦热,口唇干燥,失眠多梦,初期感眼前有蚊蝇或如隔云雾视物,继则眼前时见红光满目,甚则一片乌黑。舌质红苔薄少津,脉弦数。

治法:补益肝肾,益精明目。

方药:驻景丸加减。

菟丝子12g,楮实子12g,茺蔚子12g,枸杞10g,生熟地^各12g,山萸肉10g,制首乌12g,五味子6g,车前子20g,三七粉6g。

按语：肾为肝之母，髓海不充，水不涵木则目眩耳鸣，腰膝酸软；肾水不足，津不上承则心烦口干；肝肾精亏不能涵养瞳神，而视物如飞蝇或云雾飘动；阴虚火旺，热迫血妄行则视物呈红色，重者仅能辨明暗，此为血贯瞳神。多见于糖尿病视网膜病变非增殖型Ⅲ期、增殖型Ⅳ期。方中菟丝子、楮实子、茺蔚子、枸杞、生熟地、山萸肉、制首乌等药补肾填精、滋养肝肾而明目；五味子甘酸敛阴以养肝阴；车前子利水明目；三七活血止血以祛瘀生新。如眼底出血加丹皮、白茅根、旱莲草、仙鹤草等凉血止血；出血日久不吸收者，为瘀血不去，新血不生，可加红花、桃仁、丹参活血化瘀、祛瘀生新。

（4）气血两虚，目失所荣

主要症状：面色苍白无华或萎黄，头晕目眩，倦怠乏力，气短懒言，视物昏渺或有云雾飘动。舌质淡苔薄白，脉虚细无力。

治法：补气养血，益精明目。

方药：八珍汤加减。

党参10g，白术10g，甘草6g，当归10g，川芎10g，赤芍10g，熟地12g，黄芪20g，陈皮6g，谷精草10g，枸杞10g，女贞子10g。

按语：患者久病伤正，气血两虚，气血虚亏不能荣于头面则面色苍白无华或萎黄，头晕目眩，倦怠乏力。气血不足，目失所养则视物昏渺。本型多见于糖尿病视网膜病变增殖型Ⅳ~Ⅴ期。方中以四君子汤益气健脾；黄芪为补气之魁，大补中气；四物汤养血活血；陈皮行气宽中，使补益之剂补而不滞；枸杞、女贞子、谷精草补益肝肾，养肝明目。凡有眼底出血者加血余炭、阿胶以补血止血；肝肾虚亏者加山萸肉、菟丝子以补益肝肾。

（5）阴虚阳亢，火伤目络

主要症状：头晕目眩，急躁易怒，口苦咽干，目赤面红，耳鸣耳聋，骤然目盲，或视物色红或荧星满目，或黑影遮睛，舌红而少苔，或薄黄苔，脉细数。

治法：清热凉血，平肝明目。

方药：以犀角地黄汤（《备急千金要方》加减。

水牛角30g，生地15g，丹皮10g，赤芍10g，栀子10g，白茅根15g，侧柏叶10g，龙胆草6g，石决明20g。

按语：患者素体阳盛，或肾阴素亏，或情志不畅，肝气郁结，郁而化火伤阴，致阴不制阳，肝阳偏亢，上扰清窍，故头晕目眩，急躁易怒、口苦咽干、目赤面红、耳鸣耳聋；阴虚生内热，热郁化火，火热灼伤目络，血热妄行。方中水牛角、生地清热凉血止血；丹皮、赤芍既有凉血又有活血之功，使凉血止血而不凝滞，动中有静，从而达到平肝明目之效；胆草、栀子清肝热、泄肝火；石决明平肝明目；白茅根、侧柏叶凉血止血。如出血较多者加用三七粉活血止血，或合十灰散以加强止血之功。肝旺动风者加钩藤、白僵蚕平肝息风。

三、糖尿病合并症的治疗

（一）糖尿病合并脂肪肝

中医学无"脂肪肝"病名，但早在《内经》中，即有关于本证的一些描述，其中的"肝满""肝壅"与本病有相似表现。根据本病发病特点及临床实践，众多医家认可该病归属于"胁痛""肝痞""肝胀""肝积"等范畴。对本病的描述亦散见于肝着、黄疸等。本病主要原因为嗜食膏粱厚味，缺乏锻炼，体内糖脂过剩囤积于肝脾，致肝胆疏泄失常，脾失健运，不能升清降浊，痰湿瘀阻络，痰湿与气血相搏而成血中伏痰，日久郁聚于肝脏，肝失调达，疏泄无力，致肝内脂类聚集终成脂肪肝。《石室秘录·肥治法》云："肥人多痰，乃气虚也。虚则气不能营运，故痰生之。则治痰焉可仅治痰哉，必须补其气，而后带消其痰为得耳。"林兰教授认为该病病位在肝，与脾、胃关系密切。其成因虽然与多食肥甘油腻及恣意饮酒有关，亦多见肥胖之体，但中度脂肪肝多数可见大便溏薄、神疲乏力之症，当属气虚、脾虚、肾虚之候，故本病多为虚实夹杂之证。

1. 肝郁气滞

主要症状：右胁胀满或疼痛，性急易怒，胸闷喜叹息，大便干结，舌红苔黄，脉弦。血糖、血脂、血黏度升高。

治法：疏肝解郁、行气止痛

方药：柴胡疏肝散合白术芍药散加减。

柴胡10g，陈皮6g，川芎10g，香附10g，枳壳10g，白芍10g，炙甘草6g，生白术10g。

按语：肝为刚木之脏，其性曲直，体阴用阳，主疏泄，调畅气机，推动水谷代谢。肝失疏泄，水谷津液运行不畅，脂浊痰湿内生，故消渴病、肝满皆可发。方中柴胡入肝胆经，升发阳气，疏肝解郁，透邪外出；白芍敛阴养血柔肝，与柴胡合用以补养肝血，条达肝气；佐以枳壳、香附、陈皮理气解郁，川芎活血行气通络；甘草调和诸药，与白芍合用缓急止痛。胁肋疼痛明显者加元胡、川楝子以疏肝理气止痛。

2. 肝郁脾虚

主要症状：形体肥胖，倦怠乏力，情志不遂，抑郁焦虑，腹胀胁痛，心悸不宁，纳食不香，大便溏泄，口黏。舌质淡红，苔薄黄而腻，脉滑。

治法：疏肝解郁，健脾化湿

方药：四逆散合六君子汤加减。

柴胡10g，白芍10g，枳实10g，炙甘草6g，党参6g，茯苓10g，白术10g，陈皮5g，制半夏9g。

按语：肝为将军之官，其性动而主疏泄，若因情志抑郁，或暴怒伤肝，可使肝失条达，疏泄不利，气阻络痹而致腹胀胁痛。脾气亏虚，脾虚湿盛而致倦怠乏力，纳食不香，大便稀溏。患者临床表现为血糖、血脂、血黏度、转氨酶轻度升高，血压轻度升高。方中柴胡疏肝解郁，透邪外出；白芍敛阴养血柔肝，与柴胡合用以补养肝血，条达肝气，可使柴胡升散而无耗伤阴血之弊；佐以枳实理气解郁，泄热破结，与柴胡为伍，一升一降，加强舒畅气机之功；与白芍相配，又能理气和血，使气血调和；甘草调和诸药，益脾和中；四君子汤益气健脾渗湿，配陈皮、半夏和胃燥湿化痰。纳差加山楂、鸡内金以消食导滞；气虚明显者加黄芪以加强益气健脾之功；湿盛者加砂仁、薏苡仁以芳香化湿。

3. 湿热内蕴

主要症状：形体肥胖，肢沉懒动，右胁胀痛或胀满不舒，口干口苦，急躁易怒，胸闷气短，恶心纳呆，便干尿黄，舌质红或舌苔黄腻，脉弦滑或弦数。

治法：健脾祛痰，清热化湿

方药：可用温胆汤合连朴饮加减。

制半夏9g，枳实10g，陈皮6g，茯苓10g，竹茹6g，厚朴6g，川黄连3g，石菖蒲10g，香豆豉9g，焦栀子9g。

按语：肝内脂肪堆积过多，必然导致肝气郁滞，肝络瘀阻。肝失调达，气机不利，阻于胁络；脾胃失和，纳运失司，痰湿蕴积，致脾之健运失常；三焦壅塞，水湿内停，聚而生痰，痰湿壅肝。患者多伴有高血压、血脂、血黏度、转氨酶中度升高，或伴有胆石症。方中半夏辛温，燥湿化痰，和胃止呕。竹茹甘而微寒，清热化痰，除烦止呕。陈皮理气行滞，燥湿化痰；枳实降气导滞，消痰除痞。陈皮与枳实，一温一凉而理气化痰之力增。茯苓健脾渗湿以杜生痰之源。黄连清热燥湿，厚朴行气化湿，石菖蒲芳香化湿而悦脾，豆豉、栀子清宣胸脘之郁热。全方共奏健脾祛痰，清热化湿之功。口苦胁痛甚加茵陈、虎杖以加强清热利湿之功；腹胀纳呆者加山楂、莱菔子以消食除胀。胸胁刺痛者加丹参、元胡以活血化瘀止痛。

4. 痰瘀互结

主要症状：嗜卧懒动，肢麻疼痛，右胁刺痛或胀痛，眩晕头痛，动则加重，口干心烦、夜尿增多，视物模糊，腹胀纳呆，舌质黯或有瘀斑、苔厚腻，脉沉涩。治法：益气养阴，化痰逐瘀通络。

方药：生脉饮合桃红四物汤合二陈汤加减。

党参10g，麦门冬10g，五味子6g，当归10g，熟地10g，川芎10g，白芍10g，桃仁6g，红花10g，半夏9g，陈皮10g，白茯苓10g，甘草6g。

按语：肝主藏血，血随气行，情志失常，郁而伤肝，气机凝滞，不可载水上行,瘀血内生,痰瘀相结,闭阻肝之血络,则可产生消渴、肝满。痰瘀阻络,脉络不通,则肢麻疼痛、右胁刺痛或胀痛、眩晕头痛,视物模糊;痰瘀阻滞气机,腑气不通,故腹胀纳呆。患者除有转氨酶升高外,还多伴有持续高血压、高血脂、高黏血症、蛋白尿、冠心病等多种病症。方中党参大补元气,麦冬清热养阴,五味子酸敛生津止渴,三药合用,一补一清一敛,益气养阴之力益彰。《医方集结解》云:"人之将死脉绝者,服此能复生者,其功甚大"。四物汤加桃仁、红花即桃红四物汤。四物汤中熟地入肝、肾经,长于滋阴养血,当归养血活血,白芍养血柔肝益阴,川芎活血化瘀,为补血调血之良方,加桃仁、红花以加强活血化瘀之功,重于活血,行血化瘀而不伤血,补血而不滞血。二陈汤中半夏燥湿化痰,陈皮理气消痰,"二陈"共用,相辅相成,气顺而痰消;"脾为生痰之源",白茯苓健脾渗湿,甘草补脾和中,二药合用以杜生痰之源。肝区疼痛甚者加郁金、丹参以活血理气止痛;肝脾肿大者加牡蛎、穿山甲以软坚散结;痰湿盛者加胆南星以祛痰除湿。

在以上辨证用药基础上,可加用有降低转氨酶活性或退黄作用的中药,常用有:田基黄、垂盆草、山豆根、五味子、甘草、茵陈、玉米须等;还有保肝降脂抗氧化作用的中药,常用有:郁金、泽泻、虎杖、姜黄、决明子、生山楂、丹参、桃仁、荷叶等。

(二)糖尿病合并泌尿系感染

糖尿病合并泌尿系感染包含膀胱炎和尿道炎。在中医学中隶属于"消渴病"兼夹"淋证""腰痛"范围。淋证系指小便频数,短涩不利,滴沥刺痛,少腹拘急,痛引腰腹。有关淋病的记载,最早见于《黄帝内经》:"阳明司天之政,初之气小便黄赤,甚则淋",《金匮要略·消渴小便不利淋病》曰:"淋之为病,小便如粟状,小腹弦急,痛引脐中。"《医学入门》云:"淋,小便涩痛,欲去不去,不去又来,滴滴不断。"《景岳全书》也指出:"淋为病,小便涩痛滴沥"。《医学纲目》认为:"淋沥点滴而出,一日数十次或百次,名淋病也",这些记载均生动地描述了淋病的特点。

历代医家对该病的症状作了精辟的论述,阐明了淋症以小便不畅,尿道刺痛为临床主要特征。《金匮要略》认为"热在下焦"。《诸病源候论》进一步提出:"诸淋者,由肾虚而膀胱热故也"。《丹溪心法·淋》指出:"淋有五,皆属乎热",《景岳全书》曰:"淋之初病,则无不由乎热剧,无容辨矣","又有淋久不止,及痛涩皆去,而膏液不已,淋如白浊者,此为中气下陷及命门不固之症也",阐明了淋证有虚实之分,病位在肾、膀胱、三焦,对临证治疗具有重要的指导意义。后世医家认为其发病主要机制为湿热、气郁、虚劳所致。《杂病广要·淋病》说:"淋有五种:一者,茎中痛,溺不得卒出者,石淋也。二者,溺有白汁肥如脂,膏淋也,一名肉淋。三者,溺难涩,常有余沥者,气淋也。四者,溺留茎中。数起不出,引小腹痛,劳淋也。五者,如豆汁或如血,结不通者,一名血淋,一名痒淋也。"

本病急性发作期多属实热证,以下焦湿热为主,治宜清利湿热。慢性期多为虚实夹杂,以肾阴亏虚或脾肾两虚为本,下焦湿热为标,治拟补益脾肾,清利湿热,标本兼顾。消渴病者多系肥胖痰湿之体,湿蕴化热,湿热内盛,复感外邪菌毒,以致湿热益炽,蕴结不解,下注膀胱;或因外感湿热之邪,蕴结下焦发为淋证。膀胱气化不利,无以分清泌浊,脂液随小便而出者,发为膏淋,《诸病源候论》指出:"膏淋,溺与精混,或沉在漩下如糊状,或浮在漩上如脂膏状";下焦湿热灼伤血络,迫血妄行,小便涩痛,赤红者为血淋;急性泌尿系感染多表现为下焦湿热之候,其临床所见,与古人的理论相吻合。

1. 膀胱湿热

主要症状:尿频、尿急、尿痛,小便有灼热感,少腹坠胀,腰脊作痛,小便赤浊,或有口渴多饮,恶寒发热,舌质红苔黄腻,脉滑数。

治法:清热利湿,通淋解毒。

方药:八正散加减。

萹蓄10g,瞿麦10g,滑石10g,栀子10g,生大黄6g,枳实10g,连翘10g,云苓10g,通草6g,泽泻10g,车前子30g,金银花12g。

按语:本证为素体阴虚内热,复感受湿热邪毒,湿热蕴结,下注膀胱。膀胱为决渎之官,功主气化,膀胱气化失常,则尿频、尿急、尿痛、小便有灼热感。膀胱位于下焦,气滞不利而少腹坠胀;湿热蕴毒,内袭于肾而腰脊疼痛;湿为阴邪,湿热相搏,邪正交争,则恶寒发热;热毒伤津而口渴多饮;湿热互结,清浊相混,则小便赤浊;舌脉均为湿热之候。证属消渴病淋证,湿热蕴毒;见于糖尿病合并急性泌尿系感染。方中萹蓄、瞿麦、通草、车前子清热、利尿、通淋,为君药;栀子引火下行,清三焦之热,滑石利湿通淋,为臣药;大黄苦寒直折,降火通便,使湿热邪毒,从大便而出,金银花、连翘清热解毒,轻清透表,使邪热透表而出,与大黄相配以达开鬼门,洁净府之功,为臣药;枳实宽中行滞,使寒凉之品,清而不滞,云苓健脾利湿,利而不伤正,为佐药;甘草缓急止痛,调和诸药为使药。上药相伍以达清热利湿,通淋解毒之效。

小便黄赤,有血尿者,加生地、丹皮、茜草、大小蓟以清热、止血、凉血;尿血鲜红不止者,加三七、琥珀以化瘀、通淋、止血;口渴甚者,加龟板、鳖甲、阿胶、旱莲草以滋阴止血;小便刺痛伴舌苔厚腻者,加苍术、黄柏者以燥湿,清下焦湿热;寒热起伏者,加柴胡、黄芩以和解退热。

2. 肝郁气滞

主要症状:少腹胀满拘急,痛及脐中,小便涩滞,淋沥不畅,病变常因情志不舒而加重或诱发,舌红苔薄白,脉弦数。

治法:疏肝理气,利湿通淋。

方药:沉香散加味。

沉香6g,陈皮6g,当归10g,王不留行10g,白芍10g,滑石20g,冬葵子12g,石韦15g,甘草6g。

按语:多因情志化火,膀胱气化无权所致。主要表现为小腹胀满,小便涩滞不畅。常因忿怒伤肝,气郁生火,或气滞不宣,气火郁于下焦,影响膀胱气化,而致小便艰涩而痛,余漓不尽之气淋。《医宗必读·淋证》指出:"气淋有虚实之分",可见气虚与气滞均可导致气淋。此证为气淋之实证,少腹为足厥阴肝经循行之处,肝为刚脏,性喜条达。情志怫郁,恼怒伤肝,气郁化火或气机郁结,火郁于下焦,膀胱气化不利,则少腹胀满拘急,痛及脐中,小便涩滞,淋沥不畅,成为气淋。故《证治要诀·淋闭》云:"气淋,气郁所致",证属消渴病,肝郁气滞之气淋;见于糖尿病合并尿路感染或慢性感染急性发作。方中陈皮、沉香芳香宽中,疏肝理气,为君药;当归、白芍养血柔肝,王不留行行瘀导滞,为臣药;冬葵子、石韦、滑石滑利阴窍,利水通淋,为佐药;甘草和白芍,甘酸化阴,和药缓急为使药。本方能疏达肝气,行下焦之血而通利水道,凡气淋实证,小腹满痛均可用。

小腹膨满胀气者,加川楝子、青皮、香附以疏肝理气,消胀除满;小便涩滞,淋沥不畅甚者,加车前子、通草、瞿麦、萹蓄以加强利尿通淋;少腹拘急甚者加延胡索、川楝子合为金铃子散以行气活血,疏肝止痛;胸闷胁胀者加玫瑰花、代代花、绿萼梅以疏肝理气,芳香和胃。

3. 脾肾虚亏

主要症状:小便淋沥不畅,时作时止,遇劳即发,伴腰背酸痛,面色苍白无华,倦怠乏力,口干思饮,舌淡苔薄白,脉沉细无力。

治法:健脾益肾,利湿通淋。

方药:四君子汤加味。

党参10g,云苓10g,白术10g,菟丝子10g,萹蓄10g,瞿麦10g,生地12g,车前子30g,山药10g,黄柏6g,甘草6g。

按语:由于消渴病久,正气不足,兼湿热内蕴,久恋不解,伤及脾肾,引起脾虚气陷,肾气不固,缠绵难愈,遇劳即发,相当于劳淋。《张氏医通》指出:"劳淋者,遇劳即发,小便淋沥不绝"。《证治要诀》云:"劳淋,病在多色,下元虚惫,清浊不分,肾气不行,郁结而为淋。""或劳心过度,火不得其养,小肠为心之腑,脏病而腑与俱病;或心肾不交,肾之不温,津道闭塞……皆成劳淋。"精辟地论述了劳淋的病因和发病机制,对临床颇有指导作用。

本证系久病体虚,或消渴过用寒凉,耗伤中气,穷必及肾,而致脾肾两虚;湿为阴邪,胶着难去,发为劳淋之候。脾肾亏虚,运化约束无权,而小便淋沥不畅,时作时止,遇劳即发;腰为肾之府,肾虚不固而腰背酸痛;脾为气血生化之源,后天之本,其华在面,脾虚气亏,化源枯竭,气不上荣而面色苍白无华;脾失濡养则倦怠乏力,津不上承而口干思饮;舌脉均为脾肾不足,气阴两虚之象。证属消渴病劳淋,脾肾两虚;见于糖尿病慢性泌尿系感染急性发作或肾盂肾炎伴急性尿道感染。

方中党参益气补虚,白术、云苓益气健脾,淡渗利湿,甘草益气和中,配合成四君子汤,功主健脾益气,补后天生化之源,为君药;生地、山药、菟丝子滋阴补肾,以助先天气化之效,为臣药;萹蓄、瞿麦、车前子为清热通淋,清利小便,去浊分清,为佐药;黄柏清下焦湿热为使药;共达清湿热余邪之功。本方适用于劳淋中之气淋,为通补兼顾,标本同治,寓通于补之中而见功效。

面色㿠白,少气懒言,小腹坠胀,迫浊肛门,大便溏泄,此乃脾气不足。清阳不升,中气下陷,加黄芪、升麻、柴胡取补中益气汤之意,以益气升清;阳虚湿浊不化,白浊、尿频者,加益智仁温补脾肾,加乌药以温化肾气,加石菖蒲以通窍,分利小便,共达温补脾肾,去浊分清之效。

4. 肾阴虚亏

主要症状:头晕耳鸣,腰膝酸痛,两颧潮红,五心烦热,午后低热,小便频数黄赤,浑浊不清,舌红苔薄,脉沉细数为主。

治法:滋补肾阴,清利湿热。

方药:知柏地黄丸加减。

知母10g,黄柏10g,生地12g,熟地12g,云苓10g,泽泻10g,山萸肉10g,丹皮10g。

按语:本证缘于消渴病日久,肾阴亏虚;肾阴不足,阴虚内热,肾不气化,湿热内蕴,下注膀胱,久延不解;热盛更耗肾阴,虚火上炎,下虚上盛,而头晕耳鸣;虚火浮越而颧红;肾阴虚亏,水火不济,心火偏盛则五心烦热;正伤邪衰,邪正相持而潮热,午后低热不退;下焦湿热余邪未尽,则小便频数黄赤,浑浊不清,舌脉均为阴虚内热之症。证属消渴病膏淋,肾阴虚亏;见于糖尿病合并慢性肾盂肾炎急性发作。方中生地、熟地滋补肾阴,泽泻宣泄肾浊以济之,山萸肉温涩肝经,丹皮之清以泄肝火,山药收摄脾精,云苓淡渗健脾利湿,为六味三阴并治,有开有合,补中有泻,为通补开合之剂;加知母、黄柏退虚热,制相火。全方共奏滋补肾阴,清退虚火之功。用于劳淋阴虚之症。

腰膝酸痛,颧红潮热,烦热甚者加生地、知母、女贞子、旱莲草、龟板取大补阴丸、二至丸之意,以益肾滋阴,清相火而退虚热;面色苍白,手足不温,精神疲乏,腰膝酸痛者为肾阳虚衰,拟六味地黄加附子、肉桂、鹿茸、五味子取附桂地黄丸、十补丸之意,以大补精血,益肾温阳。

（三）糖尿病合并骨质疏松

中医古籍中对骨质疏松症无明确记载，然根据其临床所表现出的全身或腰背疼痛、"驼背"、易发骨折等症状，大致与中医文献所记载的"骨痹""骨痿""骨枯"相类似。《素问·六节藏象论》云："肾者主蛰，封藏之本，精之处也，其充在骨"。《医经精义·脏腑所合》注释为"肾藏精，精生髓，髓生骨，故骨者，肾之所合也。髓者，肾精所生，精足则髓足，髓在骨内，髓足者骨强。"所以说肾与骨的关系最密切。肾藏精，主骨生髓；主生殖和生长发育。《素问·上古天真论》详细描述了肾气的变化影响着骨的生长发育和退化。书中云："女子七七，任脉虚，太冲脉衰少，天癸竭……丈夫七八，肝气衰，筋不能动，天癸竭，精少，肾脏衰，形体皆极。"表明本病的发生、发展与"肾气"密切相关；《素问·痿论》云："肾气热，则腰脊不举，骨枯而髓减，发为骨痿。"《素问·生气通天论》亦曰："因而强力，肾气乃伤，高骨乃坏。"《景岳全书·痿证》也谓："肾者，水脏也。今水不胜火，则骨枯而髓虚，故足不任身，发为骨痿"。《灵枢·五谷津液别》中说："五谷之精液和合而为膏者，内渗入于骨空，补益脑髓"，所以先天之精不足或后天之精失养，都可直接影响髓的生成，进而影响骨，终致骨质疏松症。其发病除与肾有密切关系外，亦与肝、脾有一定的关系。

骨质疏松症主要表现为腰背痛，肢体乏力，重着欠温，劳累加剧，步履艰难，肢体遇冷尤甚。林兰教授认为，肾虚是骨质疏松症发病的主要病因，气虚、血瘀也对骨质疏松症的发生有一定的影响，因此，治疗骨质疏松症除调补脾肾外，应兼顾补气化瘀。根据临床表现分为：

1. 气滞血瘀

主要症状：腰背酸痛，甚则弯腰驼背，活动受限，胸胁胀闷，走窜疼痛，性情急躁易怒，舌黯红苔白，脉沉弦。

治法：活血行气，通络止痛。

方药：身痛逐瘀汤加减。

秦艽10g，川芎10g，桃仁10g，红花10g，甘草6g，没药6g，当归10g，五灵脂10g，香附10g，牛膝10g，地龙10g。

按语：患者平素忧思恼怒，情志不畅，肝气郁结日久，气机郁滞，气为血之帅，气血运行不畅，瘀血停着，阻滞腰部经脉，不通则痛，故腰背酸痛，甚则弯腰驼背，活动受限；肝失调达，脉络不和，故胸胁胀闷，走窜疼痛。方中秦艽、羌活祛风除湿，桃仁、红花、当归、川芎活血祛瘀，没药、灵脂、香附行气血，止疼痛，牛膝、地龙疏通经络以利关节，甘草调和诸药。如屈伸不利加木瓜、伸筋草；肌肉拘挛加白芍；心悸头晕加茯苓、泽泻。口苦咽干去香附，加柴胡、黄芩、天花粉。

2. 肝肾不足

主要症状：肢体筋脉弛缓，软弱乏力，腰脊酸楚，伴头晕目眩，耳鸣耳聋，遗精早泄，月经已绝或不调，舌红脉弦数。

治法：补益肝肾，滋阴清热。

方药：虎潜丸（《丹溪心法》）加减。

虎骨（现用适量狗骨代替）10g，牛膝20g，锁阳15g，当归10g，黄柏20g，知母20g，熟地20g，龟板40g，白芍20g。

按语：本证见于消渴病，感受外邪，耗伤阴津；内伤正虚，或久病不已，或劳伤过度，而致气血阴精亏损。肝肾阴虚，精血不能濡养筋脉，则肢体筋脉弛缓，软弱乏力；腰为肾之府，肾主骨藏髓，精髓不足，腰脊失养，故腰脊酸楚。正如《临证指南医案》所述："该肝主筋，肝伤四肢不为人用，而筋骨拘挛。肾藏精，精血相生，精虚不能灌溉诸末，血虚不能营养筋骨"。肝肾精血亏损，精不上承而头晕目眩，耳鸣耳聋；肾虚精关失固而遗精早泄；肝肾不足，冲任失调或天癸绝则月经已绝或不调。证属消渴病虚劳，肝肾虚亏，见于更年期骨质疏松症。方中虎骨（现用适量狗骨代替）、牛膝以强壮筋骨为君药；锁阳温肾益精，当归、白芍养血柔肝为臣药；黄柏、知母、熟地、龟板滋阴清热为佐使药。热盛去锁阳；面色萎黄无华，心悸怔忡者加黄芪、党参、当归、鸡血藤以益气养血；久病阴损及阳，怕冷阳痿，小便清长去黄柏、知母，加鹿角片、补骨脂、淫羊藿、巴戟天、附子、肉桂等温补肾阳。

3. 肾髓虚亏

主要症状：腰膝酸软，倦怠乏力，遇劳尤甚，喜卧喜按，休息后感舒适。偏阳虚者，则少腹拘急，面色苍白，手足不温，舌淡脉沉细。偏阴虚者，则心烦失眠，口燥咽干，面色潮红，手足心热，舌红脉细数。

治法：偏阳虚者以益肾温阳；偏阴虚者以滋补肾阴。

方药：偏阳虚者以右归饮加味；偏阴虚者以左归饮加味。

熟地24g，山萸肉10g，枸杞子10，杜仲12g，当归10g，菟丝子10g，牛膝10g，龟板胶12g，肉桂6g，制附子10g，山药12g，鹿角胶12g（烊化）。

按语：腰为肾之府，肾主骨生髓，骨髓不充则腰膝酸软，倦怠乏力；病属虚证，劳则伤气，故遇劳尤甚，喜卧喜按，休息后舒适。阳虚不能荣筋，则少腹拘急；阳虚不能温煦而面色苍白，手足不温，舌淡脉沉细。阴虚津不上承而口燥咽干；虚火上炎，扰乱心神则心烦失眠；阴虚内热则手足心热，舌红脉细数为主。证属消渴病虚劳，肾髓虚亏，见于中老年糖尿病患者伴骨质疏松症。方中肉桂、附子、鹿角胶温补肾阳，龟板胶、熟地、山萸肉、枸杞子培补肾阴，阴阳双补，共为君药；杜仲强腰益肾，菟丝子补益肝肾，为臣药；当归补血行血，牛膝温肾健腰，引药下行，为佐使药；诸药合用，以奏益肾温阳，滋补肾阴之效。一般肾虚者可配青娥丸以益肾健腰,补虚止痛。

(四)糖尿病阳痿

糖尿病阳痿隶属于中医痿证范畴,凡未到衰老年龄而出现性欲减退,或阴茎痿软不能勃起,或勃起不坚,或甫交即泄者为阳痿。中医论阳痿多责之肾、肝、脾、胃。肾为先天之本,藏精气,肾精亏耗则肾阳不足,命门火衰而阳痿;肝主筋,阳明主宗筋,前阴乃宗筋之会,肝失疏泄,肝气横逆,气血不输于下,遂致宗筋弛缓发为阳痿;脾胃虚弱,化源不足,宗筋失养而阳痿不举;少年所伤或房事不节,致阴精亏耗,无以荣灌宗筋,出现阳事易兴,临床痿软之症。糖尿病阳痿显著高于非糖尿病阳痿,与病程相关,病程愈长其发病率愈高,尤以中年以上者居多,系消渴日久耗气伤阴,肾精耗损,肾精不足,阴病及阳而致机体阳气日衰,发为阳痿。根据临床表现,分为以下两型:

1. 肾阳不足,命门火衰

主要症状:阴茎痿而不起,滑精早泄,射精无力,精薄清冷,腰膝酸软,精神萎靡,面色㿠白,四肢欠温,小便清长或不禁,或伴五更泄泻,头晕目眩,多梦健忘,心烦少寐,舌淡红,苔薄白,脉沉细。

治法:温肾壮阳,补益肾精。

方药:斑龙丸加味。

鹿角胶20g,补骨脂10g,菟丝子20g,熟地黄20g,茯苓10g,柏子仁20g,枸杞15g,山萸肉10g,杜仲10g,淫羊藿10g。

按语:患者鉴于年老体衰,或久病肾虚,或恣情纵欲,房事过度,兼之消渴日久,消烁肾精,肾精亏虚。阴损及阳而致命门火衰而阳痿,滑精早泄,射精无力,精薄清冷,腰膝酸软等肾阳虚衰之症;命门火衰,火不生土则五更泄泻;肾精不充脑海而头晕目眩;肾阴虚亏,心肾不交,心烦少寐;阳气不达四末而四肢少温;精虚血少而面色㿠白。证属消渴病肾阳不足之阳痿;见于交感神经病变引起阴茎海绵体去甲肾上腺素减少,雄性激素降低。方中鹿角胶、补骨脂、菟丝子温补命门以壮元阳,为君药;熟地滋补肾阴,山萸肉、枸杞子补益肝肾,温壮肾阳,与主药相伍,温而不燥,滋而不滞。张锡纯曰:"枸杞亦为壮肾之要药,故俗谚有隔家千里,勿食枸杞",为臣药;杜仲补肾健腰,茯神、柏子仁宁心安神,为佐药;淫羊藿补肾阳,通筋活络,为使药。诸药合用以达温肾壮阳,补益肾精。

早泄滑精者加芡实、金樱子、锁阳收涩固精;腰膝酸软重用杜仲,加狗脊、牛膝以补肾健腰;精薄清冷者加蛇床子、鹿茸以壮元阳;五更泄泻加补骨脂、肉豆蔻、赤石脂以温肾固涩。

2. 中气不足,心脾两虚

主要症状:阳事不用,举而不坚,性欲减退,伴心悸怔忡,面色萎黄,气短懒言,口淡畏寒,不受生冷,肠鸣泄泻,倦怠乏力,舌淡,脉沉细。

治法: 补益心脾,佐以壮阳。

方药: 归脾汤合八珍汤加味。

党参10g,白术10g,茯苓10g,菟丝子10g,酸枣仁10g,当归10g,白芍10g,龙眼肉6g,黄芪15g,甘草5g,远志10g,鹿角霜10g。

按语: 本证系消渴病耗伤气阴而致气阴两虚,心脾不足; 或脾胃虚弱,化源不足; 或思虑过度耗伤心脾。《素问·举痛论》:"思则心有所存,神有所归,正气留而不行,故气结矣","因心为脾之母,母气不行则病及子,故心脾皆能病于思"。脾伤则无以奉心化赤,遂致精血不足,宗筋失养而阳痿; 面色萎黄,气短懒言,口淡畏寒,不受生冷,肠鸣泄泻,倦怠乏力均为脾气虚,中气不足的表现; 劳心忧心太过则心悸、怔忡。证属消渴病,心脾两虚之阳痿; 见于副交感神经损害引起膀胱收缩力减弱,内脏感觉传入神经受损引起排尿反射异常。方中黄芪补益升提元气,四君子汤合益气健脾两者相伍,补中气而壮阳为君药; 当归、龙眼肉、枣仁、远志以养血安神为臣药; 鹿角霜、菟丝子以温壮肾阳为佐药; 白芍、甘草以养血柔肝为使药。本方主要用于心脾两虚,中气不足而引起的阳痿。

伴有气短脱肛,内脏下垂,中气下陷者加升麻、柴胡以升提中气; 滑精早泄加金樱子、芡实、分心木、阳起石; 心悸失眠,五心烦热加黄连、琥珀粉以清心安神。

四、老年糖尿病辨治

(一)老年糖尿病的病因病机特点

人体衰老是一个复杂的生理过程。糖尿病患病率随着年龄的增长而递增。老年人随着年龄的增长,机体脏腑功能随之衰退,出现阴阳失调、气血虚亏等一系列生理病理变化。

1. 阴阳失调

糖尿病患者本为阴虚之体,由于老年人生理功能衰退,脏腑功能减弱,精血耗损,加重阴阳失调。阴虚则阳不能固护于外,阳损则阴不能营守于内。因此阴阳失调是老年糖尿病的重要病理改变,也是糖尿病发生的内在因素。近代名医丁甘仁说:"七秩之年,气血必虚,气虚不能托邪于外,血虚无以流通脉络"。《素问·上古天真论》云:"男子七八天癸竭,精少,肾脏衰,形体皆极。""女子七七,任脉虚,太冲脉衰少,天癸竭",指出肾脏阴精虚亏引起天癸竭是人衰老的必然规律。因此,老年糖尿病始于阴虚而致阴阳失调。在治疗上必须固护阴阳,尤注重护阴为主要原则。

2. 脏腑精气衰退

随着年龄的增长,脏腑功能日益减退,气血精微损耗。如《灵枢·天年》云:"五十岁,肝气始衰,肝叶始薄,胆汁始减,目始不明。六十岁,心气始衰,若忧悲,气血懈惰,故好卧。七十岁,脾气虚,皮肤枯。八十岁,肺气衰,魄离,故言善误。九十岁,肾气焦,四脏精脉空虚。百岁,五脏皆虚,神气皆去,形骸独居而终矣。"指出五脏皆虚为老年人生理衰退和病理改变的客观变化规律。老年糖尿病临床以虚证为主,虚实夹杂。多见于气虚血瘀,脾虚湿盛等正虚邪实证。因此在治疗上当扶正祛邪,标本兼顾。

(二)五脏功能减退的病理变化

1. 心

人届老年气血衰减,出现一系列心虚的病理变化,主要表现为心气虚、心阳虚、心血虚、心阴虚。心主血脉,脉为血之府,是血液运行的隧道。《素问·六节藏象论》云"其充在脉",又云"心主一身血脉""心藏血脉之气"。指出心之所以能推动血液的运行,全赖心气的作用。其病理变化易出现下列证候:

(1)心气不足,心阳虚衰:心主一身之气血,年高心气衰弱,不能固护肌表而自汗出;心之气血不能上荣则面色㿠白无华;心阳不足,胸阳不振,或气机郁结,或痰浊乘其阳位,而见心胸憋气;寒凝心脉瘀阻,而胸痹心痛;心阳虚衰,宗气大泄,则见四肢厥冷,大汗淋漓,甚至出现昏迷等变化。可见于老年糖尿病并发肾病、冠心病、心肌病、低血糖等病变。

(2)心血虚亏,心阴不足:血是神志活动的物质基础,所以《灵枢·本神》曰:"心主脉,脉舍神"。认为心的气血充盈,神志清晰,思维敏捷,精力充沛。当心血虚,血不养心,可引起心神的病变,症见失眠健忘;心阴不足,虚火内扰,则五心烦热,盗汗,口干咽燥;阴血不足,心失所养而见心悸怔忡等证候。可见于糖尿病并发心脏自主神经病变。

(3)心火亢盛,虚火上炎:老年糖尿病由于久病缠绵,耗伤阴津,而致心阴不足,阴不制阳,心火亢盛,症见心烦失眠,心悸怔忡,健忘多梦;心位于胸中,心经别络上行于舌,在《备急千金要方·心脉络》记载:"舌者,心之官,故心气通于舌"。心火上炎则舌尖红,口舌生疮;心火扰乱心神则谵妄昏迷,不省人事;热伤阴津而见口渴多饮;见于糖尿病并发心脏神经病变、糖尿病酮症酸中毒、糖尿病口腔病变。

(4)痰迷清窍,神识昏蒙:心阴不足,心火亢盛,热灼阴津,血脉瘀阻,或心气不足,胸阳不振,聚湿成痰,痰瘀交阻,上蒙清窍,或感受湿浊邪气,阻塞气机,以致气结痰凝,蒙蔽心窍而神志昏迷,不省人事等;或神情痴呆,意识昏蒙。多见于老年糖尿病并发脑血管病变,或糖尿病酮症酸中毒。

2. 肺

肺居胸中,主一身之气而司呼吸,消渴日久,耗伤肺气肺阴,而致肺气阴两虚。肺主肃降,通调水道,输布津液润泽周身,通调失司,水液气化不利;肺为华盖之脏,外合皮毛,肺虚易受六淫,出现风寒犯肺,邪热壅肺,痰浊阻肺,燥邪伤肺等证。老年糖尿病常见下列病证:

(1)肺气不足,宣降失司:肺主气司呼吸,消渴日久耗伤肺气,肺气亏虚则倦怠乏力,少气懒言,声音低微;肺卫气虚,肌表不固则常自汗不止;肺气阻遏,毛窍郁闭,则肤干无汗;肺失肃降,腠理稀疏,易受外邪,风寒袭肺而恶寒发热,咳嗽鼻塞;燥邪犯肺,干咳无痰;热邪壅肺,咳吐稠痰。见于老年糖尿病患者易患感冒、支气管炎;糖尿病副交感神经病变,汗液分泌异常。

(2)肺阴不足,燥失清肃:肺阴不足,敷布无源,失其清润肃降而口干咽燥;肺燥不能输布津液润泽肌肤,而皮毛憔悴枯槁,正如《灵枢·决气》云:"上焦开发,宣五谷味,熏肤,充身,泽毛,若雾露之溉"之述。"肺主行水","肺为水之上源",肺失肃降,不能通调水道,下输膀胱而小便不利,水肿尿少;肺失清肃,肺气上逆而干咳无痰,胸闷憋气;阴虚内热则潮热盗汗,五心烦热;肺与大肠相表里,肺燥肠枯,大便燥结。见于糖尿病肾病、肾病综合征、糖尿病肺结核。

3. 脾

脾胃病变有虚有实,脾以虚证为多,胃为实证常见,故有"实则阳明,虚则太阴"之说。脾胃运化失司,湿浊中阻或中气不足,化源亏虚,为老年糖尿病常见的病证。

(1)脾胃气虚,中阳不振:年老体弱,脾胃不足,运化水谷与水湿之功日益衰退,气血化源不足而见少气懒言,倦怠乏力,面色萎黄;中阳不足,运化无权,则脘腹胀满,纳呆便溏;中阳不足,无以濡养温煦而四肢软弱乏力不温;水湿不化,泛溢肌肤而面目肢体浮肿等。多见于糖尿病自主神经病变、胃肠功能紊乱或糖尿病肾病。

(2)脾虚不健,中气下陷:久病体弱,脾运不健,中气下陷,升举固摄无权,而大便泄泻,甚则五更泄泻;脾胃升降失司,清阳不升,浊阴不降,而食纳不香,胃脘胀满,恶心呕吐;脾为水谷生化之源,脾运不健,气化乏源,气不上荣,而面色无华,头晕头昏。见于老年糖尿病后期并发自主神经病变、胃肠道功能紊乱、胃轻瘫。

(3)脾肾阳虚,运化失健:脾胃为后天之本,气血生化之源,水谷精微,有赖于脾气输布,脾失健运,肢体失于濡养而肢倦乏力。《素问·太阴阳明论》云:"四肢皆禀气于胃而不得至经,必因于脾乃得禀也。今脾病不能为胃行其津液,四肢不得禀水谷气。气日益衰,脉道不利,筋骨肌肉,皆无气以生,故不用矣"说明四肢的功能与脾气运化水谷精气关系密切。老年患者脾肾阳虚,阳虚气化不利,寒湿内停,湿聚中焦,胃失和降,则胃脘痞满,纳呆泛恶;湿阻脉络,失于温煦而肢体重着,头蒙如裹,四肢欠温;脾肾阳虚,水湿泛溢而面目肢体浮肿。可见于糖尿病肾病、肾功能不全、糖尿病胃肠自主神经功能紊乱。

4. 肝

肝主疏泄,调畅气机,通利三焦,主藏阴血。老年患者肝血本已虚亏,疏泄调达功能减退,复因情怀不舒,气机不畅,而致气滞血瘀;气血瘀滞,郁久化热,更耗肝阴,而致阴虚阳亢。见于糖尿病交感神经病变、糖尿病高血压等。

(1)肝郁气滞,气失调达:两胁为肝之分野,肝失疏泄,气机不调而见胸胁胀痛;肝郁日久化火,火性炎上、火扰心神则头晕头痛、失眠多梦、急躁易怒;五脏六腑之精气皆注于目,肝开窍于目,肝血郁滞,血不荣目,而两目干涩、视物昏花;肝经风热,而目赤痒痛;肝主筋膜,肝血亏虚,血不荣筋,而手足麻木,筋脉拘急,屈伸不利;肝横克土,诚如《血证论》云:"木之性主于疏泄,食气入胃,全赖肝木之气以疏泄之,而水谷乃化。设肝之清阳不升,则不能疏泄水谷,渗泻中满之证在所难免"。指明肝气犯胃,胃失和降而呕恶嗳气;肝脾不和,脾气不升,而腹胀腹泻。见于糖尿病交感神经病变、糖尿病眼病、糖尿病胃肠神经功能紊乱。

(2)肝阴不足,肝阳偏亢:肝体阴而用阳,肝阴常不足,肝阳常有余;肝阴不足,阴不制阳,或肝阳升发太过,亢逆于上,而面红目赤,急躁易怒,口干口苦;肝为风木之脏,善行而数变,阴虚阳亢,而头晕目眩,筋惕肉瞤,甚则出现四肢抽搐,"诸风掉眩,皆属于肝",为肝阴不足,肝阳偏亢之本虚标实证。多见于糖尿病合并高血压、糖尿病脑血管病变。

5. 肾

肾为先天之本,水火之宅,元阴元阳之脏,主藏精而纳气。老年患者肾精本虚,肾气不足,阴精不能生化肾气;肾虚阴损及阳,肾阳不足,肾不化气,终致肾阴阳两虚之病理改变。

(1)肾阴不足、精髓亏虚:肾阴为一身阴液之本,肾阴不足,脑髓空虚,而见眩晕健忘,耳鸣耳聋,腰膝酸软;津不上乘而咽干口燥;阴不制阳,虚火内动则五心烦热,颧红盗汗;水火不济,心肾不交而失眠多梦;火扰精室而遗精早泄。肾阴不足,水不涵木,肝阳偏亢而头晕。常见于糖尿病高血压、糖尿病听神经病变、糖尿病自主神经病变等。

(2)肾阳虚衰、肾气不固:肾主藏精,主骨生髓,主摄纳,主气。由于年高肾气虚衰,封藏固摄失职,膀胱气化失约而见小便频数,淋沥不尽,夜尿频数;肾气虚,精关不固而遗精;肾气虚亏,肾不纳气而气短喘息;肾阳亏虚,脏腑失其温煦,气化无权,开阖失司而出现形寒肢冷,尿少浮肿等。见于老年糖尿病并发视网膜病变、神经源性膀胱、肾病以及心功能不全等病变。

（三）老年糖尿病的用药原则

老年糖尿病中医辨证论治虽与非老年糖尿病者相同,但由于老年人生理功能存在衰退之因素,在施治用药过程中应予以照顾和重视。

1. 扶正宜缓

老年糖尿病患者五脏皆虚,精气俱衰,尤因脾胃虚弱,化源不足,乏后天之精藏之于肾。加之消渴耗伤肾精,致肾精亏虚。虚则补之,治当扶正培本。但又因脾胃虚寒的老年生理特点,故不耐峻补,峻补壅滞,伤脾碍胃。如程国彭所说:"元气虽虚,不任重补,则从容和缓以补之"因此,扶正当以和缓调补为宜。

2. 阴贵涵养

阴的涵养和阳的潜纳是辨证的统一,阴不能涵养则阳无以潜纳,反之亦然。消渴为患本系肝肾阴虚,肝失涵养,虚阳上越,而易见头晕目眩等上实下虚之候。治则滋养肾阴,育阴潜阳。临床常用甘寒滋阴之品,常用生地、白芍、黄精、首乌、枸杞、玉竹、女贞子、麦冬、沙参、旱莲草等药。滋而不滞,可适当配以理气之品。

3. 阳贵潜纳

老年糖尿病患者肾精素亏,阴常不足而阳常有余,水不涵木,肝阳上亢,临床可见阴虚阳亢而致头晕目眩、急躁易怒、面红目赤等症。治宜调和阴阳,以达"阴平阳秘,精神乃治"之效,宜选用石决明、生龙骨、生牡蛎、珍珠母等重镇潜阳之品,配以生地、白芍、龟板、鳖甲以及六味地黄汤等滋阴药壮水之主以制阳光。

4. 脾贵健运

老年糖尿病多数始于饮食不节,损伤脾胃。脾主健运,为后天之本,生化之源,性喜燥而恶湿。脾虚健运失职,湿浊中阻,症见纳呆便溏,脘腹胀满,倦怠乏力。治宜燥湿化浊,可选用平胃散、藿香正气散等,并应在湿浊渐化之机,及时固护于脾,予以益气健脾之药,可选用四君子汤、参苓白术散之类,脾健则湿自消。健脾之药常佐以砂仁、木香、陈皮等理气行气药,使补而不滞。脾气宜升为健,胃气宜降为和。老年糖尿病可因中气不足,气虚下陷而见少腹坠胀、大便溏泄、倦怠乏力等,治宜益气升提。可选用黄芪、党参、白术、葛根、升麻、柴胡等。但升麻、柴胡等升发之品,最易耗伤阴津,治宜病中而止。甘为脾之本味,多用于补益脾气,但甘味太过易致壅滞,即所谓"甘能令人中满"。故在使用甘味药的同时应配以和胃理气之品,勿令甘味太过而生壅滞之弊。

5. 攻不伤正

老年糖尿病虽然多虚证,但常虚中夹实。诸如气虚推动无力可出现血瘀证;脾虚可致湿聚成痰;阴虚可致虚阳上亢;津液亏虚可引起肠燥便秘等本虚标实,虚实夹杂之证。应根据病情,扶正祛邪,标本兼顾,不能妄用荡涤肠胃、通泄阳明、苦寒攻伐之品,应选滋阴润肠通便之品,用量宜轻,中病即止,以免攻乏太过而伤正。

6. 清不伤阳

由于老年患者体弱多虚,常以虚实夹杂、脾胃不健等为特点。常可因肝肾阴虚而引起虚火上越,出现下虚上盛之头晕头痛者,治拟清肝祛风止痛;虚火上炎,出现口苦咽干、牙龈肿痛之阴虚热盛者,治拟养阴清热泻火等清泄之法。施治时应注意因人而异,不可恣意投予大量清热寒凉之品,以免损伤脾胃,导致脾阳不健。

7. 汗勿过泄

从生理而论,老年患者肺气阴不足,卫外不固,易感外邪。在表证治疗中,宜用发汗解表之剂。汗为津液,过汗耗伤阴津,损伤卫阳,甚则可以出现亡阴亡阳之变。故治表证宜轻宣透表之品,勿大剂发汗开泄,以防耗气伤阴。

五、自拟方治疗糖尿病

林兰教授在临床中诊治的多数是内分泌疾病患者,包括糖尿病、甲状腺疾病等,也包括不少其他内分泌代谢性疾病和内科杂症。在多年的临床工作中,她总结出许多行之有效的特色方剂。

在治疗糖尿病方面,创立了多首疗效显著的新方剂,如:具有滋阴清热功效的"清润方",主治阴虚热盛型糖尿病;具有益气养阴功效的"滋益方",主治气阴两虚型糖尿病;具有滋阴补阳功效的"双调方",主治阴阳两虚型糖尿病。

(一)清润方

方药组成:黄柏、知母、熟地、女贞子等。

适应证:根据"三型辨证"理论,用于糖尿病早期患者,多表现为热证、实证。临床症见:心烦怕热,急躁易怒,渴喜冷饮,易饥多食,溲赤便秘,舌红苔黄,脉弦数等热盛证候为主,兼有咽干舌燥,五心烦热,潮热盗汗,头晕目眩,耳鸣腰酸,心悸失眠,遗精早泄等阴虚证者。

组方分析:方中熟地味甘、微温,入心肝肾三经,生精补髓,阴亏者相宜。《备急千金要方·消渴》曰:"盛壮之时,不自慎惜,快情纵欲,极易房中,稍至年长,肾气虚竭,……此皆由房事不节之所致也。"故首选熟地,滋阴补肾,则消渴自止。女贞子味甘滋润,苦可坚阴,微寒而清降虚火,入肝肾经。《本草正》曰:"养阴气,平阴火,解烦热骨蒸,止虚汗,消渴。"知母甘寒质润,《神农本草经》载其"主消渴热中"。能滋阴润燥,又入肺胃肾三经,能上清肺,中凉胃,下泄相火,并滋肺胃肾之阴。故凡燥热伤阴,不论实证、虚证,皆可使用。黄柏味苦性寒,入肾经,有降阴火、救肾水之功。可治阴虚发热、阴虚盗汗等阴虚内热之证。《本草正》曰:"古书言知母佐黄柏滋阴降火,有金水相生之意,知母能清肺金,制肾水化源之火,去火可以保阴,是即所谓滋阴也。"现代药理学证实,知母聚糖具有降血糖作用,其降血糖作用与其增加肝糖原合成、减少肝糖原分解,增加骨骼肌对葡萄糖摄取等因素有关,而且知母中提取出的芒果苷属于α糖苷酶抑制剂,其降糖机制可能与此有关。黄柏中的小檗碱也有明显的降血糖作用,其丁醇提取物通过激活ERK2及PI3-激酶,促进肝糖原合成,调节血糖浓度。

(二)滋益方

方药组成:太子参、生黄芪、黄精、蒲黄等。

适应证:气阴两虚型既有肺、脾、肾三脏元气亏虚之证,又有五脏阴液内耗之候。本型见于糖尿病中期阶段,多为热盛耗伤气阴,以虚证、热证为主,病位在心、肺、脾、肾。见于有诸多较轻并发症的中期阶段。针对此型治以益气养阴。

组方分析:方中太子参甘、微苦、微温,能补益。《本草从新》曰:"大补元气。"本药具有益气生津之功,用治消渴。与人参相比,其效力较薄,但配黄芪则补益之效大增。黄精平补肺肾阴阳,又能润肺滋阴,常与黄芪同用,治疗阴虚消渴。另外,由于此型较多兼见较轻的血管并发症,故加蒲黄以活血化瘀。蒲黄性甘、辛、凉,入肝、心经,《大同药物学》曰:"蒲黄外人用作止血药,其实兼能消瘀也。"现代药理学证实,太子参多糖可显著降低糖尿病小鼠血糖,增加体重,增加肝糖原含量,增加脾脏和胸腺指数。太子参甲醇-水提取液具有稳定的非酶类除超氧自由基的"SOD样作用"物质,提示太子参具有一定的体外SOD样的药理活性。黄芪多糖可以抑制糖尿病心肌中的chymanse依赖性AngⅡ的生成,起到对糖尿病心肌病变的保护作用。用黄芪多糖治疗,可以显著改善2型糖尿病大鼠胰岛素抵抗,主要表现为降低血糖、升高ISI指数,其作用机制可能与增强AMPK活性,增加UCP1表达,改善2型糖尿病大鼠能量代谢等途径有关。黄精可增强免疫功能,具有降血糖作用。蒲黄具有降低血清胆固醇和抗动脉粥样硬化作用。

(三)双调方

方药组成:党参、白术、胡芦巴、肉苁蓉等。

适应证:本方主要治疗阴阳两虚型患者。阴阳两虚型多因糖尿病久病难复,阴阳俱虚,或阴损及阳而导致全身阴阳俱虚,功能衰退的病变,见于并发症多且重的糖尿病后期阶段。

组方分析: 党参甘、平,入肺脾二经,不腻不燥,善益气健脾生津。白术味苦甘,性温,为补脾之要药。胡芦巴苦、温,入肝肾经,"益火之源,以消阴翳",有温肾壮阳之功。肉苁蓉甘、酸、咸、温,《本草汇言》曰:"养命门,滋肾气,补精血之气药也……此乃平补之剂,温而不热,补而不峻,暖而不燥,滑而不泄。"现代药理学证实,党参多糖能降低糖尿病小鼠的血糖,改善小鼠的胰岛素抵抗。白术有加速体内葡萄糖代谢和阻止肝糖原分解的活性,其主要成分atractan A对四氧嘧啶诱发的高血糖小鼠有显著的降血糖作用,B-桉叶油醇能增强因可选择性地阻断神经-肌肉接头而对糖尿病并发症的治疗作用。胡芦巴种子所含胡芦巴碱对正常动物和化学诱导糖尿病动物具有降血糖活性,胡芦巴种子脱脂后的提取物中的皂苷有降血糖作用。动物实验证明胡芦巴能阻止或延缓糖尿病肾脏损害,可能降低内皮素(ET)、血栓素B_2(TXB$_2$)水平是其作用机制之一。

在治疗糖尿病并发症方面,还拟定了益肾汤、益心汤、糖痛方等新方剂。

益肾汤: 组成为生熟地、山萸肉、丹皮、泽泻、茯苓、益智仁、覆盆子。用来治疗糖尿病肾病; 同时配合糖微康胶囊(广安门医院院内制剂)。

组方分析: 生熟地、山萸肉、丹皮、泽泻、茯苓为六味地黄丸组成成分,功效为滋补肝肾。益智仁为治虚寒性遗尿之佳药。具辛温之性,温肾补虚、固涩缩尿,除下元虚寒,复肾气而膀胱约束有权,尿频、遗尿可止。覆盆子性味甘酸而温,甘可补益,酸主收涩,甘酸化阴,甘温助阳。该药入肾、膀胱经,《本草经疏》曰:能"益肾脏、缩小便"。诸药合用治疗糖尿病肾病Ⅲ期-Ⅳ期,夜尿频多的患者。

益心汤: 药物组成为太子参、麦冬、五味子、炒枣仁、柏子仁。用治糖尿病心脏病。同时配合糖心平胶囊(广安门医院院内制剂)。

组方分析: 用于治疗糖尿病及糖尿病心脏病。太子参、麦冬、五味子即生脉散,益气生津。酸枣仁味酸甘、性平。味酸入肝,色赤入心,心之肝药也。可养肝气、除心烦、安心神,为滋养安神之圣药。柏子仁性平,不寒不燥,甘能补益,辛而能润,能透心肾,补益心脾,滋养肝肾,有养心安神之功。诸药合用,共奏益气养阴安神之功。

糖痛方: 药物组成为当归、白芍、川芎、生地黄、熟地黄、红花、桃仁、牛膝、姜黄、桂枝、土鳖虫、细辛。用来治疗糖尿病周围神经病变及下肢血管病变。同时经常配合降糖通脉宁胶囊(广安门医院院内制剂)。

组方分析: 当归、白芍、川芎、生地黄、熟地黄、红花、桃仁为桃红四物汤组方,功效为养血活血逐瘀。姜黄辛以祛风,苦以降泄,温能通经,行气散结,活血止痛,能横行关节,尤宜于风湿痹痛。牛膝入肝肾二经,入血分,其味苦能泄闭,而酸又能收敛,故破血之力较小,而有活血祛瘀之功,兼有通血脉、利关节作用。

六、中西医结合治疗糖尿病

林兰教授认为,发挥中西医结合优势、合理选择中西药是治疗糖尿病的最佳选择。中西医治疗糖尿病各有长短,单纯西药治疗虽有一定的副作用,因其降糖效果迅速,便于服用而易被患者接受。单纯中药治疗,虽不良反应较少,能较好控制临床症状及并发症的发生与发展,但降糖作用缓慢,力度较小。合理使用中西医结合疗法,既可改善患者的临床症状,防治并发症,又可避免药物的不良反应和继发失效。

(一)应用中西医结合理论指导临床用药

1. 对胰腺功能的理解

从现代解剖学胰脏的生理功能来看,当隶属于中医学"脾"的范畴。食物中的糖、脂肪、蛋白质以及各种微量元素等营养物质,必须经过由胰腺外分泌细胞分泌的胰淀粉酶、胰脂肪酶、胰蛋白酶的消化后,才能被机体吸收利用。如果胰腺分泌这些消化酶的作用减弱或功能失常,各种物质的消化吸收障碍,机体得不到足够的营养就会出现气血生化之源不足的脾虚现象。即"垂体-下丘脑-胰腺轴""肠-胰腺轴"功能失调。胰岛素是人体能源利用的原动力,又是糖原分解与合成的始动环节。胰岛素缺乏,可导致葡萄糖不能被利用,脂肪和蛋白质的分解增加,乳酸堆积,酮体产生,出现一派热象,形体逐渐消瘦。因此健脾补气可促进机体对各种营养物质的利用,促进机体胰岛素的分泌,药如黄芪、党参、白术、茯苓等。营养物质不能被机体利用变成邪热,清解胃热与养阴增液之法有利于营养物质的利用与代谢,药物如桑白皮、地骨皮、知母、苦瓜等。

其次,脾主运化包括了胰腺的外分泌及部分内分泌功能,脾主升清相当于胰腺的外分泌功能。各种消化酶是实现其作用的主要物质基础,脾运化水谷精微到身体各部,内而五脏六腑,外而四肢百骸、皮毛筋骨,以营养周身的各个脏腑器官,胰岛素是实现其作用的物质基础之一。糖尿病胰岛B细胞功能缺陷和不足,即脾运化水谷精微的功能不足,脾为胃行其津液的物质基础匮乏,故产生以脾虚为主要表现的各种糖尿病症状。有人以健脾益气为主的方药对四氧嘧啶制备的糖尿病兔进行的实验研究证明:该方药能增加胰岛B细胞的数目。恢复胰岛B细胞的功能,从而证明了脾虚是糖尿病的主要病机。而胰岛素受体与受体后缺陷,则使胰岛素不能发挥正常的生物学效应,也就是胰岛素抵抗,多见于形体较肥胖患者。肥人阳虚多痰,脾虚不运,痰饮停聚,中医认为当以健脾化痰治疗。有人以健脾化痰方药对链脲佐菌素制备的糖尿病模型大鼠进行研究,发现该方能增加外周葡萄糖的利用,增加胰岛素的敏感性。因此,把西医学对胰腺分泌功能的认识引入中医学的辨证论治,可以为临床用药开拓新思路和新方法。

2. 对糖自稳的理解

糖、脂肪、蛋白质是人体能量来源的物质基础,要依赖升糖激素与降糖激素的调节。降糖激素指胰岛素,升糖激素包括胰高血糖素、生长激素、肾上腺素等等。二者相当于中医的阴与阳,正常情况下二者处于相对的动态平衡,血糖与机体能量代谢保持稳定。

在严重的精神创伤和各种应激状态下,升糖激素和降糖激素的功能发生紊乱,糖自稳被打破,使糖尿病患者的病情加重。升糖激素升高表现为一派阳热火盛的征象,此火热多为气郁化火,或湿郁化火、血瘀化火。有情志因素者当用疏肝理气,方如柴胡疏肝散;气郁化火者又宜疏肝解郁清热,方如丹栀逍遥散。痰湿内蕴当燥湿化痰,方如二术二陈汤;痰郁化热宜清热化痰,方如黄连温胆汤、瓜蒌贝母半夏丸;瘀血化热当化瘀清热,方如凉血解毒汤。通过这种方法,从而提高糖尿病的疗效。

3. 对糖脂代谢紊乱的理解

糖、脂肪、蛋白质是人体必需的物质,但糖和脂肪在体内堆积不能被利用就会导致一系列病理改变。血糖在体内堆积可导致"慢性糖中毒",脂肪堆积导致"高脂血症""肥胖症""脂肪肝"。高血糖、高血脂属于中医"痰湿""痰浊"范畴。这些有害物质在人体滞留日久,阻碍脾胃运化、气血运行和津液输布,还可变成浊毒。

因此,临床上可以采用化痰祛浊解毒,活血凉血排毒的治疗原则,以促进体内毒物的代谢与排泄。可在常规治疗药物中加入金银花、连翘、牡丹皮、紫草、赤芍、生地、玄参、黄连、泽兰、大黄、泽泻、茵陈、车前子、大腹皮等药物,以提高临床疗效。

4. 对胰腺病理改变的理解

胰腺的病理改变是糖尿病的病理基础。1型糖尿病患者多有上呼吸道感染病史,开始胰腺的胰岛发生炎症,逐渐胰岛被破坏,胰岛数目及B细胞数目减少,胰岛素分泌减少,最后发生纤维化和萎缩,从而使胰岛素分泌绝对不足或缺如。而2型糖尿病患者则随着年龄增长,胰岛自身分泌功能减退,胰岛局部微血管硬化,胰腺发生纤维化、增生、肥大、淀粉样变性,导致胰岛分泌功能不足。

在1型糖尿病早期,表现以热象为主时,宜重用清热药物,佐以解毒养阴,以消除胰岛局部的炎症,保护胰腺B细胞,药如生石膏、知母、麦冬、生地、玄参、金银花、连翘、蒲公英;中期以阴虚为主者,宜重用养阴佐以清热,药选太子参、麦冬、生地、玄参、玉竹、花粉、黄精,兼热盛者清热,兼血虚者养血;后期胰岛素分泌绝对不足,出现气血两虚、气阴两虚或阴阳两虚,宜益气养阴、补养气血或阴阳双补,以改善机体症状,增加胰岛素分泌,药如黄芪、党参、当归、麦冬、山药、五味子、黄精;肾阳虚明显者加鹿茸、鹿角胶、肉苁蓉、菟丝子、巴戟天等;肾阴虚明显加熟地、山萸肉、女贞子、枸杞子、龟板胶等。

对于2型糖尿病的治疗,除辨证用药外,还可选择党参、黄芪等促进胰岛B细胞分泌胰岛素的药物;还可应用改善胰岛微循环的药物如当归、丹参、赤芍、三七、桃仁等;具有软坚散结功效的贝母、牡丹皮、皂角刺、生牡蛎、夏枯草等,是改善胰腺纤维化或淀粉样变的药物;而黄连、大黄、土茯苓等可以改善胰岛素抵抗,提高周围组织对胰岛素的敏感性。

(二)根据现代药理研究结果指导临床用药

几十年来,许多学者对单味药及复方进行了大量的试验及临床观察研究,通过药理研究表明,有显著降血糖作用的中药包括: ①具补益作用的人参、黄芪、黄精、山药、枸杞子、地黄、茯苓、淫羊藿、山萸肉、当归等;②具清利解毒、理气活血作用的玉米须、荔枝核、五倍子、丹参、桑叶、桑白皮、知母、番石榴等;③具益气健脾作用的白术、苍术、鸡内金、黄芪等;④具补肾摄精作用的山药、山萸肉、菟丝子、金樱子、女贞子等。另外,山药、山萸肉、金樱子、桑螵蛸、芡实等药也具有降尿糖的作用。

在糖尿病患者中,有约50%的患者伴有高脂血症,临床中可在辨证论治的基础上,适当加用中药调脂药,如鸡内金、泽泻、槐米、大黄等;存在血液流变学异常或微循环障碍者,可选用当归、丹参、桃仁、红花、川芎、赤芍、水蛭、蛰虫、益母草、泽兰、三七、血竭等。在辨证的基础上合理选用上药,确实可以提高疗效。

第二节 辨证治疗甲状腺疾病

一、甲状腺功能亢进症的治疗

甲状腺功能亢进症(简称甲亢)是甲状腺合成和分泌甲状腺激素过多引起的神经、精神兴奋性增高、代谢旺盛为主要临床表现的一种常见、多发的内分泌代谢性疾病。随着生活节奏加快、工作压力增大,该病近年来的发病率有逐渐增高的趋势。

中医学中没有近似甲亢的病名,但有类似甲亢的记载。古人将甲状腺肿大类疾病统称为"瘿病"或"瘿瘤",将与甲亢有关的甲状腺肿称为"瘿气";而无明显甲状腺肿大的甲亢,隶属于"消渴""惊悸""振颤"的范畴。

林兰教授认为,甲亢多由情志内伤所致。诚如宋代陈言在《三因极一病证方论·瘿瘤证治》中所说"夫血气凝滞,结瘿瘤者……随忧愁消长"。甲亢的发生,多因患者长期喜怒忧思,久郁不解,或突受精神刺激,情志不遂,肝气郁滞,津凝成痰,痰气交阻,日久则血循不畅,气、痰、瘀壅结颈前,故渐起瘿肿。气郁日久,肝经郁火留伏体内,再加之情志内伤,则瘿肿加重。本病初起多实,病久则由实转虚,或虚实夹杂,实为气郁、痰阻、血瘀、郁热,虚为肝肾阴虚、心肾阴虚、气阴两虚。

经过大量临床实践,林兰教授对甲亢患者进行了系统的中医辨证分型研究,将该病分为四个证型,即气滞痰凝、阴虚阳亢、阴虚风动和气阴两虚,分别代表了疾病的不同状态。

(一)气滞痰凝

主要症状:颈前正中肿大,质柔软或偏硬韧,颈部觉胀,胸闷、喜太息,或兼胸胁窜痛。舌质红,苔薄腻或黄,脉弦滑或兼数。

治法:疏肝理气,化痰散结。

方药:自拟甲一方(广安门医院院内协定处方)。

柴胡、白芍、枳实、半夏、山慈菇、土贝母、连翘、砂仁、郁金等。

按语:本病初起,情志抑郁不遂,气机不畅,肝气不舒,疏泄失职,水湿停聚,气不行血,血运迟缓,进而痰凝血瘀,肝气痰上逆,聚结于颈,则成瘿肿。方中以四逆散合化痰、软坚散结之品,但绝不用海藻、昆布、海带等含碘丰富之药物,以免加重甲亢病情。柴胡、白芍、枳实为四逆散主药,四逆散方出自《伤寒论·辨少阴病脉证并治》第318条:"少阴病,四逆,其人或咳、或悸、或小便不利、或腹中痛、或泻利下重者,四逆散主之。"其中柴胡、枳实相配,一升一降,解郁开结以疏达阳气,增强疏肝理气之功;柴胡、芍药相伍,一散一敛,疏肝而不伤阴,且有相反相成之效;芍药、甘草相合为芍药甘草汤,酸甘化阴,柔肝缓急;枳实、芍药相配为枳实芍药散,调和气血。即"治其阳者,必调其阴,理其气者,必调气血"。肝气得舒,血行通畅,痰瘀得解,则瘿肿自消。半夏,辛苦,温。味辛具走窜之性,有发散、行气、行血作用,用于气滞、痰凝、血瘀等证,因此可治瘿瘤。山慈菇甘、微辛、寒,直下力峻,功擅清热解毒、散结化痰。《本草正义》曰:"能散坚消结,化痰解毒,其力颇峻。"郁金辛苦,辛能行气,苦能泄闭,入心肝二经,即入血分,故能行气解郁,使肝气得舒,气机通畅,则积聚自散。《本草正》曰:郁金"单用治结聚气滞"。砂仁辛散温通,香而能窜,入脾胃经,主散结导滞,行气下气。土贝母味苦,性平微寒,入心、肝二经,散结解毒,治疗瘰疬痰核。

(二)阴虚阳亢

主要症状:颈前肿大,质柔软或偏硬韧,烦热易汗,性情急躁易怒,眼球突出,手指颤抖,心悸不宁,眠差,食纳亢进,消瘦,口咽干燥,月经不调,舌质红,苔薄黄或少苔,脉弦细数。

治法:滋阴潜阳,化痰散结。

方药:自拟甲二方(广安门医院院内协定处方)。

生龙骨、磁石、白芍、生熟地、钩藤、太子参、连翘、浙贝母、五味子、枸杞、夏枯草等。

按语:20世纪70年代,林兰教授曾对102例甲亢患者进行了系统的中医辨证分型研究,发现阴虚阳亢证型占82%,居绝大多数,为本病的基本证型。林兰教授认为,肝为风木之脏,内寄相火,以血为体,以气为用。情志不遂,肝失条达柔顺之性而致气机郁滞。肝郁气滞则冲任不调;肝阴不足则血海不能按时充盈。肝郁日久化火,致肝火内盛,火热反灼阴津,水不涵木,亢阳莫制,故致阴虚阳亢,病变由实转虚。方中生龙骨味甘补益,微寒清热,甘寒化阴养阴,质重祛怯,入心经,养心安神,用于治疗甲亢所致的心悸失眠。还可入肝经,平潜上越之肝阳,故可平肝潜阳,常用于阴虚阳亢之证。磁石咸寒质重,能镇能纳,能上能下,镇浮阳而益肾阴,镇真精使肾水不移,坠肝火而潜肝阳,镇心血使火不上逆,常用于阴虚阳亢所致之心悸失眠等。此外还可重镇安神。生龙骨配磁石,滋阴潜阳、重镇安神。白芍苦能补阴,酸能收敛,又入肝经,故能平抑肝阳,常用于肝阳上亢之证。生地性凉而寒,善于滋阴凉血,养阴生津,生血脉;熟地补血生津,滋肾养肝。二药伍用,相互促进,共奏滋阴补肾,益精填髓之功。钩藤甘、微寒,入肝经,既能清肝热,又能平肝阳。《药性赋》曰:"钩藤甘寒,专解痉,功在清热、息肝风。"枸杞子味甘性平,功专滋补,又入肝肾,故凡肝肾阴亏之候,皆为所宜。《本草经疏》:"枸杞子,润而滋补……为肝肾真阴不足、劳乏内热、补益之要药。"还可补血安神。五味子甘酸,入心肾二经,可益心肾之阴而宁心安神。夏枯草味苦辛,性寒,辛可调达肝气,肝气调达,肝血得济,肝阴得养而制肝阳。且辛还可行气解郁,行血散结,用其苦以化痰理气,祛痰软坚,为治瘿要药。

在此基础上还拟定出院内制剂甲亢宁胶囊,以滋阴潜阳,化痰散结。该药在临床当中得到了广大甲亢患者的认可。

(三)阴虚动风

主要症状:颈前肿大,质柔软或偏硬韧,怕热多汗,眼球突出,心悸不宁,心烦少寐,手指及舌体颤抖,甚至全身颤抖。舌质红少苔,脉弦细。

治法: 滋阴补肾、息风止痉。

方药: 地黄饮子加减。

生地,麦冬,五味子,山萸肉,山药,远志,生龙骨,磁石,夏枯草,连翘等。

按语: 林兰教授认为,甲亢的病变部位在心、肝、脾胃、肾,其中又以肝、心、肾为主。肝阴不足,阴精不能上奉清窍则头眩耳鸣;穷必及肾,乙癸互致匮乏,木失水涵,则肝风内动。肾水不能上济于心则心悸、失眠、多梦。方中以地黄、山萸肉滋阴补肾,麦冬、五味子滋补肺肾,加入连翘、夏枯草以清热散结,磁石、龙骨收摄浮阳,共达标本兼治之效。

(四)气阴两虚

主要症状: 颈前肿大,质柔软或偏硬韧,易汗出,倦怠乏力,心悸怔忡,胸闷气短,失眠多梦,手指颤抖,眼干,目眩,大便稀溏。舌红少苔,脉细数无力。

治法: 益气养阴,化痰散结

方药: 自拟甲三方(广安门医院院内协定处方)

玄参,麦冬,夏枯草,生龙骨,砂仁,土贝母,山慈菇,五味子等。

按语: 林兰教授认为,甲亢患者因肝气郁滞,日久化火,形成肝火内盛。肝旺势必克土、刑金、扰心、伤肾。耗气伤阴,肝阴亏虚,筋脉失养;火郁伤阴,心阴亏虚,心失所养。气阴亏虚,卫表不固,肢体不荣。针对该证,林兰教授应用自拟甲三方进行治疗。方中玄参禀至阴之性,其性寒,其味甘。甘能滋阴,寒能退邪热,凉润滋肾。可泄痰热、化瘰疬。麦冬味甘性寒,甘寒益阴,功专养肺阴,润肺燥,清热滋阴。夏枯草味苦辛,性寒,辛可调达肝气,肝气调达,肝血得济,肝阴得养而制肝阳。辛可行气解郁,行血散结,用其苦化痰理气,祛痰软坚,为治瘿要药。生龙骨味甘补益,微寒清热,甘寒化阴养阴,质重祛怯,入心经,养心安神,用于治疗甲亢所致的心悸失眠。还可入肝经,平潜上越之肝阳,故可平肝潜阳,常用于阴虚阳亢之证。砂仁辛散温通,香而能窜,入脾胃经,主散结导滞,行气下气。土贝母味苦,性平微寒,入心、肝二经,散结解毒,治瘰疬痰核。山慈菇甘、微辛、寒,直下力峻,功擅清热解毒,散结化痰。五味子甘酸,入心肾二经,可益心肾之阴而宁心安神。麦冬与五味子合用,酸甘化阴,守阴所以留阳,阳留汗自止。可治甲亢阴虚汗多、心悸。全方共奏养阴生津,化痰散结之功。

以上分型基本囊括了甲亢的病变发展规律,即发病之初为肝气郁滞,病性属实;随着病程迁延,病情逐渐由轻而重,由实转虚,由阴虚阳亢至阴虚风动,再至气阴两虚,同时兼夹痰浊、瘀血等,形成虚实夹杂之证。其基本病机为阴虚阳亢,与其他医家认为的气阴两虚及阴虚为本,气郁、痰凝、血瘀为标等观点有所不同,更贴近于甲亢的临床实际。

林兰教授强调,在临床应用以上分型论治的时候,要注意灵活掌握,不能拘泥。有可能患者直接进入阴虚阳亢阶段,而不经历气滞痰凝阶段。也有的患者病情相对较轻,因而不出现气阴两虚的临床症状。

在临床治疗中,针对阴虚阳亢的基本病机,林兰教授以滋阴潜阳、化痰散结为甲亢的基本治疗大法,据此研制出中药甲亢宁胶囊,作为院内制剂在临床中广泛应用。她认为在甲亢的治疗过程中,还应根据患者病情而灵活用药,而不拘泥于一方一证。

在治疗甲亢时,林兰教授也常采用中西医结合的方法进行治疗。对于阴虚阳亢患者,如甲状腺功能(简称甲功,下同)指标稍高一点,就单用中药甲亢宁胶囊等进行治疗。如果应用西药,也不是将西药用至足量。比如北京协和医院经验,应用他巴唑10mg q6h或丙硫氧嘧啶100mg q6h,还有一种用法是他巴唑15mg 3次/日或丙基硫氧嘧啶100mg 3次/日即为足量。应用大剂量西药对于患者肝功能、血白细胞均有不同程度的影响。

通过临床逐渐摸索,在联合中药的基础上,林兰教授将西药减量。开始以他巴唑5mg 3次/日或丙硫氧嘧啶50mg 3次/日,应用第一个月使甲功尽快恢复正常。这个剂量是中西医结合治疗中,抗甲状腺西药的治疗剂量。一般西药治疗经历治疗期、减药期和维持量期。应用一个月后,如甲功正常,则他巴唑减为5mg 2次/日或丙硫氧嘧啶50mg 2次/日,再应用一个月后如甲功还正常,则他巴唑减为5mg 1次/日或丙硫氧嘧啶50mg 1次/日,以此剂量一直维持到半年,以防止复发。

对于甲功反复的患者,可用他巴唑或丙硫氧嘧啶半片至1/4片维持,用药持续到两年,复发率可大大降低。应用中西医结合疗法,患者血常规、肝功能很少发生异常。

这种中西医结合的治疗方法,可使甲亢治疗周期缩短,症状缓解率提高,临床疗效满意。

二、甲状腺结节的治疗

甲状腺结节是指各种原因导致甲状腺内出现一个或多个组织结构异常的团块,多为良性,恶性结节仅占5%左右。本病在临床中非常常见。在一般人群中,触诊发现甲状腺结节的患病率为3%~7%;而高清晰超声检查发现的甲状腺结节的患病率达20%~70%。较大的良性结节影响美观,而大的甲状腺肿又可能造成气管移位或压迫气管、食管或颈部血管,从而引起相应的临床症状和体征。结节或囊内出血可能引起局部急性痛性肿大,并可能诱发或加剧阻塞性症状。对于引发症状的大结节,可考虑手术治疗,但对小结节以及无压迫症状的结节来说,应采用内科保守治疗。

早在战国时期,中医学中已有很多类似甲状腺结节的记载,统称为"瘿病"或"瘿瘤"。至隋唐时,认识更为深入。如唐代《备急千金要方》提出了石瘿、气瘿、劳瘿、土瘿、忧瘿等五瘿的分类。到了宋代,在瘿病的病因病机、临床表现、分类和治疗等方面已积累了丰富的经验。但在古人的分类中,有很多非甲状腺结节的甲状腺疾病混杂其中。治疗上亦多采用海藻、昆布、海带等含碘丰富的药物。

林兰教授认为,甲状腺结节的发生,多因患者素体禀赋不足,加之长期喜怒忧思,久郁不解,肝气郁滞,津凝成痰,痰气交阻,日久则血循不畅,气、痰、瘀同时壅结于颈前,故渐起瘿肿。诚如《济生方·瘿瘤论治》所说:"夫瘿瘤者,多由喜怒不节,忧思过度,而成斯疾焉。大抵人之气血,循环一身,常欲无滞留之患,调摄失宜,气凝血滞,为瘿为瘤。"

她认为,与甲亢相比,甲状腺结节的发生与肝郁气滞的关系更密切。本病多虚中夹实,虚为肝肾阴虚、心肾阴虚、气阴两虚,实为气郁、痰阻、血瘀、热毒。根据不同的临床表现将该病分为五个证型,即气滞痰凝、痰热瘀结、阴虚阳亢、气阴两虚和阳虚痰凝。

(一)气滞痰凝

主要症状:颈前肿大,随情志变化而有所波动,平素易生闷气,颈部觉胀、胸闷、喜太息,或兼胸胁窜痛。舌质暗苔白或薄白,脉弦。本型多见于实性或囊实混合性结节,甲状腺功能正常。

治法:疏肝理气,化痰散结。

方药:四逆散合化痰、软坚散结之品。

柴胡,白芍,枳实,半夏,夏枯草,山慈菇,浙贝母,香附,郁金,等。

按语:患者情志抑郁不遂,肝气不舒,气机不畅,疏泄失职,水湿停聚,日久炼液为痰,肝气痰上逆,聚结于颈,则成瘿肿。方中以柴胡、白芍、枳实、香附、郁金疏肝理气,夏枯草、山慈菇、浙贝母化痰散结,全方共奏行气化痰、软坚散结之效。

典型病例:赵某某,女性,43岁。2011年10月25日初诊。患者1年前因颈部不适在外院行甲状腺B超示甲状腺多发结节,建议定期复查。曾服用中药治疗效果不显。患者情绪易激动,颈部明显异物感,咳之不出,咽之不下,每次行经前均有右乳胀痛,饮食、睡眠可,大便偏干。舌质红苔薄白,脉弦。我院B超示甲状腺多发结节,右叶最大0.9cm×0.9cm,边界清,不规则;左叶最大0.4cm×0.2cm,边界清,规则。化验甲功未见异常。

诊断：甲状腺多发结节。治疗以疏肝理气，化痰散结为法。

处方：柴胡10g，枳实10g，半夏10g，山慈菇10g，郁金10g，砂仁6g，白芍10g，太子参10g，麦冬10g，五味子10g，元胡10g，决明子12g。7剂。

二诊（2011年11月10日）：诉药后颈部不适感明显减轻，时有胃部不适，伴呃逆，眠可，大便调。舌质红苔薄白，脉弦。处方：柴胡10g，枳实10g，半夏10g，山慈菇10g，郁金10g，砂仁6g，白芍10g，太子参10g，麦冬10g，五味子10g，元胡10g，浙贝母10g，丹参10g，檀香6g。14剂。

三诊（2011年11月24日）：药后颈部不适感好转，异物感明显减轻。效不更方，继服前方14剂。

（二）痰热瘀结

主要症状：颈前肿大，疼痛或压之则痛，有的吞咽亦痛，多数伴发热，午后尤甚，乏力、食欲欠佳，大便偏干。舌质红苔白，脉弦细数。本型主要见于亚急性甲状腺炎。

治法：清热解毒，化痰散瘀。

方药：四逆散合清热解毒、化痰之品。

柴胡，枳实，半夏，夏枯草，郁金，元胡，金银花，连翘等。

按语：患者素体禀赋不足，肝气不舒，加之卫表不固，外部浊毒内侵，痰瘀互结，蕴结于颈前而致疼痛。病性多属实，为邪热与痰瘀互结。方中夏枯草、郁金、半夏化痰散结，金银花、连翘清热解毒，元胡活血止痛。毒邪、痰瘀祛除，则结节自散。

典型病例：黄某，女性，40岁。2012年3月11日初诊。患者发热3周，伴颈部及耳后疼痛，体温最高达37.6℃，自服泰诺1片q12h，症状无明显缓解。在外院行甲状腺B超示甲状腺右叶片状低回声区，炎性病变可能性大。ESR 82mm/h。患者感手足心热，眠欠佳。查体：甲状腺不大，右侧可及结节，压痛阳性。舌质淡红苔白，脉弦。诊断：亚急性甲状腺炎。处方予柴胡10g，枳实10g，半夏10g，山慈菇10g，郁金10g，砂仁6g，白芍10g，金银花10g，连翘10g，荆芥10g，薄荷6g，黄芩10g，7剂。

二诊（2012年3月18日）：药后体温明显降低，体温最高37.2℃，食欲欠佳。舌质淡红苔薄白，脉弦细。处方予柴胡10g，枳实10g，半夏10g，山慈菇10g，郁金10g，砂仁6g，白芍10g，金银花10g，连翘10g，炒神曲10g，薄荷6g，黄芩10g，鸡内金6g。7剂。

（三）阴虚阳亢

主要症状：颈前肿大，质柔软或偏硬韧，怕热多汗，眼球突出，心悸不宁，手指颤抖,口苦。舌质红少苔,脉弦数。本型主要见于毒性甲状腺结节,或桥本甲状腺炎所致甲亢期。甲状腺功能提示T_3、T_4升高,TSH降低。

治法: 滋阴潜阳,化痰散结。

方药: 自拟甲二方(广安门医院院内协定处方)。

生龙骨,磁石,白芍,生熟地,钩藤,太子参,连翘,浙贝母,五味子,枸杞,夏枯草等。

按语: 林兰教授认为,甲状腺结节的患者由于肝气郁滞,郁久化火。气火内郁,暗耗阴津,阴不制阳。肝阳亢逆无制,气血上冲则面红,眼球突出。肝性失柔,故急躁易怒。阴虚则心失所养,神不得安故见心悸、失眠、多梦。肝热传胆,胆气循经上溢则口苦。方中生熟地、太子参养阴,夏枯草清肝泻火,生龙骨、磁石、钩藤平肝息风,连翘、浙贝母化痰散结,五味子、枸杞滋补肝肾。

典型病例: 金某,女性,36岁。2009年11月5日初诊。患者于2002年发现甲状腺结节,至2008年8月查甲功正常,2009年3月复查甲功T_3、T_4、TSH均正常,aTG 123.6IU/L↑,aTPO 105.6IU/L↑。2009年6月开始出现心慌,心烦急躁,怕热,出汗,纳多,易饥,体重增加2.5kg,大便2~3次/天,小便调。查甲功示T_3、T_4升高,TSH降低。家族史: 父亲患甲状腺结节。查体: HR 120次/分,律齐,甲状腺Ⅲ°肿大,手抖(+)。舌黯红苔薄白,脉细数。诊断: 甲状腺结节; 甲亢,慢性淋巴细胞性甲状腺炎。

处方: 生龙骨30g,磁石20g,白芍10g,生熟地各15g,夏枯草15g,浙贝母10g,连翘10g,太子参15g,五味子10g,麦冬10g,柏子仁15g,炒枣仁15g。水煎14剂。

二诊(2009年11月19日): 心慌怕热及汗出均好转,纳多,易饥,心烦,面部生痤疮,睡眠尚可,大便1~2次/天,小便调,舌淡红,苔薄白,脉细数。查体: HR 96次/分,律齐,甲状腺Ⅲ°肿大,手抖(+)。

处方: 生龙骨30g,磁石20g,白芍10g,生熟地各15g,夏枯草15g,浙贝母10g,连翘10g,太子参15g,五味子10g,麦冬10g,柏子仁15g,炒枣仁15g,益母草20g,红花10g,牛膝10g。水煎14剂

(四)气阴两虚

主要症状: 颈前肿大,质柔软或偏硬韧,易汗出,倦怠乏力,手指颤抖,眼干、目眩。舌红少苔,脉弦细数。本型主要见于毒性甲状腺结节,甲状腺功能提示T_3、T_4升高,TSH降低。

治法: 益气养阴、宁心安神。

方药: 天王补心丹合化痰散结之品加减。

生地,天冬,麦冬,太子参,五味子,丹参,炒枣仁,柏子仁,远志,夏枯草,连

翘,茯苓,等。

按语:甲状腺结节患者肝气郁滞,痰气郁结颈前,日久化火,形成肝火内盛。肝旺势必克土、刑金、扰心、伤肾。耗气伤阴,肝阴亏虚,筋脉失养则倦怠乏力;火郁伤阴,心阴亏虚,心失所养则心悸怔忡、胸闷气短,失眠多梦。肝阴不足,不能上滋头目,则眼干,目眩。虚火内扰营阴则易汗。方中生地、天冬、麦冬养阴清热,太子参、五味子、茯苓益气生血,炒枣仁、柏子仁、远志养心安神。

典型病例:徐某某,男性,52岁。2012年3月15日初诊。患者既往甲状腺结节16年,近3月来因心慌、怕热出汗在我院就诊,查甲功异常,诊为甲亢,予他巴唑口服,目前他巴唑5mg 1次/日。现感双下肢乏力,双手微颤,入睡困难,易醒,心悸,食纳可,二便调。舌质黯红少苔,脉弦数。

处方:生熟地^各12g,麦冬10g,天门冬10g,太子参15g,五味子10g,炒枣仁15g,柏子仁15g,云苓15g,白芍10g,钩藤10g,枸杞10g,夏枯草10g,炒白术10g,水煎14剂。

二诊(2012年3月29日):药后患者心悸、手颤减轻,仍眠差。舌质黯红苔薄白,脉弦细。

处方:生熟地^各12g,白芍10g,钩藤10g,五味子10g,枸杞10g,夏枯草10g,太子参15g,麦冬10g,炒枣仁15g,柏子仁15g,远志10g,夜交藤30g,龙眼肉12g,木香10g,黄连6g,炒白术10g。水煎14剂。

(五)阳虚痰凝

主要症状:颈前肿大,质偏硬韧,畏寒,面色㿠白,颜面及双下肢浮肿,大便偏干。舌淡胖,苔白滑,脉沉细。主要见于桥本甲状腺炎所致甲减。

治法:温补脾肾,化痰散结。

方药:四逆散合右归丸加减。

柴胡,白芍,枳实,半夏,山慈菇,郁金,山药,山萸肉,熟地,肉桂等。

按语:患者脾胃素虚或脾受肝制,久病耗气伤阳,故致脾肾阳虚。脾虚失运,水谷精微不能运化,湿聚生痰。方中柴胡、白芍、枳实疏肝解郁,半夏、山慈菇、郁金化痰散结,山药、山萸肉、熟地调理肝脾不足,肉桂滋补肾阳。

典型病例:冯某某,女性,53岁。2012年4月9日初诊。患者诊断甲状腺功能减退症2年,一直优甲乐替代治疗。现感腰酸,腰部怕冷,易生气,双目干涩,记忆力减退,服抗抑郁药方可入眠,大便干结。舌质暗淡苔白,脉沉。

处方:柴胡10g,白芍10g,枳实10g,半夏10g,山慈菇10g,郁金10g,山药10g,山萸肉10g,元胡10g,合欢皮10g,川军10g,肉桂4g,肉苁蓉12g,牛膝10g。水煎14剂。

二诊(2012年4月23日):患者服药后腰酸怕冷症状有所缓解,大便不干。舌质暗淡苔白,脉沉。

处方:柴胡10g,白芍10g,枳实10g,半夏10g,山慈菇10g,郁金10g,山药10g,山萸肉10g,元胡10g,合欢皮10g,肉桂4g,肉苁蓉12g。水煎14剂。

以上五个证型是甲状腺结节的常见类型。对于某些发病时间较长的结节,林兰教授会酌加小剂量甲状腺片,以中西医结合的方法进行治疗,疗效比较满意。

需要指出的是,不同病因造成的甲状腺结节所经历的证候过程各不相同。如亚急性甲状腺炎可经历痰热蕴结、痰瘀交阻、气阴两虚等过程;而桥本甲状腺炎则经历痰瘀交阻、气阴两虚等过程,最终进入阳虚痰凝阶段。有的患者可能终生只停留于气滞痰凝阶段,有的患者则可能发展、演变为阴虚阳亢或气阴两虚证型。对于这些不同的结节种类,还要注意辨病与辨证相结合,才能更好发挥中医药的治疗优势。

三、放射性甲状腺疾病的治疗

1986年4月26日,前苏联切尔诺贝利核电站发生核泄漏,该核电站位于乌克兰北部边境地区,由于事故发生时的风向和降雨等因素,核污染区的70%在白俄罗斯,受害人数达250万,相当于全国人口的1/4。在此次事故中,释放γ射线的放射性物质有20余种,其中对人体有害的放射性元素主要是^{131}I、^{132}I、^{134}Cs、^{137}Cs、^{144}Nb、^{103}Ru、^{106}Ru等。核素在衰变时可释放出对人体有害的γ射线,因不同核素其半衰期不同,^{131}I的半衰期最短,为8天,故在事故最初阶段(约2个月内)主要放射性核素是碘。它通过人们饮用受照射的奶牛产生的牛奶和多叶蔬菜、蘑菇等进入人体,而人体中接受最大剂量的器官是甲状腺。因此,事故发生后导致甲状腺疾病的发病率急剧增加,特别是儿童,在放射性碘含量相同的情况下,年龄在2~14岁的儿童其甲状腺对^{131}I的积累辐射剂量为成年人的2~8倍。据白俄罗斯有关部门的统计结果,甲状腺癌的发生率呈逐年增长趋势,1986年为152例,1987年为199例,1988年为205例,1989年为301例,1990年为263例,1991年为312例。1991年甲状腺癌的发病例数为1986年事故发生前的2倍。而且,随着放射性碘的衰变,衰变期较长的^{134}Cs、^{137}Cs等核素对肉类、农产品等食品的污染将取代碘,其所起的不良作用在不断加强。

为了帮助当地医疗部门开展工作,1992年6月中国政府组建了中国专家赴白俄罗斯共和国援外医疗队,林兰教授作为医疗队副队长奔赴白俄罗斯首都明斯克,对当地患者进行救治。

通过分析林兰教授发现,各类放射性甲状腺病均以事故30km圈内疏散的居民和受辐射15~40居里/km²以上的疏散居民或迁移居民多见。林兰教授应用化痰软坚、消肿散结的中药,同时佐以益气养阴之品进行治疗。基本方选用半夏10g、土茯苓12g、土贝母12g、昆布15g、山慈菇10g、柴胡10g、枳实10g、丹参12g、黄芪15g、白芍10g、枸杞10g、夏枯草10g。甲状腺炎者用基本方治疗;甲亢者用基本方去黄芪、枸杞、昆布,加生龙骨30g、黄药子8g;甲减者,用基本方去柴胡、枳实,加菟丝子10g、肉桂5g;甲状腺癌者,去柴胡、枳实,加党参12g、白术12g。结果表明,中医药不仅改善临床症状及甲状腺功能,并使甲状腺组织结构、肿大的甲状腺体积得到改善,甲状腺结节有所缩小或消失,同时机体的免疫功能得到提高。由于甲状腺疾病多数表现为免疫功能低下的症状,经常伴有乏力、头晕、易感冒、发烧等,经中药治疗后上述症状均能得到减轻或消失,尤其对儿童甲状腺癌患者的效果更为显著,并可使肿大的淋巴结缩小,甚至消失。

对甲状腺炎、结节性甲状腺炎、甲低的患者,白俄罗斯医生常因使用甲状腺素过量或过久,而导致药物性甲亢,经应用中药软坚化痰、消肿散结的甲状腺基本方加减治疗后,可使甲状腺素的用量减少,或逐渐停用,从而起到了减轻或消除单纯使用甲状腺素的副作用。

第三节 学术思想渊源

一、消渴病学术渊源

林兰教授的学术思想,源于充分学习和借鉴中国古代医家的丰富思想和学术见解。如林兰教授提出的最为著名的糖尿病"三型辨证"理论,其形成过程和理论渊源即来自古代医学思想和典籍。

在中医古典文献中,《黄帝内经》即有"消渴"的记载,后世对其症状、病因病机、辨证治疗多有阐述。值得注意的是,中医学记载的"消渴病"主要是指西医学的糖尿病,而"消渴证"则涵盖了西医学中的糖尿病、甲亢、尿崩症以及其他内分泌病在内的多种疾病,均以口渴且饮水不解为特点。

在病因病机方面,《素问·奇病论》云:"此人必数食甘美而多肥也,肥者令人内热,甘者令人中满,故其气上逆,转为消渴,谓之食亦";《素问·阴阳别论》"二阳结谓之消";《素问·气厥论》"大肠移热于胃,善食而瘦";《灵枢·师传》"胃中热则消谷,令人悬心善饥"。元代朱震亨在《丹溪心法·消渴》中说:"酒面无节,酷嗜炙……于是炎火上蒸,脏腑生热,燥热炽盛,津液干燥,渴饮水浆,而不能自禁";清杨乘六在《医宗己任编·消证》中说:"消之为病,原于心火炽炎……然其病之始,皆由不节嗜欲,不慎喜怒"。综上所述,中医学强调,消渴的病因多与饮食不节、酒色过度、精神因素及体质因素有关,津亏燥热是发生消渴病的基本病机。

关于消渴病的辨证治疗,孙思邈《备急千金要方》创立了清热滋阴治疗消渴病的基本法则,书中"消渴门"共52方,其中含天花粉的有23方,含麦冬16方,含地黄12方,含黄连10方,含玉竹5方,含黄芪4方。宋代王怀隐等所著《太平圣惠方》明确提出了"三消"一词,云:"夫三消者,一名消渴,二名消中,三名消肾"。并依证候表现,将消渴病分为14种证候类型进行论治,载方177首,常用药以人参、花粉、黄连、甘草、麦冬、知母、地黄等清热滋阴为主。

金元时代,刘河间对消渴病的病因病机提出"燥热"学说,归纳出治疗消渴的原则"补肾水阴寒之虚,泻心火阳明之实,除肠胃燥热之甚,济身中津液之衰",抓住了消渴病病机中的"燥热"和"阴虚"两大要害,颇受后世推崇。朱震亨综合金元各家学说,发展了滋阴理论,在治疗大法上,以滋阴降火为主要依据。

消渴病的辨证论治发展到清代趋于成熟。叶天士《临证指南医案·消渴》说:"三消一证虽有上、中、下之分,其实不越阴虚阳亢,津涸热淫而已。"明确提出了阴虚燥热的观点。在用药上,养阴药占主导地位。

民国时期,张锡纯所著《医学衷中参西录》认为:"消渴,即西医所谓糖尿病",创玉液汤并注云:"消渴之病,多由元气不升,此方乃升元气以止渴也,方中以黄芪为主,得葛根能升元气,而又佐以山药、知母、花粉以大滋真阴……"对消渴病的治疗有重大影响。在历代众多医家中,对林兰教授学术观点产生重大影响的是朱震亨、张锡纯两家。

(一)朱震亨

朱震亨(公元1281—1358年),字彦修。婺州义乌(今浙江义乌县赤岸镇)人,是我国金元时期著名医家之一,创立滋阴学说,被后世誉为"滋阴派"的创始人。因家乡有条美丽的丹溪,故人们尊称他为丹溪翁。

朱震亨小时候读书能过目成诵,日记千言,文章词赋,一挥而成。年稍长,听说著名的理学家许文懿在东阳八华山讲学,专门传授朱熹的理学,即前去投奔学习。他对许文懿非常崇拜,跟随其学习了数年,学业大进,成了一个学识渊博的儒者。

在他三十岁的时候,老母患上严重的胃病。他延请了许多医生都治不好。原来这些医生大都受当时风气影响,盲目搬用《局方》,开的药大同小异,吃下去一点效果也没有。于是他立志学医,日夜攻读《素问》。以前他也曾读过《素问》，觉得"词简而义深，去古渐远，衍文错简"，因而"茫若望洋，淡如嚼蜡"。这次他又取《素问》研读，经过三年的钻研，"似有所得"。又经过两年的精心治疗，母亲的病终于被他治好了。

后来，他的老师许文懿也患了重病。他对朱震亨说："我卧病已久，非精通医术的人不能治好，你聪明机灵，能不能学医呢？"朱震亨慨然说："我如精通医术，也是仁民爱物。虽然不当官，也似当官啊。"于是他抛弃所习的"举子业"，一心扑在医学研究上。

当时社会上盛行南宋官方制定的《大观二百九十七方》，朱震亨开始下苦功研究，手抄一册，"昼夜而习"。但随后他却产生了怀疑，认为"操古方以治今病，其势不能以尽合。苟将起度量，立规矩，称权衡，必也《素》《难》诸经乎！"。他还攻读张子和的著作，与《内经》《伤寒论》比较，发现"其书之所言，与《内经》、仲景之意若是不同。"究竟应当怎样解决古方和今病的矛盾？怎样认识张子和汗、吐、下三法？怎样处理攻补的关系？朱震亨百思不得其解。于是他决定离开故乡，到外地去访师问道。

朱震亨出游的几年间，渡浙江，走吴中、出宛陵，抵南徐，达建业，真是"负笈寻师，不远千里"。1322年，他辗转来到武林（今杭州），得知这里有位名医叫罗知悌，具有真才实学，医术高明，便要拜他为师。

罗知悌，字子敬，世称太无先生，是刘完素的再传弟子，在朝廷做过御医，不仅通晓刘完素之学，而且旁及李东垣、张子和两家。他在杭州名气很大，也很骄傲和保守，不肯轻易把医术传授给别人。朱震亨到罗知悌处，"趑趄三阅月"，"蒙叱骂者五七次"，但仍不灰心，"日拱立于其门，大风雨不易"，终于感动罗知悌，答应收他为徒。这时的朱震亨已经44岁了。

朱震亨很尊重罗知悌，对老师的一言一行都细心观察，学习上有疑问就请教。罗知悌也非常耐心地讲解刘完素、张子和、李东垣的学说，阐述这三家的主要论点。他说："学医之要，必本于《素问》《难经》，而湿热、相火，为病最多，人罕有知其秘者。兼之仲景之书，详于外感；东垣之书，详于内伤，必两尽之，治疾无憾。"朱震亨听了，"凤疑为之释然"。在罗知悌的指导下，朱震亨认真研究了《内经》《难经》《神农本草经》等医学著作，对刘完素、张子和、李东垣的学说也进行了认真研究，医学理论有了很大的提高。他认识到"医之为书，非《素问》无以立论，非《本草》无以立方"。他细心观察罗知悌诊病，发现跟《局方》完全不同。罗知悌不搬用《局方》，但药到病除，疗效很好。这是为什么呢？罗知悌告诉他："用古方治今病，正如拆旧屋凑新屋，其材木非一，不再经匠民之手，其何乎用？"经老师指点，朱震亨终于想明白了：《局方》不是不能用，而是要依据患者体质、起病原因等，做适当的调整、补充或修改，才能取得疗效。用药治病，最要紧的是对症下药。如果不问病情，照搬《局方》，那就是刻舟求剑，按图索骥，"冀有偶然中病，难矣！"

朱震亨在罗知悌门下，经过几年的刻苦学习，勤问多思，终于变得学识渊博，医术精湛。他的老师许文懿非常高兴，说："吾疾其遂瘳矣乎！"果然，在朱震亨的精心治疗下，许文懿治疗十几年也无效的"末病"终于被治愈了。数年之间，朱震亨声名远扬，"四方以疾迎候者无虚日"。

朱震亨著有《格致余论》《局方发挥》《本草衍义补遗》《伤寒论辨》《外科精要发挥》等，主要倡导滋阴学说。《格致余论》共收医论42篇，是丹溪医论的专著，也是朱震亨的代表作之一。该书充分反映朱震亨的学术思想，以《相火论》《阳有余阴不足论》两篇为中心内容，创立"阳常有余，阴常不足"的论点，强调保护阴气的重要性，确立"滋阴降火"的治则，为倡导滋阴学说打下了牢固的基础。

朱震亨在《阳有余阴不足论》文中创立"阳常有余，阴常不足"学说。他首先从天人合一的观点出发，用自然界的现象来说明阴阳的变化。他说："天，大也，为阳，而运于地之外；地，居天之中，为阴，天之大气举之。"又说："日，实也，亦属阳；月，缺也，属阴。"由于"人受天地之气以生，天之阳气为气，地之阴气为血，故气常有余，阴常不足。"古人必二十、三十而后嫁娶，《内经》亦说"年四十，阴气自半，起居衰矣"，又说"男子八八而精绝，女子七七而经断"。可见阴气之难于成，且人的情欲无限，此难成易亏的阴气，自然不足。何况，肾主闭藏，肝主疏泄，两脏皆有相火，听命于心。"心动则相火亦动，动则精自走，相火炎然而起"，阴气无形中被消耗了。既然阴气难成，故朱震亨谆谆于保养阴气，教人"收心养心""动而中节"，以免相火妄动而伤阴。又"人之阴气，依脾为养"，如"谷、菽、菜、果，自然冲和之味，有食人补阴之功"。五谷类、豆类、蔬菜、水果才是人的最佳食品。丹溪提出"节饮食"，是指节制饮用和食用烈酒、肥肉等肥甘厚味。

在临床治疗中，朱震亨强调"滋阴降火"。他说："阴易乏，阳易亢，攻击宜详审，正气须保护。"又说："脾具坤静之德，而有乾健之运"，"脾土之阴受伤，转输之官失职，胃虽受谷，不能运化"；"脾为消化之器，清和则能运"；"嗜酒则伤血，血伤则脾中之阴亦伤"，谆谆于脾阴的保养，充实了养阴理论。朱震亨又提出"其人素有火盛者，是水不能制火"的理论，与"相火者，……阴血愈耗，其升愈甚"相参合，说明朱震亨较深入地认识到阴虚火旺的病理机制。"滋阴降火"治则的确立，对后世中医发展影响很大。

朱震亨的弟子门人和私淑弟子根据其学术思想、临床经验及平素所述，写成《丹溪心法》一书。该书卷三"消渴四十六"中提到，"天一生水，肾实主之，膀胱为津液之府，所以宣行肾水，上润于肺，故识者肺为津液之脏，自上而下，三焦脏腑，皆圜乎天一真水之中。《素问》以水之本在肾，末在肺者此也，真水不竭,安有所谓竭哉?人惟淫欲恣情,酒面无节,酷嗜炙煿糟藏,咸酸酢醃,甘肥腥膻之属,复以丹砂玉石济其私,于是炎火上熏,脏腑生热,燥炽盛,津液干焦,渴饮水浆而不能自禁。其热气上腾,心虚受之,心火散熳,不能收敛,胸中烦躁,舌赤唇红,此渴引饮常多,小便数少,病属上焦,谓之消渴。热蓄于中,脾虚受之,伏阳蒸胃,消谷善饥,饮食倍常,不生肌肉,此渴亦不甚烦,但欲饮冷,小便数而甜,病属中焦,谓之消中。热伏于下,肾虚受之,腿膝枯细,骨节酸痛,精走髓空,引水自救,此渴水饮不多,随即溺下,小便多而浊,病属下焦,谓之消肾。又若强中消渴,其毙可立待也。"附方十二首,即茯菟丸、麦门冬饮子、加味钱氏白术散、地黄饮子、加味八味丸、清心莲子饮、川黄连丸、玉泉丸、白虎加人参汤、调胃承气汤、三黄丸、六味地黄丸。

茯菟丸:治三消渴通用,亦治白浊。菟丝子十两,北五味子七两,白茯苓五两,石莲肉三两。上为末,用山药六两为末,做糊为丸,梧子大,每服五十丸,米汤下。

麦门冬饮子:治膈消,胸满烦心,津液干少,短气而渴。知母、炙甘草、瓜蒌、五味子、人参、葛根、生苄(即生地)、茯神、麦门冬去心,各等分。上㕮咀,水煎,入竹叶十四片。

加味钱氏白术散:治消渴不能食。人参,白术,白茯苓,炙甘草,炒枳壳各半钱,藿香一钱,干葛二钱,木香,五味,柴胡三分。上作一服,水煎服。

地黄饮子:治消渴咽干,面赤烦躁。炙甘草,人参,生苄,熟苄,黄芪,天门冬,麦门冬去心,泽泻,石斛,炒枇杷叶。上每服五钱,水煎服。

加减八味丸:治肾虚消渴引饮。本方内减附子,加五味子。《要略》治男子消渴,小便反多者,仍用本方。八味丸:熟苄八两,泽泻、牡丹皮、白茯苓各三两,山茱萸肉、山药各四两,桂心一两,炮附子一两。上为末,蜜丸梧子大,每五十丸,温酒送下,或盐汤下,妇人淡醋汤下。

清心莲子饮:治渴而小便浊或涩。黄芩、麦门冬、地骨皮、车前子、甘草各三钱,莲子、黄芪、柴胡、人参各三钱半。上㕮咀,水煎服。

川黄连丸:治渴。川黄连五两,天花粉,麦门冬去心。各二钱半。上为末,生地黄汁并牛乳夹和,捣丸梧子大,服三十丸,粳米汤送下。

玉泉丸:治烦渴口干。麦门冬去心,人参、茯苓、黄芪半生半蜜炙,乌梅焙、甘草各一两,瓜蒌根、干葛各一两半。上为末,蜜丸蛋子大,每服一丸,温汤嚼下。

(二)张锡纯

张锡纯(公元1860—1933年),字寿甫,河北盐山人。是中国近代医学史上一位著名医家。他曾在沈阳创建"立达中医院",疗效卓著。在天津开办国医函授学校,培养了不少中医人才。在各地医学刊物上,发表了很多具有创见的论文,在医界产生了很大影响。他声名远播,与当时江苏陆晋笙、杨如候、广东刘蔚楚齐名,被誉为"医林四大家",又与慈溪张生甫、嘉定张山雷并称为海内"名医三张"。极负盛名的《医学衷中参西录》一书,是他一生的心血结晶,也是他长期临床经验的总结,更是他创新实践的丰硕成果。作为卓越的临床家和中西医汇通派的代表人物,张锡纯在中国医学史上占有重要的地位。

张锡纯出身于书香门第,年少时广泛涉猎经史子集,读书之暇随父习医。1881年乡试落弟,即到天津正式进学。后长期在乡间教私塾,其间中医水平不断提高,常为人开方治病,教学时文、医兼授。

1885年,他治愈了连当时的名医高鲁轩、毛仙阁都束手无策的危重症,颇受二人称道,自此正式应诊。虽然前来就诊者络绎不绝,但是他仍然以教书为业。1893年第二次参加秋试,再次落弟。张氏正值壮年,对于追求科举功名并不积极,于是开始广泛蒐集医书,勤奋阅读,学识日增。而西洋医学已在中国迅速传播。

1904年中国废除科举制度,兴办西式学堂,张锡纯作为盐山县唯一可教代数和几何学的教员,受时代思潮的影响,萌发了衷中参西的思想,遂潜心医学。他比较中西医学,认为各有长短,因而又自学西医,试图吸收西医之长以补中医的不足。十多年后,于1909年完成《医学衷中参西录》前三期初稿,此时张锡纯年近五十岁,医名渐渐在中国传播。

1912年,德州驻军统领聘张锡纯为军医正,从此开始了专业行医生涯。1918年,奉天(今沈阳)设近代中国第一家中医院——立达医院,聘张氏为院长。1928年春,张锡纯携家眷至天津,收授弟子并开业行医。他初至天津便组织中西汇通医社,应诊的同时传播学术思想。次年重订《医学衷中参西录》前三期,合编再版。

衷中参西、汇通中西医的思想使张锡纯找到全新的治学观点和方法。第一是抛弃崇古泥古、固步自封的观点,敢于创新,不在故纸堆中做学问。从文献出发汇通中西医基本理论,并不足以解决当时的临床问题。他反对空谈,崇尚实验。张锡纯虽无利用仪器进行实验室研究的条件,但却充分利用了自己长期临证实践的条件,尽一切可能通过切身体会去寻求医学知识。

张锡纯的实验精神主要表现在两方面,一是对药物的切实研究,二是对临床病例的细致观察及详细可靠的病历记录。他认为,学医的"第一层功夫在识药性……仆学医时,凡药皆自尝试"。自我尝试仍不得真知,则求助于他人的体会。为了研究小茴香是否有毒,他向厨师求证。其他药物,毒如巴豆、硫黄,峻如甘遂、细辛、麻黄、花椒等,均验之于己,而后施之于人。对市药的真伪,博咨周访,亲自监制,务得其真而后已。因此张锡纯用药之专,用量之重,为常人所不及。特别是他反复尝试,总结出萸肉救脱,参芪利尿,白矾化痰热,赭石通肠结,三七消疮肿,水蛭散癥瘕,硫黄治虚寒下利,蜈蚣、蝎子定风消毒等,充分发扬了本草学说,扩大了中药效用。他对生石膏、山萸肉、生山药的研究,可谓超越古人。

《医学衷中参西录》全书逾百万字,读者常百读不厌,关键在于其内容多为生动详细的实践记录和总结,而绝少空谈臆说。其中载张锡纯自拟方约200首,载古人成方或民间验方亦约200首,重要医论百余篇,涉及中西医基础和临床的大部分内容,几乎无一方、一药、一法、一论不结合临床治验进行说明。重要方法所附医案多达数十例,重要论点在几十年临证和著述中反复探讨,反复印证,不断深化。因此张锡纯被尊称为"医学实验派大师"。

针对当时中西两医互不合作的现象,张锡纯主张:"西医用药在局部,是重在病之标也;中医用药求原因,是重在病之本也。究之标本原宜兼顾。""由斯知中药与西药相助为理,诚能相得益彰。"并验证于临床,典型如石膏阿司匹林汤。张氏自述:"石膏之性,又最宜与西药阿司匹林并用。盖石膏清热之力虽大,而发表之力稍轻。阿司匹林味酸性凉,最善达表,使内郁之热由表解散,与石膏相助为理,实有相得益彰之妙也。"在《医学衷中参西录》方剂篇"治消渴方"中载方两首,即玉液汤、滋膵饮。

玉液汤:治消渴。消渴,即西医所谓糖尿病,忌食甜物。生山药一两,生黄芪五钱,知母六钱,生鸡内金捣细二钱,葛根钱半,五味子三钱,天花粉三钱。

消渴之证,多由于元气不升,此方乃升元气以止渴者也。方中以黄芪为主,得葛根能升元气。而又佐以山药、知母、花粉以大滋真阴。使之阳升而阴应,自有云行雨施之妙也。用鸡内金者,因此证尿中皆含有糖质,用之以助脾胃强健,化饮食中糖质为津液也。用五味者,取其酸收之性,大能封固肾关,不使水饮急于下趋也。

滋膵饮:生箭芪五钱,大生地一两,生怀山药一两,净萸肉五钱,生猪胰子切碎三钱。上五味,将前四味煎汤,送服猪胰子一半,至煎渣时,再送服余一半。若遇中上二焦积有实热,脉象洪实者,可先服白虎加人参汤数剂,将实热消去强半,再服此汤,亦能奏效。

二、瘿病学术渊源

中医学很早就有关于甲状腺疾病的记载。将甲状腺肿大类疾病统称为"瘿病"或"瘿瘤",将与甲亢有关的甲状腺肿称为"瘿气"。宋代陈言(陈无择)在《三因极一病证方论·瘿瘤证治》中所说"夫血气凝滞,结瘿瘤者……随忧愁消长",将甲状腺疾病的病因归结为与情志因素有关。明代李梴在《医学入门》"外集·卷五外科篇"中指出瘿瘤有"五应五脏",提出应分辨虚实治疗,不能妄用化痰行气破坚之剂。

(一)李梴

李梴,字健斋(一作楗斋),明代江西省南丰人。约生活于公元十六世纪。为邑庠生(秀才),负奇才。青年时期因病学医。但他不慕荣利,超然物外,致力研究医学,博览群书,医学理论渊博,临床经验丰富,行医于江西、福建两省各地,疗效卓著,赢得了病家的高度赞誉。晚年将其数十年积累起来的学术心得,撰成《医学入门》九卷,于明万历三年(公元1575年)刊行问世。

李梴以《医经小学》为蓝本,经过充实发展而撰成《医学入门》。《医经小学》是明代初年吴陵人刘纯所撰著。刘纯,字宗厚(一作景厚),是朱震亨的再传弟子。其父叔渊,是朱震亨的高足。刘纯因家学渊源,医学造诣颇深,除著有《医经小学》外,还著有《寿亲养老补遗》《伤寒治例》等书。

《医经小学》全书六卷,分本草、脉诀、经络、病机、治法、五运六气等六门。此书上取《黄帝内经》《难经》及仲景、叔和等人的著作,下辑刘、张、李、朱等医家之说,撮其精华,文字简约,缀为韵语,便于记诵,适合初学之用,故名《医经小学》。李梴在此书的基础上,补充各家之说,分类编撰,全书计九卷,首卷载医学略论、医家传略、经穴图说及运气、保养等问题。卷一叙述经络、脏腑、诊法、针灸等内容。卷二和卷三为本草,主要叙述六气为病及疮门的用药。卷四至卷八叙述外感、内伤、内科杂病及妇、儿、外各科的证治、用药和急救方。卷末附载有"习医规格"一篇。全书内容较之刘纯的《医经小学》更为丰富和充实,更切合初学者入门之用。

《医学入门》的正文部分是用歌赋体裁写成的,读起来抑扬顿挫,有节奏感,能够强化人们的记忆。如本草诗"葛根":"葛根甘平善解肌,阳明头额痛乃宜,呕喝疟痢酒毒解,痹风胁痛亦能医"。方剂诗"白虎汤":"白虎汤中用石膏,甘草知母本方妙,人参亦有加之用,热喝虚烦用米熬"。证治诗"腰痛":"腰痛新久总肾虚,外感暴痛寒背拘,湿重痛者热烦躁,风牵脚膝强难舒,内伤失志腰膨胀,忧怒腹胁痛相须,痰难背胁积难仰,闪挫瘀逆夜偏呼,作劳血脉难周养,房欲悠悠或软如"。"杂病用药赋":"风飘浩荡之气,无处不中;头面诸阳之会,有风先入;防风省风,莫善于顺气导痰,御风搜风,不过乎清心换骨……""妇人、小儿、外科用药赋":"妇人之痛,与男无异。经络气血,只见于胞络,癥瘕胎产,全属乎冲任。固经香附,四制七制或单制,通经导经,地黄养阴抑阴或滋阴……幼科未载素问,扁鹊始称儿医。夹惊夹积是主,出麻出痘尤奇……痈疽虽属外科,用药却同内伤。托邪毒而不陷,分经络以用方……"

李梴儒而兼医,全书内容医文并茂,寓医理于诗词歌赋之中,极大地方便初学,所以后世一致称赞《医学入门》是一部较好的医学入门书。

李梴撰写《医学入门》是"博采诸家之说于前,而附以己意断之于后"。故书中之论,皆有所本。内伤疾病以东垣为法,杂病按危亦林《世医得效方》及丹溪治杂病之法,女科以《妇人良方》为本,小儿科以仁斋《小儿方论》为主,外科则宗《外科枢要》。李梴融合各家之说,同时也提出了自己的见解。如他在《伤寒序》中说,"仲景伤寒立论,万世典也;河间暑温补方,三时用耳。至于传经直中,分别阴阳杂症,乃丹溪之独见,伤寒大义如此。然西北风高,伤寒者多,东南地燠,内伤者多,是以东垣又作《内外伤论》以辨之,伤寒之书,至此可谓全具备矣。奈何今之医者,或读伤寒一二,而不理会杂病、内伤,或窃内伤杂病一二,而不理会伤寒。主伤寒者专一发散,主内伤者专一温补,内外莫辨,杀人惯矣。陶节庵曰:'医者不可一日不读伤寒,以活心源'。愚谓读伤寒而不读三子之书,亦不足以活心源。噫!三世四子之书,缺一不可。"这段话是李梴在勤求博采、独立思考之后提出的心得之谈。

《医学入门·脑颈门·瘿瘤》将瘿病称为瘿气或瘿囊。在病因发病方面,强调了情志因素:"原因忧恚所致,故又曰瘿气,今之所谓瘿囊者是也"。书中还提到,"旧分五瘿六瘤,惟薛立斋止言五瘤。盖瘿、瘤本共一种,皆痰气结成,惟形有大小,及生颈项、遍身之殊耳。……瘿、瘤俱内应五脏,药治相同。认为瘿虽无痛痒有虚实,散坚行气不可妄。瘿瘤或软或硬,无痛无痒,体实者,海藻散坚丸、海带丸;痰火盛者,舐掌散、神效开结散。此皆化痰行气破坚之剂,久虚者不可妄服。通用:初起者,十六味流气饮、单蜘蛛方;稍久者,蜡矾丸,常服自然缩小消磨。外敷南星膏。切不可轻用针刀决破,破则脓血崩溃,渗漏无已,必至杀人。"具体地提出了瘿病的分型及治疗方药。

(二)陈言

陈言,字无择,南宋青田(今浙江省青田县)人。陈言自幼聪明过人,长大后潜心医学,长于方脉,精于治病。他认为学医就必须知道"五科七事"。所谓"五科",就是脉、病、证、治加上病因。所谓"七事",就是脉、病、证、治四者,加上内、外、不内外三因。学医"七事"中,病因就占了三事,可见病因的重要性。所以他说:"凡治病,先须识因。不知其因,病源无目。"

陈言所讲的三因,一是外因,二是内因,三是不内外因。内因,指七情,即喜怒忧思悲恐惊;外因,指六淫,即寒暑燥湿风热;不内外因,指内因、外因之外的致病因素,如饮食劳倦、虫兽咬伤、金创压溺的意外伤害等。他说:"六淫,天之常气,冒之则先自经络流入,内合于脏腑,为外所因;七情,人之常性,动之则先自脏腑郁发,外形于肢体,为内所因;其如饮食饥饱,叫呼伤气,尽神度量,废极筋力,阴阳违逆,乃至虎狼毒虫,金疮踒折,疰忤附着,畏压溺等,有悖常理,为不内外因。"他认为治病首先要"别其三因",然后"随因施治"。

南宋淳熙甲午年(公元1174年),陈言与几位朋友一起讨论医学,他说:"医事之要,无出三因。辨因之初,无逾脉息。"他取出《脉经》对大家说:《脉经》上讲,"关前一分,人命之主。左为人迎,右为气口。"就是讲左手关前一分处是人迎脉,右手关前一分处是气口脉。人迎脉专候外因,气口脉专候内因。而人迎、气口两处都不应的,便是不内外因。如果能掌握这三因,对于疾病就没有什么不明白的了。朋友们都非常赞同他的高见。在朋友们的支持下,陈言便以三因学说为指导,撰写了《三因极一病证方论》一书。

《三因极一病证方论》,又题作《三因极一病源论粹》,简称《三因方》。本书共十八卷,分一百八十门,收方一千零五十首。其中第十五卷讲的是瘰疬、瘿瘤、附骨疽、疔肿、五痔、疮疡、大风等。第十六卷讲的是斑疮、丹毒、瘾疹、胡臭漏腋、头痛、眼病、鼻病、唇病、舌病、口病、齿病、咽喉病、耳病等。第十七、十八两卷讲的是妇产科疾病、儿科疾病。

全书的编排,首先是总论,其次是"外所因"之病,再次是"内所因"及不内外因之病。论述上是以"三因"统诸病,从病证说"三因"。六淫之邪所造成的病证,一般来讲,病因是比较单纯的,所以第二至第七卷所述诸病证,都统于"外所因"之下。

有些病证,病因比较复杂,则于病证之中再分析其病因。如"失血"一证,分为"外因衄血""内因衄血""不内外因证治""三因吐血";"心痛"一证,分为"外所因心痛""内所因心痛""不内外因心痛""三因心痛";"咳嗽"分为"外因咳嗽""内因咳嗽""不内外因咳嗽";"腰痛"分为"外因腰痛""内因腰痛""不内外因腰痛"等等。

《三因极一病证方论》一书,议论纯正,理论结合临床实际,为历代医家所重。如吴澄《易简归一序》中说:"近代医方,惟陈无择议论最有根底。"曹禾《医学读书志》中说:"其方论典雅简赅,绝无冗鄙之弊。"直到今天,《三因极一病证方论》一书,对中医的学术研究和临床实践仍有很大的参考价值。

在书中,陈无择根据瘿瘤局部证候的不同,提出了一种瘿病的分类方法:"坚硬不可移者,名曰石瘿;皮色不变,即名肉瘿;筋脉露结者,名筋瘿;赤脉交络者,名血瘿;随忧愁消长者,名气瘿。"并说"五瘿决不可妄破决,决破则脓血崩溃,多致夭枉",他在这里率先指出,不要轻易对瘿病的肿块施用针刀,以免引起严重后果。

第四节 临证常用方剂

中医治疗疾病的主要手段是应用中医方剂。在临床实践中,林兰教授擅长应用经方、时方治疗患者,同时也常应用自拟经验方进行治疗。

在治疗糖尿病时,林兰教授常将生脉饮和丹参饮合用。她认为,2型糖尿病患者,即使病程不是很长,也有不同程度的心气不足,同时既有抑郁,也有不同程度的胃轻瘫。临床可应用生脉饮治疗,以益心气、养心阴;再配伍丹参饮,既宽胸理气,又健脾行气,有兼顾治疗胃轻瘫之意。方中的丹参,苦、微寒,色赤入血,可活血补血,还可益气,祛瘀止痛。此外,砂仁辛散温通,香而能窜,入脾胃经,可行气、下气;檀香性温祛寒,芳香化浊。二药相伍,是治疗脾胃湿阻以及气滞所致的脘腹胀痛、不思饮食、胸闷脘痞等症的圣药。

她还认为,糖尿病患者多夹瘀、夹湿,在应用活血化瘀药物(包括桃仁、红花、土鳖虫、川芎、当归等)的同时,也常酌加化痰祛湿之品,如半夏、枳实、厚朴等。

在治疗甲状腺结节时,林兰教授多用四逆散加夏枯草、浙贝、郁金、元胡、半夏、山慈菇等。她认为,甲状腺结节患者的肝气郁滞程度更重,因此,选用疏肝解郁的四逆散为主,酌加化痰行气散结的中药,以促使结节消散。其中,元胡活血行气,枳实理气达郁,半夏化痰散结,用于气滞、痰凝、血瘀等证。浙贝清热化痰、解毒散结,郁金行气解郁,夏枯草行气解郁、行血散结、祛痰软坚,山慈菇散结化痰,诸药合用,共奏疏肝散结、化痰软坚之效。

林兰教授临证常用方剂如下:

生脉饮: 出自《内外伤辨惑论》。益气生津,敛阴止汗。主治暑热汗多。林兰教授常用此方治疗糖尿病和糖尿病冠心病。

丹参饮: 出自《时方歌括》。活血祛瘀,行气止痛。主治血瘀气滞,心胃诸痛。常用此方治疗糖尿病冠心病。

瓜蒌薤白半夏汤: 出自《金匮要略》。通阳散结,祛痰宽胸。主治胸痹而痰浊较甚,胸中满痛彻背,不能安卧者。林兰教授常用此方治疗糖尿病冠心病。

六味地黄汤: 出自《小儿药证直诀》(《伤寒论》八味丸而来)。其变方有知柏地黄丸(加知母、黄柏)、杞菊地黄丸(加枸杞子、菊花)、七味都气丸(加五味子)、济生肾气丸、明目地黄丸,均比较常用。常用来治疗糖尿病肾病。

四逆散: 出自《伤寒论》。透邪解郁,疏肝理脾。主治少阴病,四逆之证。常用来治疗甲状腺疾病。

桃红四物汤: 出自《医宗金鉴》。养血活血逐瘀。主治妇女经期超前,量多,色紫质黏稠,或有块状,腹痛腹胀者。常用来治疗糖尿病血管病变和神经病变。

血府逐瘀汤: 出自《医林改错》。活血祛瘀,行气止痛。主治胸中血瘀,血行不畅。常用来治疗糖尿病血管病变和神经病变。

银翘散: 出自《温病条辨》。辛凉透表,清热解毒。常用来治疗亚急性甲状腺炎。

栀子豉汤: 出自《伤寒论》。发汗吐下后,虚烦不得眠,若剧者,必反复颠倒,心中懊恼,栀子豉汤主之。

黄连解毒汤: 出自《外台秘要》引崔氏方。泻火解毒。主治一切实热火毒,三焦热盛之证。

左金丸: 出自《丹溪心法》,金在左,故曰左金。用于肝火犯胃之胁肋胀痛、吞酸、嗳气。

失笑散: 出自《太平惠民和剂局方》。活血祛瘀,散结止痛。主治瘀血内停。

温胆汤: 出自《三因极一病证方论》。理气化痰,清胆和胃。主治胆胃不和,痰热内扰。

藿朴夏苓汤: 出自《医原》。解表化湿。主治湿温初起。

黄芪桂枝五物汤: 出自《金匮要略》。常用来治疗糖尿病神经病变。

虎潜丸: 出自《丹溪心法》。滋阴降火,强壮筋骨。主治肝肾不足,阴虚内热。常用来治疗糖尿病神经病变。

小青龙汤: 出自《伤寒论》。解表蠲饮,止咳平喘。主治风寒客表,水饮内停。

逍遥散: 出自《太平惠民和剂局方》。疏肝解郁,健脾和营。主治肝郁血虚,脾失健运。

半夏厚朴汤: 出自《金匮要略》。行气散结,降逆化痰。主治梅核气。

茵陈蒿汤: 出自《金匮要略》。清热利湿退黄。用于湿热黄疸。用来治疗肝功异常患者。

栀子柏皮汤: 出自《金匮要略》。清热利湿。主治伤寒身热发黄。

甘麦大枣汤: 出自《金匮要略》。养阴安神,用于妇人喜悲伤,欲哭,数欠伸。临床用其治疗癔症、更年期综合征。

四君子汤: 出自《太平惠民和剂局方》。益气健脾。主治脾胃气虚。

四物汤: 出自《太平惠民和剂局方》。补血调血。主治冲任虚损。

八珍汤: 出自《正体类要》。补益气血。主治气血两虚。

半夏白术天麻汤: 出自《医学心悟》。燥湿化痰,平肝息风。主治风痰上扰。

左归丸: 出自《景岳全书》。滋阴补肾。主治真阴不足。

右归丸: 出自《景岳全书》。温补肾阳,填精补血。主治肾阳不足,命门火衰。久病气衰神疲,畏寒肢冷;或阳痿遗精,或阳衰无子;或大便不实,甚则完谷不化;或小便自遗;或腰膝软弱,下肢浮肿等。

肾气丸: 出自《金匮要略》。温补肾阳。主治肾阳不足。腰痛脚软,下半身常有冷感,少腹拘急,小便不利,或小便反多。以及脚气、痰饮、消渴、转胞等证。

桂枝汤: 出自《伤寒论》。解肌发表,调和营卫。主治外感风寒。

酸枣仁汤: 出自《金匮要略》。养血安神,清热除烦。主治虚劳虚烦不得眠,心悸盗汗,头目眩晕,咽干口燥,脉细弦。

四妙丸: 出自《成方便读》。清热利湿。主治湿热下注,两足麻痿肿痛等症。

大承气汤: 出自《伤寒论》。峻下热结。主治阳明腑实证;热结旁流;里热实证之热厥、痉病或发狂等。

麻杏石甘汤: 出自《伤寒论》。解表宣肺,清热平喘。"汗出而喘,无大热者,可与麻黄杏仁甘草石膏汤。"

五苓散: 出自《伤寒论》。化气利水解表,用于太阳蓄水证,太阳病发汗后"若脉浮,小便不利,微热消渴者,五苓散主之"。

六一散: 出自《伤寒标本心法类萃》,清热不留湿,祛湿不伤正。

玉屏风散: 出自《丹溪心法》,原方用蜜炙黄芪,偏于补气,现代预防感冒多用生黄芪,补卫固表。

三子养亲汤: 出自《韩氏医通》。苏子、白芥子、莱菔子,降气化痰。

五皮饮: 出自《华氏中藏经》。土能制水,金木水火土中,土居第五位,故称五皮饮。

实脾饮: 出自《济生方》。温阳健脾,行气利水。用于阳虚水肿证。

四神丸: 出自《证治准绳》,用于五更泄泻。

交泰丸: 出自《韩氏医通》。《易经》言:天地交,泰。本方黄连、肉桂剂量之比为10∶1,具交通心肾、清心安神、引火归元之功,用于心肾不济、心火偏亢之怔忡失眠。

参苓白术散: 出自《局方》。主治脾虚夹湿证。

补阳还五汤: 出自《医林改错》,补气活血、化瘀通络。临证用于治疗中风后遗症效好。

蠲痹汤: 出自宋代之《杨氏家藏方》,内含羌活、防风、当归、芍药、黄芪、姜黄、甘草、生姜、大枣祛风除湿,益气和营,用于治疗营卫两虚风寒湿杂致而成之风寒。

天王补心丹: 出自《摄生秘剖》,滋阴养血,清心安神。

小蓟饮子: 出自《济生方》,凉血止血、利水通淋。

缩泉丸: 出自《校注妇人良方》,温肾祛寒,缩尿止遗。

此外,尚有许多方剂为林兰主任所习用,限于篇幅,仅述以上较为常用者。

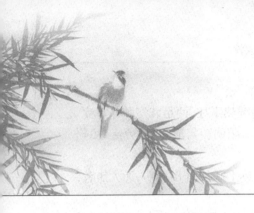

第二章　辛勤从医路

第一节　家境贫寒、勤奋好学

林兰教授祖籍浙江青田,世居北山区(镇)巨浦乡岳树岗,地处深山老林,人迹罕至。祖父林艺园,逊清举人,林家大院门口的旗杆夹就是为此而设。因处于封建科举的最后时期,故未录入县志。林艺园育有三子一女,长子林映东,曾任国民党杭州师管区少将司令,《青田百名将军录》有传;次子林文昭,即林兰教授之父,曾在浙江省财政厅工作,后举家迁居景宁,新中国成立后失业;三子林云昭,流寓他乡。自此后,岳树岗的林家空无一人,在当地社会逐渐湮没无闻。

林兰教授1938年8月出生,三岁时患上麻疹,病情凶险。亲友对女孩不甚在意,提议弃置山野,而生母因骨肉情深,力拒不从,多方求医问药,最终死里逃生。全家人和祖父、祖母生活在一起,家境不是很好,她从小就很懂事,学习非常刻苦,成绩很好,曾经在小学时跳级到上一班级。由于家境贫寒,小时候学校放寒暑假,别的小伙伴可以去外面玩耍,小林兰却只能留在家里帮助大人干家务,不仅上山砍柴、拔猪草,还要和祖父一起开荒种地。她的父亲身体不好,母亲是家庭妇女,她是家中长女,总想替家里多承担一些事情,好让父母多些安慰。在初中三年里,她抓紧一切点滴时间学习功课,为的是能多抽出时间干家务。即使在这种情况下,她的学习成绩仍很优异。

1954年初中毕业时,少年林兰考虑到,如果继续上学,家里的经济负担会很重,就想去上中专或技校,早点出来工作可以减轻家里的负担。当时丽水地区就有两所这样的学校,一所是师范,一所是卫校。但是,她的想法遭到父亲的反对。父亲认为孩子学习好就应该继续学习,应该上高中,以后上大学去深造。林兰听从了父亲的劝告,于1954年参加了初中升高中考试,当时两个县只有2个人考取了高中,林兰以景宁全县最高分和另一名男同学一起进入丽水中学高中部。

尽管家里生活条件不好,林兰却品学兼优,所以她所在初中以及县教育局均为其开具证明,让她在高中享受助学金,以帮助她顺利完成学业。她深知自己的学习机会来之不易,因此学习异常刻苦,成绩始终名列前茅。从景宁到丽水,路程约有七十多公里,那时没有公路,又无钱坐船走水路,周末返校时,少年林兰不分昼夜光着脚赶路,当天返回学校。假期回乡,天未亮便从丽水出发,至次日凌晨2时方才到家,其中艰辛难以言表。

1957年高中毕业时,又面临高考填报志愿的问题。当时新中国建国时间不长,百废待兴,高校招生很少,当年全国只招十万七千人,而参加考试的学生不仅有应届高中毕业生,还有一些1956届的毕业生,所以升学的竞争是非常激烈的。少年林兰所在的丽水高中是浙江省重点高中,她所在的班级又是校示范班,可以说是重点中的重点。那时的林兰怀揣着走遍祖国大好河山的美好愿望,想报考地质学院。但是父亲又一次反对。他认为女孩子搞地质不合适,建议她学医。考虑到父亲身体不好,学医后对家人可以有更好的照顾,林兰再次听从父亲的建议,决定报考医学院。当时想报考上海医学院或浙江医学院,因为父亲喜爱中医,遂决定报考上海中医学院(6年制)。

在大学读书期间,林兰依旧生活艰苦、努力学习。当时的上海中医学院集聚了一大批名中医,包括程门雪、黄文东、章巨膺、张伯臾、顾伯华、陆瘦燕、张伯讷、石幼山、裘沛然、刘鹤年、朱小南、陈大年、张镜仁等。学校对于学生的中医学习非常重视,不仅注重中医教学,也将他们的西医基础打得很扎实。为了促进学习,学校要求学生们组织学习小组,帮助后进,共同提高。林兰担任一个学习小组的小组长,曾为了同组成员的学习而着急。那时每周末学校都放映电影,六年期间她很少去看。就是在这种浓厚的学习氛围里,她逐渐掌握了中西医基础医学知识,为以后的从医生涯奠定了基础。

在上海中医学院就读时,林兰曾亲聆多位中医大家讲课。当时的校长是程门雪,教授《金匮要略》的是金寿山,讲授针灸的是陆瘦燕,实习时内科主任为张伯讷。程门雪校长提倡"学习中医首先要做到继承,没有在继承上狠下工夫,就谈不上整理发扬"。因此要求学生多读经典医著,随师临诊抄方、书写脉案,理论联系实际,学以致用。在教学上,他主张古为今用,百家争鸣,不拘门户之见,中医课程要有所侧重。正是在这种教学方针的指导下,学校培养出大批中医水平很高的毕业生。这就为大学时代的林兰从事以后的中医工作打下了良好的基础。

第二节　踏实勤奋、努力钻研

经过六年艰苦扎实的理论学习,1963年林兰从大学毕业了。毕业时想去杭州,这样离家较近,可以照顾父母,因为那时父亲的身体已很不好。但是学校分配方案出来,毕业后要到北京工作。感觉离家太远,思想上很矛盾。但是她想到,自己是一个从穷山沟走出来的小女孩,能够进入高等学府进行深造,靠的是党和国家的支持和教育,在国家大义面前,只能舍小顾大。因此服从学校的分配,来到了北京。在中国中医研究院(现为中国中医科学院)这样一个中医最高学府,在广安门医院一干就是50多年。

初来时,林兰医生努力工作,领导叫干啥就干啥,一切听从组织安排。1975年5月接受北京中医学院的派遣到河北涿州搞"开门办学",进行了为期一年的临床教学,通过给基层医生讲课,不仅提高了自己的业务水平,也锻炼了自己的讲课才能。1976年5月回到北京,在大内科工作(当时分科没有现在这么细),主要从事的是心血管专业。不久又被医院选派到北京宣武医院心血管内科,进行以中药"抗心梗合剂"为主,中西医结合治疗急性心肌梗死的科研协作任务。最初这张方子是广安门医院、西苑医院、东直门医院三家中医院专家共同拟定的,以合作的名义进行研究,但渐渐地,西苑医院和东直门医院都停了下来,只有广安门医院还在坚持做。

林兰医生在宣武医院心血管内科病房和西医大夫一起对急性心肌梗死患者进行治疗。她发现,西医大夫只让病情比较轻的患者服用"抗心梗合剂",有些病情危重的患者却没有用。她觉得这样做不能说明问题,应该不管患者病情轻重都要用,毕竟在西医治疗的基础上,加上中药不会有坏处,只可能有好处。因此她建议,对病情轻的患者采用"抗心梗合剂"口服,严重者应用注射液进行治疗。为此,1976年冬,林兰医生冒着凛冽的寒风,不辞辛劳,背着草药,来到北京芳草地工业制药研究所,请他们将"抗心梗合剂"改制成静脉注射用的针剂。作为回报,免费帮他们使用万年青提取物,由对方免费做"抗心梗合剂"针剂。

在下一步的研究中,林兰医生设计了单盲的研究方案,她请宣武医院的大夫来决定采用西药治疗还是用"抗心梗合剂"针剂治疗,而自己不做决定。经过仔细观察,她发现用抗心梗合剂针剂进行治疗,能预防和降低急性心肌梗死患者合并心源性休克、心律失常和急性左心衰三大并发症。从而对降低急性心肌梗死的死亡率、提高患者成活率发挥了良好的作用。最后观察了208例急性心梗患者,撰写了"以抗心梗合剂为主中西医结合治疗急性心肌梗塞208例的研究"一文,该研究曾先后获北京市卫生局和卫生部级科研成果奖。在整个研究中,林兰医生非常投入,与宣武医院合作很好,使西医大夫对中医中药有了切身的体会和认识。她对每个患者都仔细观察、列表记录,并认真思索,结果发现,急性心梗患者的舌苔发展是有规律的:开始1~2周时是薄白苔,2周后就变成厚腻,接下来2~4周则变厚。如果出现灰褐苔,则心梗三大并发症(心衰、心律失常、心源性休克)就会出现。等患者病情好转出院时,舌质变嫩、舌苔薄,表现出一派气阴两虚的征象。为此,她总结了74例患者的资料,撰写了"74例急性心肌梗塞的中医辨证"一文,于1976年在北京心血管病学术年会上进行交流,得到了有关方面的关注。该文于1977年初刊登在《心血管疾病杂志》上。1978年在全国心血管病学术交流会上,北京友谊医院做了100多例急性心肌梗死舌苔变化规律的报告并附有舌诊照片,积水潭医院也做了类似的报告,他们所得出的结论,均验证了林兰医生所观察到的演变规律。此后有关医学杂志引证了这一规律,亦有类似报道发表。林兰医生的发现得到了有关学者的认可,她尝到了科研工作的乐趣,于是进一步总结并撰写了"169例急性心肌梗塞舌诊观察"一文,发表在《中医药杂志》,并获得北京市卫生局先进科技成果奖。每次谈到这里,她总是深情地说,自己能在宣武医院协作两年多,离不开广安门医院的培养和支持。

结束在宣武医院的科研协作后,林兰医生回到广安门医院。这时正值医院要成立内分泌科,科主任看中了她吃苦耐劳、勤于思考、善于总结的精神,点名要她去,并送她到北京协和医院内分泌科进修,在进修的同时也进行糖尿病课题的科研协作。林兰医生于1978年6月去协和医院进修,本来安排是一年,因工作出色,当时协和医院内分泌科主任池芝盛教授又挽留了一年,1980年11月才重新回到广安门医院。

刚开始去协和医院时,有的医生认为林兰医生是中医,西医水平肯定不行,颇有些瞧不起她。但她学习、工作非常努力。每天早上天不亮就起床,6点多出门,晚上12点多才回家。用她自己的话说就是,"早上顶着星星出门,晚上披着月亮进门,整整两年就没怎么见过太阳。"由于内分泌方面的专业知识林兰医生以前没有接触过,对于她来说这是一个全新的东西,不下功夫是不行的。林兰医生不论是在门诊还是在病房,都抓紧时间如饥似渴地学习。她曾经提起这样一件事,当时她在病房时,上级医生将她的病历修改了三次,她就重新誊写了三次。最后连那位医生都被她的认真态度所感动。

按照当时北京协和医院的规定,在该院进修的医生都要整理三个月的病案。由于表现出色,林兰医生被破例免于整理病案,就在门诊、病房和实验室进修学习。在进修期间,她在协和医院内分泌实验室工作了6个月,脏活、累活她都抢着干,大家都很喜欢她。时隔30多年,现在回想起来,林兰教授非常感慨:"在协和进修的2年时间里,虽然很辛苦,但是见到很多稀奇古怪的内分泌病,这是使我终生受益的一段经历。池芝盛教授是一位既严厉而又博学的专家,他很看重我,不仅让我在协和多进修一年,还让我去实验室磨练,为我以后建立内分泌实验室打下了很好的基础。通过系统的学习,我掌握了内分泌学科的知识并产生了浓厚的兴趣,对内分泌科的疾病基本能够处理,能给患者做出初步诊断,指点其去哪里看病,避免其走弯路,同时也就消除了西医对中医的偏见。"

在努力学习西医学的同时,林兰医生也不断加强对中医的学习。其主研的医籍有《伤寒论》《金匮要略》。《金匮要略》一书,系张仲景《伤寒杂病论》之杂病部分,为中医内科之祖,辨证论治之经典。其辨证为古今推崇之典范,只有从辨证着眼,认清每一证之主症、主脉及证与证之区别,始能见仲景辨证之细,立法之严,从而掌握杂病辨证之要妙。

她学习经典的方法,更多是受到孟河学派和金寿山老师的影响。当时孟河学派传人程门雪担任上海中医学院校长。金寿山老师曾为他们授课。

纵观自己的从医历程,林兰教授说:"工作五十多年来,我干过心血管、内分泌,在宣武医院搞合作两年多,在协和医院进修两年,这些经历都是我一生中非常宝贵的财富,没有这些东西做铺垫,可能我今天做不到这一步。我这一生,除了感恩、努力学习外,心里所想的就只剩工作了。我做主治医时管病房,每天早上做好饭后,我第一个来病房;晚上吃过晚饭后还要回病房看一下患者,因此对患者的一切都了如指掌。记得有一年,卫生部来人视察,我把患者的情况一一作了介绍,领导非常惊讶:'你怎么记得这么清楚?'。我每天晚上躺在床上还在想患者的事,怎么能记不清楚呢?"

回到广安门医院后,林兰医生就开始着手进行中西医结合治疗糖尿病、甲状腺疾病的研究。为了对糖尿病的中医辨证有个比较全面的了解,她设计了中医观察表,做了大量细致的工作。最后统计了978例糖尿病患者,分析结果发现,有一部分患者口渴多饮、易饥多食、急躁易怒、怕热、大便秘结;一部分患者倦怠乏力、容易出汗、胸闷气短、失眠多梦;还有部分患者面色㿠白、倦怠乏力、怕冷、肢体发凉、大便溏泄。这样从中医角度无形中就分为了3个证型。口渴多饮、怕热多食、急躁易怒等症状表明,患者既有热象又有阴虚,她将其辨为阴虚热盛;倦怠乏力、容易出汗、胸闷气短表明患者存在气虚和阴虚的情况,故辨为气阴两虚;那些面色㿠白、倦怠乏力、怕冷、肢体发凉、大便溏泄的患者既有阴虚又有阳虚,男患者易患阳痿,女患者易月经不调,因此将其辨为阴阳两虚。后来又从这些患者的舌质脉象进行分析,发现阴虚热盛型患者的舌质偏红,脉象为洪大、弦滑脉;气阴两虚型的患者舌质偏黯,脉濡滑者居多;阴阳两虚型的患者舌质暗并有瘀斑,脉沉细者占绝大多数。因此根据患者舌质舌苔变化,又结合脉象,从中医角度出发,以八纲辨证为纲,脏腑辨证为辅,将糖尿病患者分为三型,即阴虚热盛、气阴两虚、阴阳两虚。"肾阴虚""肝阴虚""心阴虚"和"肺阴虚"是其阴虚之主要脏腑定位。

在这"三型辨证"的基础上,林兰教授又总结分析了各个不同证型之间胰岛功能的情况。每个月有一个周末,科里都要集中几十个甚至上百个糖尿病患者做胰岛功能检查,在给患者抽血做检查的间隙,林兰教授都要给他们做健康宣教,二十年风雨无阻,没有停顿过一次。她把自己所有的时间和精力都花费在研究和工作上,以至于没有时间照顾自己的家庭。女儿小学6年的家长会她没有参加过一次。现在谈起这些往事,她心中仍充满着愧疚。

第三节 重视辨病、善用专方

辨证论治是中医学独特医疗技术的核心,是中医学最重要的组成部分。几千年来在中医学术的发展和提高诊断治疗水平方面发挥着巨大的作用。20世纪70年代,林兰医生总结并撰写了"328例成人糖尿病辨证分型的初步探讨"一文,按照不同的证候和客观指标,将糖尿病分为阴虚热盛、气阴两虚、阴阳两虚三型,认为该三型代表了糖尿病早、中、晚三个不同时期,其中阴虚贯穿于糖尿病的始终,为该病之本,同时有30%~75%的患者伴有血瘀证,血瘀为糖尿病的主要兼证。该文章于1982年刊登于《辽宁中医杂志》,并先后在华北东北地区糖尿病学术会、中华内科学术会上进行大会交流,该研究于1982年获中国中医研究院科研成果奖。卫生部药政局采纳了三型辨证分型,1986年由林兰教授牵头,起草了《中药新药(消渴)临床研究指导原则》,将"三型辨证"理论体系纳入到该指导原则中。虽然在学术界存在不同的看法,但该指导原则于1990年和2002年经历两次修订,"三型辨证"仍然被保留,说明该理论体系有其正确性和合理性。

林兰教授指出,益气养阴为治疗糖尿病的基本法则,益气养阴、活血化瘀是防治糖尿病血管病变的主要方法,并研制出渴乐宁、降糖通脉宁、糖微康、糖心平等多种中药制剂,临床疗效满意,填补了多项中医药治疗糖尿病及其并发症的空白。对于单纯糖尿病的患者,就使用渴乐宁、降糖通脉宁;对于患有糖尿病肾病的患者,不论处在早期、中期抑或晚期,均可使用糖微康;对于合并冠心病的糖尿病患者则选用糖心平。

林兰教授曾治疗一位63岁的2型糖尿病患者,因为患糖尿病时间不长,空腹血糖一般在7mmol/L左右,餐后血糖在9mmol/L左右,林兰教授给他处方降糖通脉宁,用药后血糖控制得很好。维持数年之后,他的血糖又开始上升,林兰教授想给他少量加点西药,以使其血糖控制更平稳,但患者坚决不同意,一定要服用中药,林兰教授就在降糖通脉宁的基础上又配以养阴生津的中药口服,经过一段时间治疗后,患者的血糖又得到很好的控制。

糖尿病肾病是糖尿病常见的慢性并发症之一,临床表现为大量蛋白尿。如果病情迁延不愈,则会造成肾功能衰竭。林兰教授认为糖尿病肾病中医辨证属肝肾阴虚、肾阳虚亏。治疗上常采用滋补肝肾的治疗原则,选用六味地黄汤加减进行治疗。她曾经治疗一位患2型糖尿病22年的男性患者,既往有高血压病史,来诊时已用胰岛素治疗,但血糖控制不好,空腹血糖在13.1mmol/L,餐后血糖在15.0mmol/L,尿常规中尿蛋白150mg/dl。林兰教授将其降糖方案做了调整,同时针对其蛋白尿,给予糖微康胶囊和六味地黄汤加减之中药汤剂进行治疗,用药三个月后,空腹血糖降至8.7mmol/L,尿蛋白降至75mg/dl。

在治疗甲状腺疾病方面,林兰教授也有非常丰富的经验。她认为,滋阴潜阳、化痰散结为治疗甲状腺功能亢进症的基本大法,研制出中药制剂甲亢宁胶囊,临床疗效良好。对于病情较轻的甲亢患者,单用甲亢宁胶囊即可取得很好的效果。对于中、重度的甲亢患者,在应用甲亢宁胶囊的同时,联合小剂量的抗甲状腺西药,可缩短疗程,降低西药引起的白细胞减少、肝功异常等不良反应,疗效非常满意。

林兰教授曾治疗一女性甲亢患者,应用抗甲状腺西药一年后出现白细胞减少,不得不中断治疗。因停药后甲亢复发,又服西药,再次出现白细胞减少,故来找林兰教授治疗,来诊时血常规示白细胞总数2.9×10^9/L。林兰教授给予甲亢宁胶囊治疗,同时将抗甲状腺西药减至最小剂量,治疗4个月后复查,血白细胞升至3.69×10^9/L,甲功除TSH低于正常值外,血T_3、T_4均恢复正常,患者非常满意。

第四节 中西结合、开拓创新

《中华人民共和国中医药条例》第三条明确指出: 国家保护、扶持、发展中医药事业,实行中西医并重的方针,鼓励中西医相互学习、相互补充、共同提高,推动中医、西医两种医学体系的有机结合,全面发展我国中医药事业。在这一方针政策的指导下,我国的中西医结合研究蓬蓬勃勃地开展起来。

林兰教授从大学时代起,就接受了中医、西医两种不同的教育,走上工作岗位后,虽然在中医院工作,但在宣武医院搞科研协作和在北京协和医院进修学习接触到很多西医的东西,在临床工作中就自然而然地应用中西医结合方法治疗疾病。她在应用西医的诊断方法对患有糖尿病、甲状腺疾病的患者做出诊断的同时,应用中医进行辨证论治。

她认为,中医中药治疗糖尿病的疗效是不容置疑的,虽然其降糖力度没有胰岛素和促泌剂那么强,但它对早期、没有应用过西药治疗的2型糖尿病患者还是有比较好的降糖效果。其优势表现为以下几点: 一是具有一定的降糖效果。二是可以减少使用西药降糖药物的剂量或种类。中医治疗糖尿病是多因素在起作用。林兰教授以前的研究表明,益气养阴中药对胰岛素有双重调节作用,即对胰岛素分泌不足者,有增加作用;对胰岛素分泌过多者,有降低作用,即现在所说的改善胰岛素抵抗。对于目前中国2型糖尿病患者既存在胰岛素分泌不足,又存在胰岛素抵抗的情况,中药可以达到双向调节的作用。三是中药可以改善临床症状。虽然中药治疗糖尿病具有一定的疗效,林兰教授认为还是要客观对待,对于那些血糖很高、病程又比较长的患者,决不能单纯用中药去降糖,该用西药时就一定要用,否则就会出现严重的后果,比如糖尿病酮症甚至酮症酸中毒。她强调,现在有一些人为了达到某些目的,故意夸大中医中药的临床疗效,坑害了很多糖尿病患者,这是很不道德的行为。

由于大量现代生物制剂的涌现,可以使患者得到较以前更好的血糖控制。但是有关研究发现,单纯控制血糖还不能从根本上逆转糖尿病的进程,各种糖尿病并发症仍会逐渐显现,从而严重影响患者的生活质量。因此,林兰教授认为,从目前来看,阻断糖尿病的疾病进程,延迟甚至完全防止糖尿病各种并发症的出现成为更为重要的课题,是当代糖尿病研究者和科学家的首要关注点。在这方面,西医西药有一些办法,但是办法不是很多,效果也不是特别满意。而在这一研究领域,中医中药的优势却非常突出。

中医中药虽然在控制血糖方面比较温和,不像胰岛素那样快速有效,但是在预防并发症方面却有突出的优势。归纳起来有以下几点:一是减轻临床症状、提高生活质量。消除或减轻临床症状是中医药治疗糖尿病并发症的优势之一,比如应用中药活血化瘀疗法,可以很好地治疗糖尿病血管病变,减轻疼痛、麻木等症状,改善患肢血管的循环,保护肢体的功能,在提高长期慢性病患者的生活质量方面具有不可替代的作用。二是预防并发症的发生和发展。对于糖尿病肾病中期以前的患者,应用中药治疗可以减少蛋白尿,延缓肾小球动脉硬化的进程。

林兰教授认为,中西医结合治疗糖尿病是非常切合实际,临床疗效也最好的一种治疗方案。这包括两层含义。一是中药与西药联合应用,既可有效发挥西药降糖效果,又可最大限度地减少西药的不良反应及毒副作用,同时应用中药后还可能减少西药的用量,以前她曾经做过这方面的观察。举个例子来说,对于糖尿病下肢血管病变患者来说,可以应用胰岛素或者口服降糖药来控制血糖,同时应用活血化瘀、通络止痛的药物。这是各取所长。二是应用现代科技手段,证实和揭示中药治疗糖尿病的机制所在,为更好地治疗糖尿病提供理论依据。林兰教授以前应用降糖甲片治疗糖尿病的机制研究,就是在临床中发现中药有一定的治疗糖尿病的作用,但是为何会有这样的作用,光用中医理论来解释是不够的,只有通过西医的方式才能使他们明白中医的东西是实实在在的,不是夸大其词。通过临床和基础研究,揭示出其中的一些科学内涵,为中医临床提供很好的思路。

近年来,随着社会经济的发展,生活节奏的加快,甲亢的发病率越来越高。早在20世纪70年代,林兰教授刚从协和医院内分泌科进修回来,发现当时要想全面开展内分泌疾病的临床工作不太可能,而中医药治疗甲状腺疾病是一种新的尝试。当时甲状腺结节、桥本病的患者还不多,认识也没有现在这么深入,所以就选择了甲亢作为研究的重点。为了对甲亢的中医分型有个基本的了解,当时她统计了120多例患者,以月为单位,从病因、症状、体征等角度进行分析,发现甲亢与精神因素有关。患者早期心情不畅、抑郁,工作紧张,表现为肝气郁滞,肝郁日久化热、化火、化风,造成急躁易怒、全身颤抖;肝阴不足、肾水不济,水不涵木,致肝阳上亢。在治疗上采用滋阴潜阳、化痰散结为治则,并在此基础上进行加减化裁。在治疗甲亢时,林兰教授也常采用中西医结合的方法进行治疗。临床疗效比较满意。

第五节　深研学术、创新理论

林兰教授从事中医、中西医结合治疗内分泌代谢性疾病50余年,作为著名的中医专家,她勤求古训、博采众长,锐意进取,不断创新,在中医治疗糖尿病及其并发症、甲状腺疾病等方面积累了丰富的经验,形成了自己独特的学术思想,为学界所公认。

自20世纪70年代开始,由她主持的中国中医研究院广安门医院内二科糖尿病组,开始着手进行"糖尿病中医证治研究"这一课题,最终提出了中医治疗糖尿病的"三型辨证"理论。

该研究对1973年—1980年的328例成人糖尿病患者,运用四诊所得,以包含阴、阳、表、里、寒、热、虚、实的八纲辨证为纲,以脏腑辨证为目,进行了系统的宏观辨证和微观检测。发现糖尿病患者分为热盛、阴虚、气虚、阳虚等四大证候群。由证候辨证所示,糖尿病患者临床并非表现单一证候,而以2种或2种以上证候相互参见,经分析、综合、归纳、组合为三型:其中阴虚证兼有热盛证者共39例,占11.89%;阴虚证兼见气虚证者共251例,占76.52%;阴虚证兼见阳虚证者共38例,占11.59%,部分证候中兼夹瘀血痰湿。并将其分为阴虚热盛、气阴两虚、阴阳两虚等三大主要证型,其中,由于阴虚在三型中均有,故认为阴虚贯穿糖尿病的始终。至此,"三型辨证"理论基本形成。在其后对926例患者的临床研究中,通过对目标人群的辨证客观指标研究,并结合西医的结论加以考察,发现并证实了"三型辨证"的分型是客观的,是动态变化的,是符合现代糖尿病演变规律的。

"三型"证候各有不同的临床特点、内在规律和证治特点。以"三型辨证"为基础,根据病变脏腑不同,个体禀赋不一,"三型辨证"对各型存在的不同亚型展开分层论治(分层辨证)。至此,糖尿病"三型辨证"理论体系日臻完善。此后以三型辨证为诊疗特色,搭建了以北京为中心,辐射全国的糖尿病中医临床和科学研究平台。以三型辨证为诊疗特色,广安门医院内分泌科成为全国中医糖尿病领先专科、北京市中医糖尿病优势专科,为国家医学继续教育、国家药品临床新药研发机构,北京市和国家行业专项临床基地。每年承办国家医学继续教育项目"糖尿病三型辨证诊疗技术"培训班,基于三型辨证临床应用,客观评价中医药对糖尿病的疗效,确定具有普遍意义的糖尿病中药新药临床研究规范方案,建立了适宜临床评价指标体系,在专家共识基础上,制定了《中西医结合糖尿病诊疗标准(草案)》。

基于三型辨证理论,林兰教授主持和参与制定了若干糖尿病中医标准、规范和指南。1986年、1992年和2003年先后制定和修订了《中药新药治疗指导原则》;2007年编写了《WHO西太区用于2型糖尿病的传统医学临床实践指南》;三型辨证先后被《糖尿病中医防治指南》《2型糖尿病中西医结合诊疗规范》及《中医内科诊疗指南》(2008年中华中医药学会)等采用为辨证标准。

在多年的临床研究中,林兰教授发现70%以上糖尿病患者伴有血瘀证,而血瘀证与血管病变有着共同的分布规律和发展趋向。她认为血瘀为血管病变的病理基础,血管病变为血瘀证的临床表现。因此先后研制了益气养阴、活血化瘀的"降糖通脉宁胶囊""糖心平胶囊""糖微康胶囊",对糖尿病肾、心、眼、脑、下肢血管和周围神经病变进行了临床和实验研究,证实中医药能逆转早期微血管病变,延缓各种血管并发症的发生和发展。通过血液动力学、血管活性因子、组织基因DNA甲基化等手段,从细胞学、分子生物学、基因学角度阐释临床疗效、指标改善的机制。同时亦建立了相关临床和实验研究方法及临床疗效评价指标。

第六节　提掖后学、遍栽桃李

林兰教授认为,中医发展离不开人才。不仅在院校里培养,而且还应该在临床实践中提高。林兰教授从1987年开始联合培养研究生,到1994年独立招收研究生,迄今已毕业学生36名,包括硕士、博士、博士后,其中还有外籍研究生。自中国中医科学院开始招收同等学力人员攻读研究生开始,科里先后有

3名医生成为其在职研究生。

林兰教授深知丰富的理论知识和扎实的临床基础是一个优秀医务工作者必须具备的条件。因此她对学生严格要求,上班不能迟到早退,干事不能拖拖拉拉,一定要勤奋踏实、努力钻研,在临床和科学研究中来不得半点偷奸耍滑。所以她培养的学生很多都成为科室负责人及业务骨干。

她对学生严格要求,自己也是以身作则。在20世纪90年代,广安门医院内分泌科每个月都要安排一个周末给糖尿病患者做胰岛功能检查。作为科主任,林兰教授雷打不动地要给患者做糖尿病的健康教育。她早上不到7点就赶到检查室,帮助护士和技术员安排患者,协助给患者抽血,在等待下一次抽血的间隙,她给患者讲解有关糖尿病的基本知识以及饮食、运动疗法。一次她的一个研究生迟到了,她非常生气,严肃地批评了她。林兰教授说,作为一个医生,一定要有时间观念,说几点到就应该几点到,要养成守时的好习惯。听到老师的话语,这个学生非常惭愧。从此以后,她再也没有迟到过,而且在她以后的临床生涯中,也养成了按点守时的好习惯。

林兰教授对学生的严格要求还不止于此。她担任科主任时,每周都要到病房查房,在查房的同时研究生必须跟随,遇到问题随时提问。所有的研究生在查房时都非常紧张,因为林兰教授会针对患者的情况随时提问。为避免在提问时卡壳而受到老师的批评,学生们在平时和查房前拼命看书、看文献,使自己在业务水平上能尽快提高。虽然学习的过程很难很苦,但后来学生们都觉得,那段时间非常宝贵,逼迫自己学习了很多东西,也使自己在专业上得到很快进步。如果老师在上学期间不严格要求,青春岁月也就很快荒废了,混个研究生文凭,自己也觉得遗憾。所谓名师、严师出高徒,恐怕就在于此吧。

因为广安门医院内分泌科是全国中医重点专科建设单位,所以每年都有来自全国各地的医生前来进修、学习。林兰教授对他们的学习和生活非常关心,经常把他们聚集在一起,和他们探讨中医、中西医治疗糖尿病及其他内分泌疾病方面的问题,使他们得到很大启发,回到各自单位后都干得有声有色,很多人成为科主任或者学术带头人。

林兰教授在潜心临床及科研工作的同时,还勤于笔耕。她总结自己的临床经验,编写了《糖尿病中医辨证》一书,此后又结合临床新进展进行修订和补充,完成了《现代中医糖尿病学》。为了写书,她还学会了用计算机打字,上网及发电子邮件,这在她这个年纪的同龄人中还是不多见的。她还鼓励学生们勤于思考,多写文章。她在担任科主任期间,发表文章和做科研工作都要带动科里的同事一起做。不论做了多少工作,报奖时也不忘写上他们的名字,为的是帮助他们不断进步。

如今林兰教授的学生遍及海内外,近的在北京,远的在美国、加拿大、韩国。每年到了林兰教授过生日那天，学生们都齐聚一堂，为自己敬爱的老师祝寿，感谢她对自己的培养，同时也祝她健康长寿。每到这时都是林兰教授倍感幸福和宽慰的时刻。

第七节 中医使者、载誉亚欧

1994年5月，正值春暖花开的时节，受中国外交部的派遣，林兰教授飞往大韩民国为韩国议长诊病。议长当年62岁，多年受到糖尿病的困扰，虽然每天早餐前注射胰岛素28个单位，但血糖控制很差，空腹血糖达17.8mmol/L（320mg/dl）。患者极度消瘦，体重只有60多斤，最痛苦的是其夜尿频数，每隔半小时就要排尿，严重影响睡眠。最开始诊病时是在议长的办公室，见面后议长就对林兰教授提出三点要求，一是撤胰岛素，不想打针；二是增加体重；三是减少夜尿次数。林兰教授回答说，先生的要求太高了，我不一定都能做到，但是我会尽力的。没想到议长听后不但未生气，反而对林兰教授肃然起敬。他说，在你来之前，我曾先后请过十余位医生来为我看病，大多数人都说能够改善我的病情，但最后结果却并不理想。唯独只有你一人说不一定行，就凭这句话我就相信你。那天林兰教授认真研究了既往病历资料，经过分析后认为，议长空腹血糖高，是因为他每天仅早餐前注射一次预混胰岛素，导致晚上胰岛素不足而造成的黎明现象。因此建议其晚餐前加4个单位胰岛素。议长一听就急了，说："你让我控制饮食、加强运动，还让我加胰岛素，我也知道加胰岛素血糖能降下来，但我不想打针，你难道不能想想其他的办法吗？"林兰教授给他分析了为什么要这样做的道理，同时还打了个比方，她说你们搞政治的人都知道以退为进，医学也是一门艺术，有时也需要以退为进，其目的都是为了取得更好的结果。于是将胰岛素调整为早28个单位，晚4个单位。用药三天后，空腹血糖降至9.4mmol/L（170mg/dl）。这一结果证实了林兰教授的推测。于是她又将方案调整为胰岛素早20个单位，晚4个单位。这就等于将胰岛素剂量一下减掉8个单位。议长又开始疑惑了：这样行吗？林兰教授肯定地回答说行。议长非常幽默，他说林大夫现在你是我的领导，我服从你的指挥。用药三天后，议长没有让林兰教授去他的办公室，而是接林兰教授到自己的官邸为他诊病。这时议长的空腹血糖已降至6.7mmol/L（120mg/dl）。但有时会出现心慌、手抖等低血糖反应，林兰教授考虑这些现象的出现为胰岛素用量过多所致，遂将胰岛素调整为早12个单位，晚4个单位。胰岛素用量调整后议长再也没有出现过低血糖反应。

在去韩国时,林兰教授还携带了一些自己研制的中成药,如降糖甲片、降糖通脉宁,给议长服用后,其乏力症状明显改善,睡眠亦较前转好,体重也明显增加。议长对治疗结果非常满意。林兰教授在韩国为议长诊病一个月,其空腹血糖一直稳定在6.7~7.2mmol/L（120~130mg/dl）。到林兰教授回国时,议长的体重增加了6斤,夜尿减少到2~3次,胰岛素减至每天早餐前仅4个单位,晚餐前仅服用半片优降糖。而空腹血糖仍维持得很好。议长说自己成为了一个精力旺盛的人。第二年,议长又邀请林兰教授去韩国为他复查,他每天爬山、控制饮食,精力很充沛。第三年,林兰教授再次受邀赴韩,议长的空腹血糖一直很平稳,均在6.7~7.8mmol/L（120~140mg/dl）之间。

1994年7月,应卡塔尔王国邀请,卫生部派遣林兰教授赴卡塔尔王国对王室成员执行医疗保健任务。林兰教授应用中药,采用中西医结合的方法对王室成员进行治疗,取得了非常满意的治疗效果。2012年5月,受外交部的派遣,林兰教授赴哈萨克斯坦给总统及夫人、总理及家人看病。总统夫人患有糖尿病,双下肢疼痛很厉害。其既往的治疗方案是由英法专家制定的,这次希望应用中医中药来进行治疗。夫人十分信任林兰教授,两人共交谈了2个多小时,气氛十分融洽,林兰教授根据她的病情制定了中西医治疗方案。这次医疗保健任务完成得十分出色,哈萨克斯坦驻华使馆特地发来照会表示感谢。

除了为外国国家首脑诊病,林兰教授还为外国普通民众治疗。

1986年4月26日,前苏联切尔诺贝利核电站发生核泄漏,该核电站位于乌克兰北部边境地区,由于事故发生时的风向和降雨等因素,核污染区的70%在白俄罗斯,受害人数达250万,相当于全国人口的1/4。东部的戈梅利和莫吉廖夫地区尤为严重。

为了帮助当地医疗部门开展工作,1992年6月中国政府组建了中国专家赴白俄罗斯共和国援外医疗队,林兰教授作为医疗队副队长奔赴白俄罗斯首都明斯克,对当地患者进行救治。这是一支由中医、针灸和放射医学专家组成,完全运用中草药、中成药治疗核放射病的队伍,是中方根据中国-白俄罗斯政府间卫生合作协定派出,为消除切尔诺贝利核电站事故后果而无偿工作的。由于医疗队工作出色,受到当地患者及卫生主管部门的交口称赞,白俄罗斯中央电台为此还做了专门报道。当工作期满,医疗队即将回国时,经当地卫生部门一再挽留,援助时间由半年增加到一年。在这一年当中,林兰教授用中医中药治疗了212例放射性甲状腺疾病患者,取得了很好的疗效。这当中包括了72名甲状腺癌患者,其中有很多是发生核泄漏时尚在母腹中的胎儿,到林兰教授那儿看病时已6岁,即患上了甲状腺癌,而且经过多次手术治疗的小患者。

曾有一位来自戈梅利地区的青年妇女瓦列塔娜,她当时被确诊为"恶性突眼伴甲状腺功能亢进",林兰教授运用中医理论,辨证其为阴虚阳亢、痰瘀交阻,用药4周后,症状消失,患者感觉良好;经B超检查,甲状腺腺体增大、分布不均匀现象明显改善。

第八节　硕果累累、成就卓著

在50多年的内分泌临床、科研与教学工作中,林兰教授勤勤恳恳、兢兢业业,脚踏实地,开拓进取,付出了辛勤的汗水,收获了丰硕的成果。

一、首创糖尿病的"三型辨证"理论

通过中医宏观辨证和西医微观检测相结合,林兰教授首创糖尿病的"三型辨证"理论。该理论在国家及行业学会标准中被广泛采纳。1990年卫生部药政局制定的《新药治疗糖尿病临床研究指导原则》中,以"三型辨证"作为糖尿病的辨证依据,并要求此后各项中医药防治糖尿病的相关研究,均需采用此辨证方法作为辨证分型标准。尽管在第二届全国中西医结合糖尿病学术会议上,在此"三型"的基础上,又加上了气滞血瘀型,但"三型辨证"仍占据了主导,若结合分层辨证(夹瘀),则大体一致。该分型法亦在1993年卫生部制定发布的《中药新药临床研究指导原则》第一辑中被采用。

2002年最新版《中药新药临床研究指导原则》(试行)和中国中医药学会内科学会消渴病(糖尿病)专业委员会在1992年于山东工作会议上通过的《消渴病(糖尿病)中医分期辨证与疗效评定标准》,均采用阴虚热盛型、湿热困脾型、气阴两虚型、阴阳两虚血瘀水停型和血瘀脉络型五型辨证方法,仍是以"三型辨证"理论体系为基础。

2005年,中国中西医结合学会糖尿病专业委员会颁布的《中西医结合糖尿病诊疗标准》(草案)同样以八纲辨证为纲、脏腑辨证为目进行系统辨证,其中分型辨证分为阴虚热盛证、气阴两虚证和阴阳两虚证三型,采纳了"三型辨证"理论体系的辨证分型方法。

二、倡导"益气养阴"为防治糖尿病的基本法则

"三型辨证"研究的结果显示,气阴两虚型所占比例居三型之首,为糖尿病的基本证型,是病机转化的重要阶段。林兰教授据此研制了具有益气养阴功效的"降糖甲片",并以该药作为切入点,通过临床和基础研究,探讨益气养阴

治则的本质。大量的临床和基础研究显示,降糖甲片具有稳定而确切的降糖作用。它能抑制胰高血糖素,调节胰岛素,增加红细胞受体数目及其结合率,提高胰岛素的敏感性,改善胰岛素抵抗和维生素代谢等作用。

该药目前为国家中药保护产品,进入国家医保目录,现由国内4家具备GMP资质药厂生产,在糖尿病中药研发领域起到承前启后的作用。

三、倡导 "益气养阴、活血化瘀" 防治糖尿病血管病变

糖尿病血管病变是使糖尿病患者生活质量下降乃至致残、致死的主要因素。美国报道,糖尿病前期人群发生心脏病事件的危险性,为空腹血糖正常人群的1.66倍;糖尿病前期患者已有12%出现视网膜病变(DR),糖尿病性视网膜病变的发病率高达21%~36%。

2004年,欧洲心脏病学会(ESC)公布了25个国家,11个医疗中心,4961例冠心病调研结果,发现2/3患者血糖升高。中国对7大城市,52家中心,3513例的调研结果发现,心血管疾病中2/3为糖尿病,80%~85%糖尿病患者死于心血管疾病,糖尿病罹患心血管病是非糖尿病者的2~4倍。

在发达国家中,糖尿病患者的死亡率仅次于恶性肿瘤、冠心病,列居第三位。对血管病变的控制,目前国内外尚缺乏有力措施和理想药物。

中医辨证显示,阴虚为导致糖尿病发生的内在因素,气阴两虚为糖尿病基本证型,血瘀为糖尿病的主要兼证。基于此,林兰教授对五家医院的978例患者进行临床验证,结果显示综合疗效为77.28%,气阴两虚兼夹血瘀证者达81.89%。因此,林兰教授以"降糖通脉宁"为切入点,通过临床与实验研究,探讨糖尿病血管病变与血瘀证的形成以及两者的演变规律、分布规律,揭示了"益气养阴、活血化瘀"为防治糖尿病血管病变大法的科学内涵。

(一)血管病变发病机制与"三型辨证"的规律

糖尿病血管病变是一种由全身性、慢性、进行性动脉粥样硬化和血流动力学异常等因素的综合作用导致血液淤滞、循环障碍的特异性病变,表现为大血管和微血管两种病理改变:大血管病变主要累及冠状动脉、脑血管及下肢血管;微血管病变主要累及视网膜、肾小球和外周神经。

1. 大血管病变的形成与相关因素的探讨

林兰教授领导的课题组通过对5家医院的978例患者进行分析,发现血管病变的主要病理改变为动脉粥样硬化,其形成与下列因素相关:

(1)动脉粥样硬化的形成与脂代谢紊乱关系密切。本项研究资料显示患者血清总胆固醇、甘油三酯、低密度脂蛋白胆固醇的均值显著高于正常值

（$P<0.05$），90.15%的患者高密度脂蛋白胆固醇均值低于正常值。脂代谢异常患者中，90.15%体质指数（BMI）$\geq 24kg/m^2$，可见肥胖是引起高脂血症的因素之一；BMI$\geq 24kg/m^2$之超重患者中34.36%为高脂血症。从而推知血脂异常与肥胖两者互为因果，促进动脉粥样硬化的形成。

（2）肥胖型2型糖尿病患者中，基础胰岛素水平多数高于正常值（称高胰岛素血症）。本资料发现BMI$\geq 24kg/m^2$者，大部分胰岛素水平较高，胰岛素在体内可以促进脂肪分解为游离脂肪酸，在肝内合成甘油三酯、胆固醇，导致脂代谢异常。本项研究资料显示，血糖控制不满意者，其血清甘油三酯、总胆固醇、低密度脂蛋白胆固醇均升高，而高密度脂蛋白胆固醇水平降低，尤其在合并有冠心病、脑梗死的患者中尤为突出。

因此得出结论，糖尿病动脉粥样硬化系肥胖、高胰岛素血症、高血糖、脂代谢紊乱等因素致使脂质在血管内沉积，从而致斑块形成、内皮细胞损伤、基底膜增厚、管腔狭窄、血管弹性减弱，形成动脉硬化。兼之蛋白非酶糖基化、组织缺氧缺血等因素的综合作用，使动脉粥样硬化进行性加重，血流缓慢，血液淤滞从而出现血栓形成、血管阻塞等病理改变。

2. 微血管病变的形成与相关因素的探讨

闭塞性微循环障碍是微血管病变的病理基础。本研究资料显示：70.24%的患者全血比黏度高于正常值（$P<0.05$），63.68%的患者血浆比黏度高于正常值，使血液呈现高黏状态；血浆纤维蛋白原及其降解产物（FDP）分别为64.16%、55.49%，高于正常值（$P<0.05$），使血液呈现了高凝状态；64.16%患者血细胞比容增大、红细胞沉降率增快，均值显著高于正常值（$P<0.05$），血小板聚集功能增强，全血比黏度升高等因素使血液呈高聚状态。血液的高黏、高凝、高聚等因素的综合作用，是血流受阻、血液淤滞的病理基础，它可促进微血管病变的发生和发展。这与中医学中血瘀证的病因病机颇为类似。

（二）血管病变在"三型辨证"中的分布规律

本项研究资料显示，按照"三型辨证"分类，血管病变的分布比例为：

阴虚热盛型者，心电图ST-T改变者占15.49%；下肢血管超声显示轻度血流减慢者占5.06%；眼底视网膜病变提示微血管瘤、斑点状出血者占3.66%；尿微量白蛋白排泄率$>200\mu g/min$者或临床蛋白尿者占2.28%。

气阴两虚型中，心电图提示ST-T改变者占13.58%，心房纤颤1.57%；下肢血管病变占11.16%，其中6.59%为静息痛，4.57%为坏疽；视网膜病变占11.79%，其中9.86%为单纯型，1.93%为增殖型；11.9%发生肾病，其中7.5%临床蛋白尿，3.2%氮质血症，1.2%血肌酐$>2mg/dl$。

阴阳两虚型中，36.9%发生心脏病变，其中11.2%有ST-T改变，15.7%有心肌梗死,10.5%有心房纤颤;15.06%有脑梗死;28.5%有下肢血管病变,其中10.2%为静息痛,坏疽为18.3%,多普勒提示血管内径明显缩小,有严重血流障碍者居多;眼底视网膜病变占25.6%,其中18.3%为增殖型,7.3%为单纯型;28.7%有肾病,全部病例均有临床蛋白尿,其中26.1%有氮质血症,27.3%患者血肌酐＞2mg/dl。

研究结果显示:糖尿病血管病变随着阴虚热盛、气阴两虚、阴阳两虚病程的发展而逐渐递增,其中阴虚热盛型,血管并发症少而轻;阴阳两虚型血管病变多而重;气阴两虚型介于两型之间,但绝对例数显著高于其他两型,提示益气养阴治则对糖尿病血管病变,尤其对气阴两虚型血管病变的防治具有重要的意义。

（三）瘀血证的发生机制与“三型辨证”的分布规律

血瘀既是病理产物,又是致病因素。本项研究资料显示,73.6%的患者出现不同的血瘀症状,表现为心胸作痛,肢体麻木疼痛,舌黯红或有瘀斑,舌下青筋显露,脉涩不利或结代等。其中阴虚热盛型,由于阴虚内热,热灼阴津,津伤不能载血,血行不畅而致血瘀,或情怀不舒,肝郁化火伤阴,气滞血行不畅而致血瘀。在这5家医院的978例患者中,有168例表现为阴虚热盛型,其中有18.1%表现血瘀证。

气阴两虚型基于阴虚内热,热耗阴伤气,气为血帅,气虚不能推动血行而致血瘀,表现心胸作痛引及肩背、肢体麻木疼痛、痛有定处、眼花目暗,唇舌黯红或紫黯,或舌有瘀斑,舌下青筋显露,脉涩不利或结代等。本型血瘀证的程度及比例均高于阴虚热盛型。阴阳两虚型系因阴损及阳而致寒凝血瘀。

本资料显示,病程在5年以上的475例中,67.6%的患者兼见血瘀证,符合中医学“久病必虚”“久病必瘀”的理论。另外285例中,72.31%的患者表现为心胸作痛或伴真心痛、手足青至节,或下肢厥冷,肤色紫黯,足趾破溃,疼痛颇剧,入夜尤甚,或有眼花目暗,唇舌紫黯且有瘀斑,舌质紫黯等血瘀证。

综上所述,糖尿病血管病变与血瘀证有着相似的发病机制,均以血流不畅、血液瘀滞、血脉瘀阻或血管阻塞为其共同的病理基础。两者的分布比例均按阴虚热盛型、气阴两虚型、阴阳两虚型递增,其病情也依次加重,表明两者有着共同的分布规律和发展趋向。阴虚热盛型为起始阶段,阴阳两虚型为其终末期,气阴两虚型为基本证型。

由此,林兰教授认为,血管病变与血瘀证为同一病理状态下的两种不同表现。血瘀证为糖尿病血管病变的临床证候的体现,血管病变则为糖尿病血瘀证的具体病理基础。两者同出一辙,互为因果。气阴两虚型所占比例最多,从而为拟定益气养阴、活血化瘀的治则提供了临床依据。

据此,林兰教授又先后研制了"降糖通脉宁胶囊""糖心平胶囊""糖微康胶囊""糖痛方"等药,针对糖尿病肾、心、眼、脑、下肢血管和周围神经病变进行治疗。通过临床和实验研究,证实中医药能逆转早期微血管病变,延缓各种血管并发症的发生和发展。从分子生物学、蛋白质组学、基因学角度阐释了中药的临床疗效和相关指标的改善,同时也建立了相关临床疗效评价体系,为进一步揭示中药的作用机制提供了有力保障。

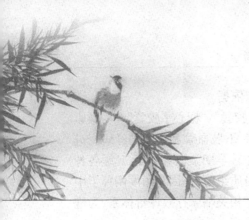

第三章 临床验案选

　　林兰教授从事中医、中西医结合内分泌临床工作已经50余年,积累了丰富的诊疗经验,尤其擅长糖尿病及糖尿病肾病、糖尿病冠心病、糖尿病神经病变、甲亢、甲状腺结节等疾病的诊治。在长期的临证实践中,逐渐形成独特的临证辨证方法与诊疗经验。她治疗的验案极多,现仅选择其中的一部分以飨读者。

第一节　糖尿病诊治验案

糖尿病验案1

　　患者侯某,女,70岁。主因查体发现血糖升高1个月于2012年9月20日来诊。

　　患者1个月前查体时发现血糖高于正常,当时空腹血糖12.9mmol/L,平时伴口干、口渴、乏力、眼干,双手关节肿大,时有疼痛。双下肢麻木。饮食尚可,睡眠正常,大小便正常。既往患干燥综合征3年。

　　查体: BP 130/80mmHg, HR 90次/分,律齐。舌红,苔薄黄少津,脉滑。9月13日OGTT示血糖: 空腹血糖为6.43mmol/L,餐后1小时血糖为19.4mmol/L,餐后2小时血糖为24.62mmol/L,餐后3小时血糖为22.92mmol/L。HbA1c 10.3%,胰岛素、C-肽释放试验显示分泌延迟。

　　诊断:中医:消渴病,证属气阴两虚、瘀血阻络。
　　　　　西医:2型糖尿病;干燥综合征。

　　处方:"糖二联"经验方加生熟地各15g、山萸肉12g、茯苓15g、丹皮10g、生龙牡各30g、珍珠母30g、生黄芪20g。

　　同时予格列美脲早2mg、晚1mg,罗格列酮钠片4mg 1次/日以降血糖。

　　二诊(2012年10月9日):服用前方14剂后,口渴略改善,仍眼干,双下肢麻木。诉足底"发板",自感怕冷,双下肢无浮肿。双手感觉好转。饮食、睡眠正常。

　　查体: BP 130/80mmHg, HR 90次/分,律齐。舌红苔薄少津,脉沉滑。9月20日心脏彩超:左室舒张功能减低。肌电图:未见异常。今日餐后3小时血糖11.1mmol/L。

处方:"糖二联"经验方加当归12g、白芍10g、川芎10g、生熟地^各15g、桂枝10g、姜黄15g、牛膝10g、土鳖虫10g、细辛6g。

三诊(2012年10月23日):服药14剂后,口干减轻,仍眼干,双下肢麻木,怕冷,腹胀,纳眠可,大便不干,小便可,夜尿2次/晚。舌红,苔黄燥,脉滑。

查体:BP 150/70mmHg,HR 88次/分,律齐。10月10日查生化全项:FBG 7.76mmol/L↑,FFA:0.66mmol/L↑,肝肾功能未见异常。餐后1.5小时血糖9.2mmol/L。

处方:"糖二联"经验方加当归15g、白芍10g、川芎10g、生熟地^各15g、红花10g、土鳖虫10g、桂枝10g、姜黄15g、细辛3g、防风10g、生黄芪20g,共14剂。

按语:本患者是新诊断的糖尿病患者,根据OGTT和胰岛素、C-肽释放试验结果,可以明确诊断为2型糖尿病。根据症、舌、脉,患者表现出一派阴虚夹瘀之象。"糖二联"经验方是林师在临床中治疗糖尿病的常用处方,为生脉饮与丹参饮的合方加上炒枣仁、柏子仁。药物组成为:太子参、麦冬、五味子、炒枣仁、柏子仁、丹参、檀香、砂仁。其中,生脉饮益气养阴生津,丹参饮活血祛瘀、行气宽中,再加炒枣仁、柏子仁以养心安神。诸药合用可改善失眠、胃胀等不适。

根据林师的临床经验,糖尿病患者即使病程不长,也会存在不同程度的心气不足;还有人会有不同程度的抑郁,从而导致失眠、胃轻瘫等情况。因此,二方合用,既可养阴生津以降血糖,又可补心气、活血化瘀,此为心胃同治。加入炒枣仁、柏子仁以养心安神。因患者还有下肢麻木、怕冷等症状,故联合四物汤、黄芪桂枝五物汤等以温经活血通络,因而获效。

糖尿病验案2

患者吕某,男,56岁。主因乏力、口渴10年,四肢发凉1年余于2012年8月14日来诊。

患者10年前确诊为"2型糖尿病",先后口服降糖药及应用胰岛素治疗,现用诺和锐早10U午8U晚8U(皮下注射),睡前诺和灵N 10U(皮下注射)。1年多来出现手、足、后背发凉,关节僵,无肢体浮肿,伴头晕,乏力,视物模糊,胸闷,时有自汗,纳可,睡眠不佳,小便正常,大便偏干。既往:高脂血症病史。

查体:BP 110/60mmHg,HR 70次/分,律齐。舌黯红,苔薄黄,脉沉滑。

诊断:中医:消渴病,证属阴阳两虚、瘀血阻络。

西医:2型糖尿病;高脂血症。

处方:"糖二联"经验方加当归10g、白芍10g、川芎10g、生熟地^各15g、红花10g、牛膝10g、桂枝10g、姜黄15g、白芥子10g、细辛6g、土鳖虫10g、生黄芪20g,14剂。

诺和锐30早8U晚12U(皮下注射),格列美脲2mg 1次/日(午餐前服用)。

二诊(2012年9月4日):服药后,肢体发凉、出汗等症好转。时感四肢疼痛,胸闷。饮食、睡眠尚可,小便正常。大便干,排出无力,有排不净感。舌黯红,苔薄黄,脉滑。

查体:BP 106/76mmHg, HR 90次/分,律齐。自测血糖:餐前在7.9~9.7mmol/L之间,餐后2小时血糖在5.3~10mmol/L。8月16日上肢血管彩超:未见异常。生化:CHO: 6.33mmol/L↑, TG: 2.28mmol/L↑, LDL-C: 4.4mmol/L↑。肝功、肾功、心脏功能未见明显异常。

处方:"糖二联"经验方加当归10g、白芍10g、川芎10g、生熟地各15g、红花10g、牛膝10g、桂枝10g、姜黄15g、制乳没各6g、生黄芪20g。

三诊(2012年9月18日):服药14剂后,畏寒肢冷、四肢疼痛、胸闷好转,纳可,夜寐安,大便干燥,小便可,平素易疲倦,舌淡黯,苔薄黄,脉滑。

查体:BP 96/64mmHg, HR 82次/分。今查餐后3小时血糖9.0mmol/L,尿常规:尿糖100mg/dL,余(-)。

处方:"糖二联"经验方加当归10g、白芍10g、川芎10g、生熟地各15g、红花10g、桂枝10g、白芥子6g、细辛3g、姜黄15g。14剂,水煎服。

同时予当归12g、制乳没各10g、红花10g、桂枝10g、防风10g、土鳖虫10g。7剂,水煎外洗。

四诊(2012年10月9日):药后手足怕冷好转,偶有胸闷憋气,四肢疼痛,腹胀,纳差,便秘,夜寐可,小便正常。舌黯红,苔薄黄,脉滑。

查体:BP 110/70mmHg。HR 80次/分,律齐。今查餐后2小时血糖8.7mmol/L,余未见异常。

处方:"糖二联"经验方加当归10g、白芍10g、川芎10g、桂枝10g、姜黄15g、肉苁蓉12g、肉桂4g、土鳖虫10g、川军10g、枳实10g,14剂。

外洗剂同上,7剂。

按语:患者罹患糖尿病已10年,阴虚日久,阴损及阳,阴阳两虚。阳虚不能温煦肌肉与四末,故乏力、手足凉;清阳不升,故头晕;卫气不足,则背部发凉。阴虚不能濡润,则上为视物模糊,下为大便干燥。

林师以"糖二联"经验方为主,合用黄芪桂枝五物汤与蠲痹汤,以温阳益气和营。另加牛膝、白芥子、细辛。《本草经疏》载:"牛膝,走而能补,性善下行,故入肝肾。主寒湿痿痹,四肢拘挛,膝痛不可屈伸者。"而白芥子辛散温通,细辛温通经脉,三药合用,加强治疗手、足、背凉与关节僵等症。二诊患者出现四肢疼痛,酌加乳香、没药。乳香辛、苦、温,能入血分,活血止痛;没药散血祛瘀、消肿止痛。三诊、四诊时,在口服中药基础上,还配合具有活血通络、温经止痛功效的中药外洗剂,内外合治,共奏补肾温经之效。

糖尿病验案3

患者李某,女,50岁。2012年8月28日初诊。

患者2009年发现血糖升高,空腹血糖最高达10.8mmol/L,餐后血糖最高达17mmol/L,曾经服用唐力、瑞格列奈等药,空腹血糖波动在7~9mmol/L。近3个月体重下降5kg。刻下症:自感倦怠乏力、腰酸、口干口苦,平素性急易怒,睡眠一般,二便调。舌质黯,苔薄白,脉弱。既往患有高血压、高脂血症、脂肪肝、甲状腺结节、骨关节病。

查体: BP 136/88mmHg, HR 86次/分,律齐。BMI 26kg/m²。2012年8月2日生化: Glu 9.01mmol/L, TG 3.58mmol/L↑, TC 6.91mmol/L↑, LDL-C 3.94mmol/L↑。尿常规: PRO(±), Glu(−)。今日餐后2小时血糖12.2mmol/L。

诊断: 中医: 消渴病; 瘿病,证属气阴两虚、湿瘀互结、肝郁气滞。

　　　西医: 2型糖尿病; 高血压; 高脂血症; 脂肪肝; 甲状腺结节; 骨关节病。

处方:"糖二联"经验方加生龙牡^各30g、珍珠母30g、白芍10g、生熟地^各15g、丹参20g、山萸肉12g、杜仲10g、生黄芪20g。

瑞格列奈1mg 3次/日,罗格列酮钠片4mg 1次/日。

二诊(2012年11月27日):服上方14剂后,乏力减轻,腰酸明显缓解。仍感口干,晨起口苦,饮食控制,睡眠欠佳,二便尚调。今日空腹血糖11.4mmol/L。

处方: 糖二联+苍术10g、川朴10g、半夏9g、枳实10g、川军10g,14剂。

三诊(2012年12月27日): 晨起口干苦,腰酸,关节僵硬,活动后可改善。饮食控制,眠可,二便尚调。今日空腹血糖7.3mmol/L。舌质黯,苔薄白,脉弱。

处方:"糖二联"经验方加生熟地^各15g、山萸肉12g、云苓15g、泽泻10g、苍术10g、川朴10g、杜仲10g、生黄芪20g,14剂。

四诊(2013年1月24日): 口干口苦减轻,心情急躁,善悲喜哭,眠可,二便调。饮食控制较差,活动量小,舌质黯,苔白腻,脉细略数。

处方:"糖二联"经验方加生熟地^各15g、山萸肉12g、云苓15g、半夏9g、枳实10g、泽泻10g、生黄芪20g,14剂。

按语: 本患者口干口苦、性急易怒,为肝郁气滞、痰湿阻遏的表现。初诊时,在"糖二联"经验方的基础上,加用生龙牡、珍珠母、白芍、生熟地以镇肝潜阳、养肝柔肝。二诊时,酌加苍术、川朴、半夏、枳实以化痰祛湿。取效后,三诊、四诊继守前方加减,以缓缓收功。

糖尿病验案4

王某,男,70岁。因患糖尿病多年,于2009年7月21日就诊。

患者长期口服降糖药物,就诊时无明显口干,自感全身皮肤瘙痒,视物模糊。二便正常。舌质黯红,有裂纹,苔黄腻,脉弦滑。既往: 高脂血症。今日自测空腹血糖6.6mmol/L。查体: BP: 120/70mmHg。现用药: 优泌林30R早14U、晚10U、盐酸二甲双胍0.5 1次/日(午餐前服)。

诊断: 中医: 消渴病,证属血热夹湿,血虚生风。

西医: 2型糖尿病; 高脂血症。

处方: 白鲜皮12g、地肤子12g、桑寄生12g、当归10g、生地15g、防风10g、赤芍10g、川芎10g、黄柏10g、苍术10g、蝉衣6g、金银花12g、连翘10g,7剂。

糖微康2~4粒 3次/日口服。

二诊(2009年7月27日): 药后全身皮肤瘙痒好转,但四肢末端皮肤痒甚,视物模糊,纳可,眠可,二便调。舌黯红,有裂纹,苔根黄腻,脉弦滑。今日空腹血糖4.9mmol/L,尿常规(－)。查体: BP: 120/80mmHg。

处方: 原方加紫草15g,14剂。

三诊(2009年8月11日): 诉全身皮肤干燥瘙痒,眠差,纳可,二便调,舌红,有裂纹,苔根白腻,脉弦。今日查空腹血糖5.4mmol/L,尿常规(－)。

处方: 当归15g、赤白芍各10g、生熟地各15g、连翘10g、赤小豆30g、防风10g、白鲜皮12g、地肤子12g、桑寄生12g、麻黄3g,14剂。

四诊(2009年8月25日): 药后全身皮肤瘙痒明显好转,现仅四肢末梢皮肤痒,双脚怕凉,舌红,有裂纹,苔少,脉弦细。BP: 130/70mmHg,空腹血糖5.2mmol/L。

处方: 当归15g、白芍10g、生地15g、川芎10g、白鲜皮12g、地肤子12g、桑寄生12g、防风10g、金银花12g、连翘12g、紫草15g、麻黄3g、杏仁10g,14剂。

五诊(2009年9月8日): 今日查空腹血糖6.5mmol/L,尿常规(－)。现仅四肢痒,但较前好转,头面部皮肤痒,脚不凉,舌黯红,有裂纹,苔少,脉弦滑,BP: 130/80mmHg。

处方: 继用原方14剂。

按语: 老年糖尿病患者的皮肤瘙痒是临床上经常遇到的问题,这些患者血糖控制较好,但常出现皮肤瘙痒现象,有的还会伴发少量红色斑丘疹。对于这类患者,林师认为与血虚、血热夹湿有关。血虚生风,风热蕴于肌肤不得疏泄,故而发病。治疗上以养血凉血、祛风燥湿止痒为治则。本例以消风散加减,酌加白鲜皮祛风燥湿; 地肤子甘寒,"去皮肤中积热,除皮肤外湿痒"; 紫草性寒,清热解毒凉血、祛风止痒; 麻黄祛风,经现代药理学证实有抗过敏的作用,可用于治疗荨麻疹; 金银花、连翘清热解毒,以清血热。患者经治疗后,皮肤瘙痒症状明显好转。

糖尿病验案5

张某,女,57岁,2012年8月7日初诊。

患者2年前因口干、乏力,在当地医院检查血糖高,诊为糖尿病。现用诺和锐30早12U、晚12U、阿卡波糖50mg 3次/日治疗,空腹血糖一般在8~9mmol/L,餐后血糖13~14mmol/L,最高24mmol/L。

患者2周前从当地医院出院来京,发现双下肢自膝以下可凹性浮肿,双足尤甚。双膝关节肿胀疼痛,全身关节酸痛,足趾时有麻木,腰痛,并感口干口苦,乏力,视物模糊,晨起耳鸣,脘腹胀满,纳可,眠可,大便正常,夜尿3~4次。舌黯红,苔黄腻,脉细滑。

既往患有类风湿性关节炎10余年,长期口服强的松5mg 1次/日。有冠心病陈旧心梗2年,现服单硝酸异山梨酯20mg 2次/日。患有高血压,现服坎地沙坦酯20mg 1次/晚、苯磺酸氨氯地平片5mg 1次/日。患有骨质疏松症10年,有血脂代谢紊乱。

诊断:中医:消渴病,证属阴阳两虚,瘀血水湿停滞。

西医:糖尿病;冠心病,陈旧心梗;类风湿关节炎;高血压;骨质疏松症;脂代谢紊乱。

处方:薤白10g、全瓜蒌15g、枳实10g、郁金10g、元胡10g、当归10g、白芍10g、生熟地^{各}15g、川芎10g、红花10g、牛膝10g、细辛3g、土鳖虫10g、桑白皮30g、白芥子10g、生黄芪20g,3剂。

诺和锐早10U、午6U、晚8U,单硝酸异山梨酯20mg 2次/日,坎地沙坦酯20mg 1次/晚,苯磺酸氨氯地平片5mg 1次/日,辛伐他汀20mg 1次/晚。

二诊(2012年8月11日):用药3天后,患者双下肢浮肿明显减轻,仍口干口苦、乏力、视物模糊,全身关节酸痛、腰痛,双膝关节肿胀疼痛,脘腹胀满,足趾时感麻木,纳眠可,大便正常,夜尿3~4次。舌黯红,苔薄黄,脉细滑。

处方:羌独活^{各}10g、防风10g、忍冬藤20g、络石藤20g、当归10g、白芍10g、川芎10g、红花10g、牛膝10g、土鳖虫10g、姜黄15g、细辛3g、白芥子10g、生黄芪20g、杜仲10g,7剂。患者带药回乡。

按语:患者除患有糖尿病外,还伴有多种疾病,病情较为复杂。由于长期口服糖皮质激素,加之应用胰岛素治疗,导致水钠潴留,故双下肢水肿明显。病史长,用药多,病机属虚实寒热错杂。林师善于抓主要矛盾,以活血利水为治疗法则,采用瓜蒌薤白枳实汤、桃红四物汤合方,酌加黄芪、白芥子、细辛。黄芪治表虚之水,白芥子祛皮里膜外之水,细辛止痛,兼有利水作用。以温药化水饮,使湿邪得去。诸药合用,效如桴鼓。

糖尿病验案6

患者金某,女,61岁。2012年5月8日初诊。

患者2008年因皮肤瘙痒在外院就诊,查空腹血糖16mmol/L,应用二甲双胍0.5 3次/日、阿卡波糖50mg 2次/日治疗,血糖控制欠佳。今早餐后血糖11.7mmol/L,尿常规:蛋白25mg/L。症见:口苦口臭,皮肤瘙痒,视物模糊,偶感胸闷憋气,眠差,纳可,尿频,夜尿4~5次,大便每日2次,不成形。舌红少苔,脉沉滑。既往有高血压、冠心病病史。

诊断: 中医: 消渴病,证属阴虚热盛,湿浊内阻。

西医: 2型糖尿病; 冠心病; 高血压。

处方:"糖二联"经验方加生龙牡各30g、珍珠母30g、白芍10g、生熟地各15g、海螵蛸10g、浙贝母10g、益智仁15g、覆盆子12g、薤白15g、全瓜蒌15g、枳实10g,14剂。

格列美脲2mg 2次/日,罗格列酮钠片4mg 1次/日。

二诊(2012年5月24日): 药后口苦消失,胸闷憋气好转,仍皮肤瘙痒,睡眠较前好转,尿频,夜尿4~5次。大便日1次。舌质红,苔薄白,脉沉细。今晨早餐后血糖13.3mmol/L,自测空腹血糖6.8~8.8mmol/L。

处方:"糖二联"经验方加生熟地各15g、山萸肉10g、丹皮10g、益智仁15g、覆盆子15g、生黄芪20g,14剂。

格列美脲2mg 2次/日,盐酸二甲双胍0.5 2次/日。

三诊(2012年6月7日): 药后胸闷、皮肤瘙痒好转,纳眠可,夜尿减至2~3次/夜,大便调。舌质红,苔薄白,脉沉细。

处方: 效不更方,继服前方14剂。

按语: 本患者初诊时血糖控制不佳,表现出一派阴虚热盛之象。湿浊郁于脾胃,日久化热,故口苦口臭,皮肤瘙痒,大便不成形。林师以"糖二联"经验方与瓜蒌薤白白酒汤合方,共奏养阴、宽胸、化浊之效。湿浊已去,则以"糖二联"经验方加入益气补肾之品缓缓收功。

糖尿病验案7

马某,男,67岁,因糖尿病2年,双下肢浮肿2周,午后明显,于2012年5月15日初诊。

患者2年前查体时发现血糖升高,当时空腹血糖14mmol/L,餐后血糖18mmol/L。

现常觉疲乏,双下肢浮肿,午后加重,无肢体冷,无麻木感,足跟痛。反复双耳流清水,质稀,无味,听力较前下降。反复口腔溃疡,口苦,口中无异味。偶觉视物模糊,寐纳可,大便干,日一次。舌质红,苔黄,脉滑。目前用药为二甲双胍0.5g 2次/日,阿卡波糖50mg 1次/日,吡格列酮30mg 1次/日。既往史: 高脂血症。否认糖尿病家族史。

查: 身高: 175cm,体重: 79kg,BP 106/60mmHg。今日测空腹血糖: 7.3mmol/L,尿常规(-)。

诊断: 中医: 消渴病,证属气阴两虚,湿热内蕴。

西医: 2型糖尿病。

处方:"糖二联"经验方加生地15g、丹皮10g、赤芍10g、生石膏20g、竹叶6g、牛膝10g、连翘10g，14剂。

格列美脲2mg 1次/日，盐酸二甲双胍0.5g 2次/日，糖微康4粒 3次/日，降糖通脉宁5粒 3次/日，胰激肽元酶片240单位 3次/日。

二诊（2012年5月29日）：下肢浮肿好转，仍觉足跟痛，反复口腔溃疡，大便偏干，夜尿1-2次。舌黯苔黄干，脉弦滑。BP 115/60mmHg，HR 65次/分，律齐。今日空腹血糖5.8mmol/L。2012.5.15尿常规（－）。2012.5.15生化：空腹血糖：7.25mmol/L，尿酸：418mmol/L↑，肝肾功、血脂均正常。

处方："糖二联"经验方加生地15g、赤芍10g、丹皮10g、生石膏20g、竹叶6g、牛膝10g、连翘10g，14剂。

三诊（2012年6月12日）：现已无双下肢浮肿，口腔溃疡较前好转，左耳仍流水，无明显异味，大便偏干，夜尿1次。昨日空腹血糖：7.2mmol/L，餐后2h：9.7mmol/L。尿常规未见明显异常。今晨BP：120/70mmHg。

处方：上药加决明子12g，14剂。

按语：患者先天禀赋不足，糖尿病病史虽不长，但表现出一派气阴两虚、湿热内蕴之象。脾气虚则水谷精微生化不足，周身失养，故易感疲乏。肾气虚则无以化湿利水，水无去路，水湿泛溢，则下肢浮肿；耳为肾之窍，肾虚水泛，则双耳反复流清水，质稀，听力较前下降。湿邪稽留，郁久化热，则反复口腔溃疡、口苦。

林师在益气养阴治疗的基础上，配合竹叶石膏汤加凉血清热之品。生地、丹皮、赤芍清热凉血，连翘泻火解毒，牛膝引热下行，并补肝肾，治疗足跟痛。二诊时诸症稍缓解，继守前方。三诊时下肢浮肿消失，口腔溃疡好转，双耳流水好转，仅有左耳流水，故主以前方继续治疗，唯大便偏干，故加决明子以清肝明目、润肠通便。

第二节 糖尿病肾病验案

糖尿病肾病验案1

关某，男，55岁。因尿频、尿中泡沫多4年，于2012年2月21日初诊。

患者2008年因尿频、尿中泡沫多，于外院体检发现血糖升高（具体值不详），未治疗。2012年2月2日于我院测空腹血糖9.9mmol/L，餐后血糖10mmol/L，尿蛋白25mg/dl。予甘舒霖30R早8U晚4U治疗。自测空腹血糖一般在6~8mmol/L，餐后血糖在6~9mmol/L。现症：耳鸣，视物模糊，尿频，夜尿2~3次，尿中泡沫多，纳眠可，大便正常。舌淡边有齿痕，苔白，脉滑。既往史：无特殊记载。家族中否认糖尿病史。查体：BP 138/90mmHg，HR 65次/分，律齐。今空腹血糖7.7mmol/

L,尿常规: 蛋白质25mg/dl,尿糖50mg/dl。

2012.2.2日生化: Glu: 11.1mmol/L↑, Cr: 56mmol/L, TC: 5.7mmol/L↑, HDL-C: 1.79mmol/L↑, LDL-C: 3.69mmol/L↑。

诊断: 中医: 消渴病,证属气阴两虚、肝肾不足。

西医: 2型糖尿病,糖尿病肾病。

处方: 糖二联+益智仁15g、覆盆子15g、杜仲10g、生熟地^各15g、山萸肉12g、茯苓15g、泽泻10g、生黄芪20g,14剂。

诺和锐30早10U、晚6U,糖微康2~4粒 3次/日。

二诊(2012年3月6日): 晨起左侧腰腹部不适,活动后症状好转,无牵涉痛。大小便正常,睡眠欠佳。BP 126/90mmHg, HR 66次/分。尿肾功三项UAER 67.18mg/ml/12h。HbA1c 8.1%。今日空腹血糖6.4mmol/L。

处方: 前方继服。

三诊(2012年3月29日): 现双下肢乏力,晨起腰酸,无明显怕冷,饮食正常,睡眠欠佳,大小便尚可。BP 120/90mmHg。3月6日生化: 肾功、肝功未见异常。血脂: CHO 5.07mmol/L↑, TG 1.47mmol/L, LDL-C 3.13mmol/L↑。3月12日: UAER 21.78mg/ml/12h。3月29日: 尿蛋白25mg/dl,空腹血糖8.0mmol/L。

处方: 原方+川断20g,14剂。诺和锐30早12U、晚8U。

四诊(2012年6月19日): 药后腰酸腿软、倦怠乏力、耳鸣均好转。无明显怕热怕冷,无肢体麻木疼痛,视力下降,无胸闷憋气,无头昏头痛,饮食、睡眠不正常,大便正常易解,小便有泡沫,体重无明显变化。查体: BP 140/86mmHg, HR 82次/分,律齐。双下肢不肿,舌淡胖有齿痕,苔薄白,脉弦滑。今查FBG: 7.8mmol/L,尿RT: 正常。

处方: 糖二联+益智仁15g、丹参20g、生黄芪20g、泽泻10g,14剂。诺和锐30早14U、晚8U。

按语: 糖尿病肾病是糖尿病常见的并发症之一,中医属"水肿""腰痛"的范畴。耳鸣,视物模糊,尿频,夜尿多,均为肝肾不足所致。气虚则肢体乏力。糖二联益气养阴、活血祛瘀,联合六味地黄汤滋补肝肾,益智仁温肾助阳缩尿,覆盆子补肾固精,《本草从新》谓其可"补肝虚而能明目",杜仲补肝肾、强筋骨。林师常用益智仁、覆盆子这两味药作为对药治疗糖尿病夜尿频多之症,临床疗效较满意。

糖尿病肾病验案2

宋某某,男,39岁,因乏力多食消瘦11年、腰酸耳鸣4年,加重2周于2005年10月8日就诊。

患者于1994年出现气短乏力,多食而消瘦,在外院检查血糖12.1mmol/L,确诊为1型糖尿病,予以甘精胰岛素治疗。2001年出现持续尿蛋白、血肌酐、尿素氮显著升高,伴眼底出血,拟诊为糖尿病肾病、糖尿病视网膜病变。近2周气短乏力,腰酸耳鸣,心烦失眠,头晕目眩,眼怕光羞明,昏蒙似雾,食欲不振等加重。患者工作繁忙,应酬较多,饮食控制欠佳,经常酗酒,生活不规律。其母与弟有糖尿病。

体检: 面色萎黄无华,BP 130/80mmHg,BMI 23kg/m²,舌淡苔薄白,脉濡细。

理化验查: FBS 6.6mmol/L, PBS 8.1mmol/L, HbA1c 6.8%；血清INS 12mu/L↓、血清C-P 0.31mmol/L↓,谷氨酸脱氢(GAD-Ab)阳性,胰岛细胞抗体(ICA-Ab)阳性; TC 6.5mmol/L↑, TG 2.3mmol/L↑, LDL 4.7mmol/L↑；血肌酐116umol/L↑,血尿素氮8.8umol/L↑; B超提示脂肪肝; 尿酮体(-),尿蛋白150mg/dl,尿糖10mg/dl; 眼底视网膜有新生血管形成,纤维组织增生,玻璃体出血,视网膜Ⅲ~Ⅳ病变。

诊断: 中医: 消渴病水肿; 肾劳,证属脾肾气虚。

西医: 1型糖尿病,糖尿病肾病Ⅳ期,糖尿病视网膜病变Ⅳ期; 脂肪肝。

处方: 人参10g、生黄芪20g、熟地15g、白术10g、山药10g、半夏10g、茯苓15g、山萸肉10g、陈皮6g、甘草10g、砂仁6g,14剂。

诺和灵50R早20U、晚14U餐前15分钟皮下注射; 羟苯磺酸钙500mg/日 口服; 非诺贝特0.2g/日 口服; 低蛋白饮食,蛋白质摄入按0.8g/kg·d。

二诊(2005年10月26日): 药后腰酸耳鸣、气短乏力及视力有所改善,眼底出血有所吸收; FPG 6.1mmol/L, PPG 7.3mmol/L; 尿蛋白25mg/dl,尿糖(-)。

处方: 守前治疗方案; 2个月后汤剂改糖微康3粒3次/日,余同前,病情稳定。

按语: 本案系消渴病经久不愈,复因饮食失调,而致脾肾两虚,气血不足。脾胃为后天之本,主腐熟水谷,输布精微,以养五脏六腑,四肢百骸,为气血生化之源。脾胃气虚,运化无力,故食欲不振,胃脘胀满,大便溏薄; 气血水谷生化精微不足,无以荣养周身则倦怠乏力,面色萎黄; 肾为先天之本,寓元阴元阳为人身之本; 肾主骨生髓,腰为肾府,肾虚亏则腰酸耳鸣; 脑为髓之海,髓海空虚,而头晕目眩; 脾虚湿胜,湿为阴邪,其性黏腻,湿浊上蒙,眼花昏蒙如雾; 肾开窍于耳,肾气虚则腰酸耳鸣。

治以健脾益肾,滋阴补气,方选补气运脾汤合大补元煎加减。汪昂曰:"治脾胃者,补其虚,除其湿,行其滞,调其气已。"黄芪补肺气,人参补脾气,熟地滋肾阴,填补精髓共为君药; 白术健脾燥湿,茯苓淡渗利湿,健脾和胃,与白术相须使湿从小便而去为臣药; 山药味甘性平,补益脾阴,《本草经》曰:"山药,能健脾补虚,滋精固肾,治诸虚损,疗五劳七损",山茱萸酸温养肝肾,《药品化义》:"山茱萸,滋阴益血,主治目昏耳鸣",二药合用以滋肾养肝,补益脾阴,半夏和胃燥湿共为佐药; 陈皮、砂仁理气和中,使参芪熟地滋补之品,补而不滞,甘草调和诸药为使药; 上药相伍以达健脾益肾,滋阴补气之效。二诊时患者诸症减轻,故效不更方。后以糖微康继服巩固疗效。

第三节 糖尿病神经病变验案

糖尿病神经病变验案1

付某,女,主因乏力口渴5年余加重伴腿麻1年于2012年8月23日初诊。

患者5年前外院确诊为"2型糖尿病"。现服糖适平60mg 1次/日,血糖控制不佳,近1年出现右下肢麻、胀,伴头晕头胀、耳鸣,右手指麻木。夜尿频,每夜3~4次,大便偏干,舌淡黯苔黄腻,脉沉。既往史:2009年行直肠癌手术。无糖尿病家族史。查体:BP 100/70mmHg,HR 65次/分,律齐。

今日空腹血糖:11.3mmol/L,尿蛋白:25mg/dl,尿糖:300mg/dl。

诊断:中医:消渴病,证属气阴两虚,络脉瘀阻。

西医:2型糖尿病,糖尿病周围神经病变,糖尿病肾病。

处方:糖二联+益智仁15g、覆盆子15g、杜仲10g、当归12g、白芍10g、川芎10g、生熟地^各15g、红花10g、细辛3g、白芥子10g、姜黄15g、牛膝10g、生黄芪20g、桂枝10g,14剂。

瑞格列奈1mg 3次/日,糖微康4粒 3次/日。

二诊(2012年8月28日):药后头晕头胀、耳鸣好转,下肢麻木、胀痛缓解,小便可,舌淡红苔薄白,脉细。舌淡黯苔黄腻,脉沉。查体:BP 105/68mmHg。

双下肢血管超声:双下肢动脉、深静脉未见异常。肌电图:双侧腓浅、腓肠、感觉神经传导速度轻度减低。今尿RT:Pro 25mg/dl,Glu 1000mg/dl,WBC 5mg/dl,余正常。3h PBG 15.5mmol/L。

处方:糖二联+生熟地^各15g、山萸肉10g、云苓15g、泽泻10g、益智仁15g、覆盆子15g、当归10g、杜仲10g、红花10g、牛膝10g、土鳖虫10g、半枝莲30g、白花蛇舌草30g,14剂。诺和锐30早14U、晚6U,瑞格列奈0.5mg 1次/日(午餐前)。

按语:该患者近1年出现右下肢麻、胀,伴头晕头胀、耳鸣,右手指麻木。夜尿频,夜尿3~4次,大便偏干。为肝肾不足、阴虚阳亢、瘀血阻络之象。林师以糖二联+六味地黄、桃红四物、黄芪桂枝五物汤合方,加细辛辛以散寒,温通血脉,白芥子辛散温通,姜黄通经止痛。配合糖微康益气养阴,方中含酒军,可润肠通便。二诊时头晕、肢麻等症减轻,加土鳖虫以增强活血化瘀、改善肢麻的效果。土鳖虫即䗪虫,味咸入血软坚,善走窜,《长沙药解》云:"䗪虫善化瘀血,最补损伤"。既往患者曾行直肠癌手术,予半枝莲、白花蛇舌草解毒散瘀,防止复发。

糖尿病神经病变验案2

冯某,女,70岁。以下肢凉、多汗3个月为主诉,于2012年6月12日初诊。

患者10年前发现血糖升高(具体不详),外院确诊为"2型糖尿病"未规范治疗,2011年11月因脑梗死入外院诊疗,确诊为"糖尿病肾病;亚临床甲减;高血压;高脂血症"。2012年1月再次入院发现"双下肢动脉硬化;下肢神经源性损害;双眼视网膜动脉硬化;脑膜病变"。目前症见:头晕、乏力,走路踩棉花感,胃脘痞闷,腹中窜痛,恶心,干咳,吞咽时咽部异物感。四肢麻,双下肢凉,略浮肿。纳眠可,二便调。舌黯苔薄白,脉芤。查体:BP 115/65mmHg, HR 75次/分,律齐。尿RT: WBC 500/μL,尿糖100mg/dL。2012.2.3心脏彩超:左室壁肥厚、左室舒张功能减低。双肾囊肿,左侧颈总动脉内膜增厚。2012年2月6日CT:右侧桥小脑角占位,多发脑梗死,脑白质变性。枕大池区蛛网膜囊肿?5月11日生化: GLU: 6.66mmol/L。HbA1c: 6.5%。今2hPBG: 15.8mmol/L,尿常规:WBC 100/μL,尿糖300mg/dL。

　　诊断:中医:消渴病,中风,证属气阴两虚、脾肾不足。

　　　　　西医:2型糖尿病,糖尿病肾病;多发脑梗死;亚临床甲减;高血压病;
　　　　　　　　高脂血症。

　　处方:糖二联+当归12g、白芍10g、川芎10g、红花10g、牛膝10g、土鳖虫10g、生黄芪20g、桂枝10g,14剂。诺和锐30早12U、晚8U、格列美脲2mg 1次/日(午餐前服用),糖微康2~4粒 3次/日口服。

　　二诊(2012年6月26日):经药物治疗,左下肢踝关节以下麻木、发凉好转。踩棉花感改善不明显,右下肢症状改善明显。半年前因脑梗死,左侧肢体活动欠佳。近日午餐前及晚餐前血糖偏低(4mmol/L),伴心慌,出汗,进餐后症状改善。今日空腹血糖7.1mmol/L。查体: BP 140/86mmHg, HR 96次/分,律齐。餐后2h 11.5mmol/L,尿糖50mg/dL。

　　处方:糖二联+当归12g、白芍10g、川芎10g、红花10g、桃仁10g、牛膝10g、桂枝10g、细辛3g、姜黄15g、生黄芪20g,14剂。

　　三诊(2012年7月12日):药后下肢及踝关节麻木,发凉好转,偶有膝关节及手关节疼痛,其余未见不适,纳寐可,二便调。BP: 140/86mmHg。今日自测空腹血糖: 6.8mmol/L。

　　处方:同上。

　　按语:糖尿病周围神经病变是糖尿病常见的慢性并发症之一,临床发病率很高。临床常表现为四肢麻、走路踩棉花感等不适症状。该病属中医"血痹"范畴,林师常以桃红四物汤合黄芪桂枝五物汤加减进行治疗。该患者还伴有头晕乏力、双下肢发凉等症状,为气阴两虚,脾肾不足。故结合糖二联以益气养阴,牛膝补肝肾活血祛瘀,姜黄通经止痛。二诊、三诊取效后继服前方,以巩固疗效。

糖尿病神经病变验案3

方某,男,61岁,以间断乏力、口干多饮2年为主诉于2010年11月16日初诊。

患者于2008年出现乏力、口干、多饮、多尿,体检时发现血糖升高,空腹血糖最高达13.9mmol/L,餐后血糖未测。未用药物降糖。2009年患者出现双足麻木,未去医院就诊。为求诊治,今日来我院就诊,现未用药物,患者现自觉口干、多饮,多尿,双足麻木,纳可,眠可,二便调。既往史:高脂血症3年,脂肪肝5年。家族史(-)。身高174cm,体重65kg,BP:105/65mmHg,舌黯红苔白腻,脉弦细。FBG 13.3mmol/L。尿常规GLU 100mg/dl。

诊断:中医:消渴病,证属气阴两虚,痰瘀阻络。

西医:2型糖尿病;脂肪肝;高脂血症。

处方:糖二联+当归15g、白芍10g、川芎10g、红花10g、桃仁10g、牛膝10g、桂枝10g、姜黄15g、皂角6g、生黄芪20g,14剂。

瑞格列奈0.5mg 3次/日,降糖通脉宁胶囊5粒 3次/日。

二诊(2011年1月20日):诉服药后双手发凉缓解,双足仍麻木,足趾麻甚,口干、尿多好转,大便2日1行,通畅,主食3~4两/日,蛋白质摄入过多,蛋、奶摄入过多,运动量一般,油腻进食较多。舌质淡苔薄,脉沉细。

2010年12月10日血生化检查:Glu 14.18mmol/L,BUN 9.22mmol/L↑,ALT 45U/L↑,TG 1.87mmol/L↑,余(-)。HbA1c 6.9%。

早餐前指血糖:9.4mmol/L,尿RT(-)。查体:BP 140/80mmHg,HR 68次/分,律齐。

处方:糖二联+当归15g、白芍10g、川芎10g、生熟地各15g、红花10g、桃仁10g、桂枝10g、生黄芪20g,14剂。

瑞格列奈1mg 3次/日,糖微康2~4粒 3次/日。

三诊(2011年2月17日):现仍足麻,口干多饮好转,纳眠可,二便调,舌质暗,苔薄白,脉弦细。查体:BP110/80mmHg。今FBG:12.2mmol/L,尿RT(-)。

处方:糖二联+益肾汤+茵陈20g、大枣7枚、黄柏10g、郁金10g、元胡10g,14剂。

瑞格列奈1mg 3次/日,阿卡波糖50mg 3次/日,糖微康2~4粒 3次/日。

四诊(2011年3月8日):药后足部发凉好转,下肢麻木,主食6两/天,纳眠可,大便不干,小便可。舌质黄苔白腻脉细。今FBG:7.5mmol/L尿常规(-)。

处方:糖二联+茵陈20g、黄柏12g、大枣7枚、当归15g、白芍10g、川芎10g、桂枝10g、牛膝10g、红花10g、姜黄15g、土鳖虫10g,14剂。

瑞格列奈1mg 3次/日,盐酸二甲双胍0.5g 2次/日。

按语:患者虽被诊断为糖尿病的时间不长,但已出现糖尿病的并发症,主要表现为下肢发麻。此为糖尿病周围神经病变的特征表现,临床治疗比较棘手。林师以糖二联(生脉饮合丹参饮)为基本方,加上桃红四物汤、黄芪桂枝五物汤合方加减,以益气养阴、活血通络。并用皂角发散祛风、温经通络。因患者肝功异常,遂加用茵陈、黄柏、大枣、郁金等以清肝胆湿热、疏肝理气。林师在临床上经常应用此方治疗肝酶异常,每每均获良效。

第四节　糖尿病缺血性脑血管病变验案

糖尿病缺血性脑血管病验案1

刘某,男,63岁,因口渴乏力3年、头晕急躁2年、加重半年,于2003年6月5日就诊。

患者于2000年春天感咽干口渴,乏力倦怠,大便秘结,检测血糖FBG 6.8mmol/L,当时确诊为空腹血糖受损,嘱其饮食控制,加强运动。2002年头晕头痛,性情急躁,血压140/90mmHg考虑为早期高血压,予以寿比山。近半年经常出现眩晕欲仆,眼花视物不清,语言不利,数秒钟自行缓解,新近发作频繁,症状加重,有时仆倒,肢体颤抖,意识短暂消失,10~30分钟缓解,血压波动于(130~150)/(80~90)mmHg,FBG(6.5~7.6)mmol/L之间。既往健康,一贯食欲较强。母亲有糖尿病,父亲有高血压史。

体检:面色红润,体型偏胖,神清,对答切题、BP 150/92mmHg,BMI27.5 kg/m^2(身高175cm、体重83kg),舌红苔薄黄腻,脉弦滑数。

理化检查:FBG 7.9mmol/L,PBG 10.8mmol/L,HbA1c 7.8%;TC 7.2mmol/L↑,TG 7.5mmol/L↑,LDL3.8mmol/L↑,HDL-C 0.83mmol/L↓;脑血管B超提示椎基底动脉粥样硬化、管腔狭窄,血流加速;X片显示颈椎C$_2$~C$_5$骨质增生;尿糖500mg/日,尿酮体(-)。

诊断:中医:消渴病,证属气阴两虚;中风-中经络,证属阴虚阳亢。

西医:2型糖尿病;高血压Ⅰ期;短暂性脑缺血发作;代谢综合征。

处方:天麻10g、半夏10g、白术10g、生龙骨30g、龟板10g、白芍10g、钩藤10g、生地15g、牛膝10g、灵磁石20g、枸杞10g。低分子右旋糖酐500ml/d内加12U普通胰岛素静滴注7天、改为阿司匹林口服0.1g/日;培哚普利片4mg 2次/日,阿卡波糖50mg 3次/日。

按语:患者痰湿之体,复因饮食不节,湿浊内蕴,化热伤阴,肝阴内耗,风阳夹痰上扰清空则头晕目眩,甚则跌仆,肢体颤抖;肝阴不足,目失濡养而眼花视物不清;肝经系于舌下,阴虚肝旺,舌脉失养而语言不利,风阳内动发为中风-中经络。鉴于成年发病,阳性家族史,高血压、高血脂、脑血管B超、X片等检测指标以及临床发病等特点为诊断提供依据。

治拟育阴潜阳,平肝息风;方药以半夏白术天麻汤合天麻钩藤饮加减。方中天麻、钩藤、生龙骨以平肝息风为君药;生地、白芍、枸杞子、龟板甘寒濡润,育阴潜阳为臣药;白术、半夏燥湿和中,健脾燥湿为佐药;牛膝滋肾,引药下行为使药。诸药合用以奏育阴潜阳,平肝息风之效。风痰重加天竹黄、川贝母、胆南星;头晕头痛甚加石决明、决明子、菊花。

糖尿病缺血性脑血管病验案2

张某某,女,68岁,纺织工人,因口渴多食乏力12年、记忆力减退4年、加重半年,于2002年10月6日就诊。

患者于1990年春天因口渴多食,乏力消瘦外院确诊为2型糖尿病,予以降糖灵0.25g 3次/日,血糖波动于6.1~8.3mmol/L。2年后血糖逐渐升高,于1992年加用优降糖2.5mg 3次/日,经常出现头晕心慌、出汗、饥饿感,进餐后症状可自行缓解。1998年出现头晕目眩,记忆力显著减退,反应较前迟钝,肢体麻木,血压升高至160/100mmHg、近半年加重。平素常服滋补品。既往无特殊病史,其父健在,母亲因糖尿病已故,三子女体健。

体检:体型偏胖,神情痴呆,舌强语謇,认知能力低下,口眼轻度㖞斜,口角流涎,右侧视野缺损,步履蹒跚,感觉障碍;跟、膝反射减弱,巴宾斯基征(+),布氏征(+);BP152/90mmHg,心肺(-)。舌红苔薄黄腻、脉弦滑数。

理化检查:FBG 7.6mmol/L, PBG 11.6mmol/L, HbA1c7.6%; TC 7.4mmol/L↑, TG 5.5mmol/L↑, LDL 3.8mmol/L↑, HDL-C 0.83mmol/L↓;头颅CT提示多发性腔隙性脑梗死、脑软化、脑萎缩;B超提示椎基底动脉粥样硬化、管腔狭窄,血流加速;尿糖500mg/日,尿酮体(-)。

诊断:中医:消渴病中风-中脏腑,证属肝旺侮脾,痰瘀阻络。

西医:2型糖尿病;高血压Ⅲ期;脑梗死;血管性痴呆;代谢综合征。

处方:秦艽10g、防风10g、生地15g、当归10g、川芎10g、赤芍10g、红花10g、桃仁10g、地龙12g、菖蒲10g、半夏10g、黄芪20g。清开灵40ml入生理盐水静脉250ml滴注/日,连续10天后,配合华法林口服,头两天4mg/日,以后减为2mg/日,连服10天;培哚普利片4mg 2次/日、瑞格列奈1mg 3次/日。

按语:患者素食膏粱厚味,湿浊内蕴,化痰化风,风阳夹痰蒙弊清窍,则神情痴呆,反应迟钝,舌强语謇;痰瘀交阻,血脉失养而肢体麻木,两膝酸软,肢体麻木,感觉障碍。本案鉴于成年发病,阳性家族史,血脂异常、头颅CT、脑血管B超以及临床表现等为诊断提供依据。

治以祛风化痰,活血通络;方药以大秦艽汤合补阳还五汤加减。方中秦艽、防风、生地、当归、黄芪以益气养血,祛风通络为君药;川芎、赤芍、红花、桃仁、地龙以活血化瘀,和营通络为臣药;半夏燥湿化痰,菖蒲芳香开窍为佐使药。诸药合用以奏祛风化痰,活血通络之效。口眼㖞斜显著者加白附子、全蝎、胆南星以加重祛风涤痰之效;颈项作强者加葛根、桂枝以疏风解肌。下肢软瘫者加牛膝、川断、杜仲强壮筋骨;小便失禁加益智仁、桑螵蛸以温肾缩尿。

两周后复诊。测BP120/80mmHg,FBG 6.2~7.2mmol/L,PBG 8.0~9.0mmol/L。

第五节 糖尿病冠心病验案

糖尿病冠心病验案1

患者王某,女性,46岁。因心胸作痛1个月伴心慌心悸1天于2002年11月6日初诊。

患者有糖尿病2年,心胸作痛1个月伴心慌心悸,气逆喘促1天,含硝酸甘油不能缓解。症见面色苍白,嘴唇发绀,体型肥胖,舌质淡黯,苔白厚,舌边尖有齿痕,脉沉迟。理化检查:FBG 7.2mmol/L,PBG 10.6mmol/L,HbA1c 6.8%;CHO 5.12mmol/L↑,TG 2.6mmol/L↑;HDL 0.91mmol/L↓,LDL 3.4mmol/L↑。ECG提示Ⅱ、Ⅲ、aVF导联T波倒置,V_1~V_4导联ST段抬高,动态心电图提示窦性心动过缓、房室传导阻滞。心脏彩超示:左室轻度肥厚,三尖瓣轻度关闭不全,LVEF60%。冠脉造影显示ADd 60%局部狭窄,RCAp-m 50%~60%局部狭窄。

诊断:中医:消渴病;胸痹,证属阴阳两虚、寒凝血瘀。

西医:2型糖尿病;冠心病,变异型心绞痛,心律失常,Ⅱ度房室传导阻滞。

西药治疗:阿卡波糖50mg 3次/日,单硝酸异山梨酯缓释注射液20mg(20ml)加入生理盐水内静脉滴注。

中医治则益气养阴,温阳通痹,散寒止痛为主,以生脉散合瓜蒌薤白半夏汤加味:太子参15g,麦冬12g,五味子10g,瓜蒌15g,半夏10g,丹参15g,桂枝10g,郁金10g,制附子6g,干姜3g,薤白10g,枳实10g。14剂。

2周后复诊:胸闷憋气,胸痛喘急好转;血糖控制尚满意,ECG示ST-T改善。现门诊随诊观察,病情稳定。

按语:本案患者禀赋不足,素体虚亏,阴阳失调。阳虚内寒,胸阳被遏,寒凝血瘀,痹阻心脉,不通则痛,则心胸疼痛,甚则彻背;气血虚亏不能荣于头面,阳虚不能温煦而面色苍白,四肢欠温;兼之消渴病缠绵不休,更耗气阴,气虚肌表不固,寒邪乘虚而入,首先犯肺,肺失宣降而气逆喘促,遇寒而剧,本案病位在心、肺。方中以生脉散益气养阴,治疗消渴病导致心脏病表现胸闷心悸者,为君药;附子、干姜为辛热之品,以祛寒止痛,瓜蒌、桂枝、薤白以温通心脉,宽胸宣痹,为臣药;枳实利气宽中,半夏和中降逆,为佐药;丹参、红花、郁金活血化瘀,行气止痛,为使药,共奏益气养阴,温阳通痹,散寒止痛之效。

糖尿病冠心病验案2

王某某,女,63岁,因糖尿病于2011年5月31日初诊。

患者目前自汗出,鼻干,无口干,双手发胀。纳眠可,大便溏,小便调。舌黯红,苔黄腻,脉弦细。现口服拜糖平50mg 3次/日。BP: 134/80mmHg。今FBG: 5.9mmol/L,尿RT: LEU: 25/μl, ERY: 150/μl。

诊断: 中医: 消渴病、胸痹,证属气阴两虚,痰瘀阻络。

西医: 2型糖尿病; 冠心病; 高脂血症; 高血压病。

处方: 糖二联+生龙牡^各30g、珍珠母30g、白芍10g、生熟地^各15g、山萸肉10g、玉竹10g、辛夷6g、苍耳子6g、薄荷6g、川芎10g、浮小麦30g,14剂。

比索洛尔片5mg 1次/日,阿卡波糖50mg 3次/日,糖心平3粒 3次/日,阿昔莫司分散片0.25g 2次/日。

二诊(2011年6月14日): 药后自汗出减轻,仍有鼻干,无口干。大便偏稀,日3~4次,眠可,纳可。舌黯红,苔薄白,脉弦细。今FBG 5.2mmol/L;尿RT: LEU 25/μl, ERY 25/μl。出示2011年3月18日所测Holter: 窦性心动过缓,偶发室早,成对室上性早搏,短阵室上速,偶见二度房室传导阻滞。2011年3月18日超声心动: 左室壁肥厚,主动脉瓣反流(中度),二、三尖瓣反流(轻度)。今BP120/70mmHg。

处方: 糖二联+炙甘草10g、浮小麦30g、炒白术10g、防风10g、生黄芪20g、生龙牡^各30g、珍珠母30g、黄连6g、木香10g、大枣7枚,14剂。

三诊(2011年10月18日): 药后自汗出有所减少,乏力,牙龈肿痛,口腔溃疡,无胸闷憋气,大便不成形,2~3次/天,纳眠可。舌淡黯,苔白腻,脉弦缓。今FBG5.3mmol/L, BP130/80mmHg。

处方: 糖二联+枸杞10g、半夏9g、枳实10g、大腹皮15g、生龙牡^各30g、浮小麦30g、生黄芪30g,14剂。

四诊(2011年11月1日): 汗出减少,乏力减轻,双下肢水肿,牙龈肿痛减轻,纳眠可,大便(1~2)次/天,质软。今FBG4.7mmol/L,尿RT: ERY 25/μl。BP: 150/80mmHg。

处方: 糖二联+薤白10g、枳实10g、全瓜蒌15g、郁金10g、元胡10g、生龙牡^各30g、生黄芪20g,14剂。

五诊(2011年11月15日): 诉药后汗出、乏力减轻。近期面部及双下肢浮肿,眠可,饮食可。大便次数有所减少,仍不成形,夜尿2~3次。BP: 150/90mmHg。冠状动脉CTA: 右冠脉起始段,左前降支近段轻微狭窄,余未见显著异常。今餐后2小时血糖: 5.0mmol/L,尿RT: ERY 50/μl,余(-)。舌质黯红苔薄,脉沉细。

处方: 糖二联+薤白10g、全瓜蒌15g、枳实10g、郁金10g、元胡10g、生黄芪20g、益智仁15g、桑白皮20g、车前子^{包煎}20g,14剂。罗格列酮钠片4mg 1次/日,阿昔莫司分散片0.25g 2次/日,缬沙坦分散片40mg 1次/日,硝苯地平缓释片10mg

1次/日。

六诊(2011年12月1日):服硝苯地平缓释片后感心慌,面部潮红,无双下肢浮肿。饮食、睡眠正常,大便、小便正常。咽部疼痛,咳嗽,咳黄痰。自测血糖:餐后2小时:(5.5~7.1)mmol/L。BP 150/80mmHg, HR 78次/分,律齐。(平时心率在(46~50)次/分之间)。早餐后1小时血糖7.8mmol/L。心电图:窦性心律,频发房早,异常Q波。

处方:糖二联+薤白10g、全瓜蒌15g、枳实10g、郁金10g、元胡10g、杜仲10g,14剂。罗格列酮钠片4mg 1次/日,阿昔莫司分散片0.25g 2次/日,缬沙坦分散片40mg 1次/日,美托洛尔12.5mg 1次/日。

七诊(2011年12月20日):双下肢水肿,双下肢膝以下灼热感,腰痛,时有心慌,纳可,眠一般,大便溏,3次/天。舌淡黯,苔白腻,脉弦细。2011年12月9日生化:BUN 8.66mmol/L↑,UA: 421mmol/L↑。BP: 154/80mmHg。FBG: 4.7mmol/L; 尿RT: ERY 25/μl。

处方:糖二联+薤白10g、全瓜蒌15g、枳实10g、郁金10g、元胡10g、炒白术20g,14剂。糖心平2粒 3次/日。

按语:本案患者禀赋不足,脾胃运化不调。《素问·痹论》曰:"营者,水谷之精气也。和调于五脏,洒陈于六腑,乃能入于脉也。故循脉上下,贯五脏,络六腑也。"《灵枢·本藏》说:"卫气者,所以温分肉,充皮肤,肥腠理,司开合者也。"营卫不合故汗多,汗出过多则伤津耗气,故鼻干、乏力。脾虚湿盛、湿邪郁久化热,故牙龈肿痛、口腔溃疡、大便不成形。方以玉屏风散、生脉饮、丹参饮、香连丸合方治疗以益气固表、养阴生津、化湿行气,浮小麦、生牡蛎收涩敛汗。三诊时气虚津伤症状缓解,脾虚湿盛之征尚存,故以益气养阴酌加半夏、枳实、大腹皮以仿温胆汤之意,以燥湿行气宽中利水。四诊、五诊、六诊、七诊针对其肝气郁滞、痰浊壅阻之病理特点,继予益气养阴、宽胸宣痹、行气解郁药物。

第六节　糖尿病皮肤损害验案

糖尿病皮肤损害验案1

稽某,男,80岁,因血糖升高20余年于2012年5月22日初诊。

患者20余年前发现血糖升高,具体不详。现二甲双胍0.5 3次/日,瑞格列奈1mg 3次/日。近期FBG: 5.2mmol/L, 2hPG: 10.2mmol/L。现双下肢轻度水肿,左侧内外踝上部皮肤破溃、有少量渗出。纳眠可,二便调。舌质黯淡苔薄白,脉沉细。既往:冠心病30余年;高血压病。查体:BP108/70mmHg, Ht 167cm,

Wt 69kg。2012年5月11日 生 化: Ca 1.065mmol/L↓, Glu: 8.40mmol/L↑, BUN: 8.31mmol/L↑, Cr: 114.6mmol/L↑, HDL: 0.92mmol/L↓。今餐后血糖10.5mmol/L, 尿常规: GLU 100mg/dl, ERY 10/μl。ECG: 完全性左束支传导阻滞。

诊断: 中医: 消渴病, 胸痹; 浸淫疮; 证属阴阳两虚、痰瘀互结。

西医: 2型糖尿病; 冠心病; 高血压病; 湿疹。

处方: 糖二联+薤白10g、高良姜15g、枳实10g、郁金10g、元胡10g、红花10g、牛膝10g、姜黄15g、桂枝10g、白芍10g、生黄芪20g、大黄6g, 14剂水煎服。

瑞格列奈1mg 3次/日, 糖微康4粒 3次/日, 糖心平2粒 3次/日, 缬沙坦分散片40mg 1次/日。

当归12g、白芍10g、川桂枝10g、姜黄15g、土鳖虫10g、细辛3g、白芥子10g、红花10g, 14剂, 外洗。

二诊(2012年6月5日): 药后双下肢肿减轻, 大便干, 1~2天1行, 其余未见明显不适, 纳眠可。舌质黯淡苔薄白, 脉沉细。查BP100/60mmHg。今自测空腹血糖4.0mmol/L, 餐后血糖6.7mmol/L。

处方: 同上

三诊(2012年6月21日): 药后双下肢肿进一步减轻, 大便干, 1~3天1行, 其余未见明显不适, 纳眠可。舌质黯淡苔薄白, 脉沉细。BP: 110/70mmHg。今测餐后血糖8.9mmol/L。尿常规: GLU 100mg/dl。

处方: 糖二联+薤白10g、枳实10g、高良姜15g、元胡10g、当归12g、白芍10g、桂枝10g、红花10g、姜黄15g、生黄芪20g、大黄10g, 14剂。外洗汤剂14剂。

四诊(2012年7月12日): 药后双下肢肿减轻, 大便干, 2~3天1行, 其余未见明显不适, 纳眠可。舌质黯淡苔薄白, 脉沉细。查体: BP 100/60mmHg, HR 65次/分, 律齐。今日2hPBG 10.9mmol/L, 尿常规: GLU 1000mg/dl。

处方: 糖微康4粒 3次/日, 余同上。

五诊(2012年8月2日): 左下肢溃疡面愈合, 双下肢水肿, 左下肢明显, 脚趾痛, 纳眠可。大便干减轻, 小便正常。舌黯红苔白有裂纹, 脉沉。查体: BP 118/70mmHg, HR 68次/分, 律齐。今查2hPBG 9.6mmol/L, 尿常规: GLU 100mg/dl, 余(-)。

处方: 糖二联+当归12g、白芍10g、川芎10g、生熟地各15g、红花10g、桂枝10g、姜黄15g、大黄6g、生黄芪20g、土鳖虫10g, 14剂。

瑞格列奈1mg 3次/日, 糖微康4粒 3次/日, 糖心平2粒 3次/日。

六诊(2012年8月14日): 药后溃疡面基本愈合, 皮肤色素沉着, 双下肢轻度水肿, 左侧明显, 饮食睡眠可, 大便干结, 小便可, 舌黯红苔白, 脉沉细。查体: BP 134/74mmHg, HR 62次/分, 律齐。心电图(2012年8月14日)示: 1、窦性心律; 2、完全性左束支传导阻滞。今查血糖3hPBG 9.2mmol/L, 尿常规: GLU 50mg/dl,

余正常。

处方: ①查肌电图,下肢血管超声,血生化; ②余同上。

七诊(2012年8月28日): 双下肢轻度水肿,皮肤色红,褐色色素沉着,溃疡已愈合,左下肢明显,无疼痛麻木,无口干,颈部不舒,饮食睡眠情况可,大便干结,小便可,舌黯红有裂纹,少苔,脉沉细。BP 110/62mmHg,HR 54次/分,律齐。今查尿常规: 尿糖100mg/dl,余(-)。4hPBG 10.5mmol/L。生化全项(2012年8月21日): Glu 11.04mmol/L↑,CK 210U/L↑,Na 133mmol/L↓,FFA 0.76mmol/L↑,肝肾功能未见异常。下肢血管超声: 双下肢动脉硬化伴多发斑块形成;双下肢深静脉瓣功能不足。肌电图: 多发性对称性中至重度周围神经病变。今查心电图: 1、窦性心律过缓; 2、完全性左束支传导阻滞。

处方: 糖二联+当归15g、白芍10g、川芎10g、生熟地各15g、红花10g、土鳖虫10g、山萸肉12g、大黄10g、生黄芪20g、牛膝10g,14剂。余同上。

继用6月5日外洗方,7剂。

按语: 本患者为老年糖尿病,病程长,合并多种糖尿病并发症。血糖控制尚可。目前矛盾集中在双下肢轻度水肿,左侧内外踝上部皮肤破溃、有少量渗出。依据症舌脉,辨证为阴阳两虚、痰瘀互结。

在以益气养阴、活血温经通络口服中药基础上,配合外洗中药,内外兼治。当归养血和血,姜黄辛以疏风,活血行风,温通经脉,有助清热解毒,《圣济总录》曰: 白芥子"治风湿脚气肿疼无力"。这里治疗脾胃两经湿热下注,用以除湿止痒。在连续治疗四十余日后,患者诸症明显缓解,破溃处基本愈合。此后继予益气养阴、活血养血之品缓缓收功。

糖尿病皮肤损害验案2

董某,男,56岁,因2型糖尿病于2011年12月5日初诊。

患者因血糖控制欠佳,于11月16至29日入院治疗。住院期间诊为:"2型糖尿病,糖尿病视网膜病变,糖尿病周围神经病变; 冠心病-支架置入术后; 高血压病; 肝、肾多发囊肿"。现空腹血糖(11~12)mmol/L,餐后2小时血糖<10mmol/L,血压偏高,多在(150~160/90~100)mmHg之间。既往糖尿病12年,冠心病18年,支架置入术后4年,高血压病多年。目前下肢麻痛感,手足发凉,视物模糊,舌质淡黯苔薄白,脉沉细。查体: Ht: 169cm,Wt: 74kg,BP 135/92mmHg,HR 76次/分,律齐。

诊断: 中医:消渴病,消渴痹症; 胸痹; 视瞻昏渺; 证属阴阳两虚,脾肾不足。

西医:2型糖尿病,糖尿病视网膜病变,糖尿病周围神经病变; 冠心病,支架置入术后; 高血压病。

处方: 糖二联+枸杞10g、菊花10g、生熟地各15g、山萸肉12g、决明子12g、青菥子12g、木贼10g、仙鹤草12g、生黄芪20g、血余炭6g，7剂。

优泌林预混70/30早22U、晚12U，瑞格列奈1mg（午餐前服用），降糖通脉宁5粒 3次/日，缬沙坦分散片40mg 2次/日，比索洛尔片5mg 1次/日（午）。

二诊（2012年1月17日）：视物模糊，余未诉不适，血糖控制尚可。舌质淡暗苔薄白，脉沉细。FBG: 8.3mmol/L，餐后2小时血糖: 13.1mmol/L。BP 110/70mmHg，心肺（－），余（－）。

处方: 糖二联+枸杞10g、菊花10g、决明子12g、青菥子12g，7剂。

优泌林70/30早22U、晚12U，瑞格列奈0.5mg 2次/日，缬沙坦分散片40mg 2次/日，怡开240单位 3次/日，糖心平2粒3次/日。

三诊（2012年2月16日）：视物模糊较前好转，饮食、睡眠正常，大小便正常。双下肢胫外侧可见多个褐色色素沉着，可见皮肤破损。BP 140/90mmHg，HR 78次/分，律齐。2月13日HbA1c 8.5%。Glu 9.82mmol/L, UA 454mmol/L↑，LDL-C 3.72mmol/L↑。

处方: 糖二联+枸杞10g、决明子12g、青菥子12g、木贼10g、当归10g、白芍10g、生熟地^各15g、红花10g、丹皮10g、桂枝10g、白鲜皮20g，14剂。优泌林70/30早20U晚16U，瑞格列奈1mg 1次/日（午餐前）。止痒润肤霜2支。

四诊（2012年4月10日）：双下肢3处疖肿，略痒痛，双下肢麻木触电感减轻。双下肢皮肤褐色色素沉着。视物模糊，食后腹胀，纳眠可，二便正常。舌暗苔薄黄，脉滑。BP 120/80mmHg, HR 70次/分，律齐。今日餐后2h血糖13.6mmol/L，尿糖300mg/dL。

处方: 糖二联+当归12g、赤白芍^各15g、生熟地^各15g、红花10g、牛膝10g、桂枝10g、姜黄15、细辛3g、土鳖虫10g、枸杞10g、生黄芪20g、厚朴10g、枳实10g，14剂。

瑞格列奈1mg 3次/日。

五诊（2012年5月10日）：服药后双下肢皮肤破溃处愈合良好，干燥，结痂，左侧足跟部隐痛，视物不清，无胸闷憋气，无头晕头痛，纳可，主食6两/日，夜寐安，二便调。舌红苔薄白，脉滑。2hPBG 7.0mmol/L。

处方: 糖二联+决明子12g、青菥子12g、枸杞10g、薤白10g、全瓜蒌15g、枳实10g、郁金10g、元胡10g、生黄芪20g，14剂。

优泌林70/30早22U、晚12U，瑞格列奈0.5mg 3次/日，糖心平3粒 3次/日，缬沙坦分散片40mg 2次/日。

按语：该患禀赋不足，加之糖尿病病程日久，阴阳两虚。脾肾亏虚，生化之源不足导致肝血虚亏，故见视物模糊，肢体麻木。阴虚津液不足，血液瘀滞，也可见肢体麻木；瘀阻脉络，不通则痛，有肢体麻痛感。阳虚不能温煦四末，故手足发凉。阴阳两虚是由气阴两虚演变、进展而来，故治以益气养阴、温经通络、养肝明目。三诊时诸症好转，而双下肢胫外侧可见多个色素沉着并伴皮肤破损。故治以凉血活血、温通经脉。四诊则麻木减轻,给予养血活血、燥湿行气之品。五诊时下肢皮肤破溃处愈合良好,并干燥、结痂。以益气养阴、宽胸宣痹以善其后。

第七节　糖尿病口腔病变验案

糖尿病牙龈脓肿验案

梁某某,男性,工人,56岁,因反复牙龈肿痛,伴口渴多饮、便秘半年,加重2天。于2006年6月8日初诊。

患者半年来反复牙龈肿胀疼痛,伴口渴多饮、大便秘结而就医,发现血糖高达18.8mmol/L,确诊2型糖尿病,不规则服用二甲双胍,血糖控制欠佳,FBG 9.2~12.6mmol/L,PBG 10.1~16.8mmol/L;前天牙齿龈及左侧面部肿胀、发红,伴疼痛、发热;患者一贯饮食不节,喜好烟酒,嗜食肥肉、辛辣之品。既往无特殊病史;否认有阳性家族史。

体检:面红气粗,体型偏胖,左侧牙龈肿胀局部呈坚硬的椭圆顶形,焮红,牙齿叩击痛,牙齿松动伸长,不敢咬合;左侧下颌淋巴结可触及;T 38.6℃,BP156/98mmHg,BMI 26kg/m²(身高170cm、体重75kg),舌红苔黄腻,脉弦滑。

理化检查:血常规提示白细胞10.2×10^9/L,中性粒细胞78%。血糖13.6mmol/L,尿常规提示尿糖1000mg/ml,尿酮体5mg/dl。

诊断:中医:消渴病牙宣,证属胃火亢盛、热毒壅滞。

西医:2型糖尿病合并牙龈脓肿。

治法:清泄胃火,消肿止痛

方药:白虎合清营汤加减。生石膏15g、知母10g、麦冬10g、黄连6g、牛角15g、生地15g、玄参10g、甘草6g、丹参15g、银花10g、连翘10g。瑞格列奈每次1mg,3次/日;阿莫西林胶囊每次0.5g,3次/日。

二诊:4天后复诊,诉牙龈肿胀,灼热疼痛显著好转;口渴多饮、身热多汗均有所改善;体温,血常规恢复正常,血糖8.1mmol/L。

治法:益气养阴,清理余毒。

方药:竹叶6g、生石膏15g、半夏10g、麦冬10g、人参10g、甘草6g、银花10g、连翘10g。

按语:患者饮食不节,膏粱厚味,酗酒辛辣,损伤脾胃,脾失健运,湿热内蕴,蕴久化热化火;胃火上炎而致牙龈肿胀,掀红,疼痛;胃火亢盛,耗伤胃阴,津不上承而口渴多饮;津枯肠燥则大便秘结;热淫于内则身热不适。本案胃火亢盛,柯韵伯指出:"然火炎土燥,终非苦寒之味所能治。经曰'甘先入脾',又曰'以甘泻之',以是知甘寒之品,乃泻胃火生津液之上剂也。"取生石膏辛甘大寒,清泄肺胃实火,知母苦寒以清胃热,为君药;《素问·至真要大论》云:"热淫于内,治以咸寒,佐以甘苦",取水牛角咸寒以清营分实热,生地、麦冬、玄参甘寒清热养阴,为臣药;黄连、银花、连翘清热解毒,透热于外,丹参清热凉血,活血散瘀,为佐药;甘草益气护津,使大寒之剂无损于脾胃为使药;诸药合用以达清热解毒,消肿散结。二诊时,患者诸症好转,热毒衰减,气阴已伤。给予竹叶石膏汤加减。生石膏、竹叶清泄胃火,清心除烦;人参、麦冬益气养阴,扶正祛邪;半夏降逆和胃;银花、连翘清热解毒,宣透余邪,使热毒从肌表而出。

糖尿病合并口腔溃疡验案

马某某,女性,43岁,机关干部,因反复口干口臭,便秘,口腔溃疡4年、加重1年于2006年4月6日初诊。

患者于2002年春天自觉口干口臭,大便秘结,经常口腔破溃疼痛,检测空腹血糖8.3mmol/L,餐后2小时血糖12.5mmol/L,诊为2型糖尿病,予以美吡达5mg 3次/日,当时血糖控制尚可;口腔溃疡好发于月经期,或工作紧张,或情绪激动时。开始患处出现细小红点或小疱,灼热感,疼痛轻微,继则破溃疼痛加重。对冷、热、酸、甜、辣、进餐、讲话等刺激疼痛加剧,多发生于舌尖、舌边缘、颊部黏膜等部位。近1年来血糖控制欠佳,随血糖攀升发作尤为频繁,伴性情急躁,经常失眠多梦,倦怠乏力,大便秘结,余无其他特殊病史。否认有阳性家族史。

体检:BP120/80mmHg,BMI 24kg/m²(身高158cm、体重60kg),一般情况可,右侧颊部及牙龈各有直径约1.5mm~2.5mm呈圆形浅表溃疡面,表面淡黄色微凹溃疡周边红晕,基底部柔软,心肺(-),苔薄白,舌黯红,脉弦细。

理化检查:FBG 6.6mmol/L,PBG 9.8mmol/L;ALT 120U/L↑,AST 110U/L↑,TC 6.3mmol/L↑,TG 1.76mmol/L↑,HDL 1.10mmol/L,LDL 5.4mmol/L↑;心电图提示正常,B超提示轻度脂肪肝。

诊断:中医:消渴病;口疮,证属心胃火旺。

西医:2型糖尿病合并口腔溃疡。

治法:清泄胃火,滋养心阴。

方药:生石膏15g、熟地15g、生地15g、麦冬10g、知母10g、牛膝15g、木通15g、甘草6g。美吡达5mg,3次/日;二甲双胍0.25g,2次/日。

二诊(一周后):口腔溃疡底平坦,肉芽组织修复,溃疡面缩小,黏膜充血减轻,疮口基本愈合。

处方:降糖西药继续服用;汤药改为院内制剂糖微康4粒,3次/日。

按语:患者系因精神紧张,情志不遂,肝气郁结,肝横克土,而致脾运不健,湿浊中阻;湿滞内蕴,蕴久化热,热盛伤阴,阴虚热炽等而导致胃火上炎则发口疮;热灼阴伤,心阴不足,心火亢盛,神失所舍而失眠多梦;脾受湿困,脾气不足而倦怠乏力；津液不足而大便秘结。水亏火旺，故以玉女煎合导赤散加减。生石膏清泄胃火为君药；熟地、生地滋阴清热，知母苦寒质润，助生石膏泻火清胃，无苦燥伤胃之虑，为臣药；麦冬养胃阴，助熟地、生地养阴生津之效，牛膝导热下行，以降上炎之火，为佐药；木通清热利湿，导引湿热由小便而出，甘草清热祛火，调和诸药为使药。诸药合用以达清火滋阴之效。二诊时因已取效，故予益气养阴之糖微康以善其后。

第八节　糖尿病尿路感染验案

糖尿病合并急性膀胱炎验案

黄某某，58岁，个体，因间断乏力消瘦6年、尿频尿痛2年、加重2周于2005年4月6日初诊。

患者于1999年因感倦怠乏力，显著消瘦，测定血糖高确诊2型糖尿病，口服优降糖初起剂2.5mg/日，逐渐加到7.5mg/日，而血糖仍然控制欠佳，于2000年6月加二甲双胍0.25g 3次/日；2周前因工作原因生气后出现尿频、尿急、尿痛在外院诊为急性尿感，经抗感染治疗后症状虽有所好转，而尿常规仍有大量白细胞，血糖显著升高而来求治。患者感浑身酸楚，腰脊疼痛，小腹胀痛，小便涩滞，淋沥不尽。以往无特殊病史，否认有阳性家族史。

体检：急性面容，心肺（－），腰及肾区压痛（±），叩击痛（＋），T 37.8℃，HR 90次/分，BP 120/80mmHg，苔薄黄，舌质淡，脉弦而浮数。

理化检查：FBG 10.6mmol/L，PBG 13.2mmol/L，HbA1c 6.8%；TC 3.6mmol/L↑，TG 2.0mmol/L↑，HDL 1.02mmol/L，LDL 3.6mmol/L↑；尿常规提示白细胞每高倍镜下满视野，尿糖1000mg/dl，尿酮体15mg/dl，尿蛋白（－）；血常规提示WBC 8.2×10^9/L，中性粒细胞75%，RBC 3.6×10^{12}/L，Hb 11.2g/dl。

诊断：中医：消渴病兼夹气淋，证属下焦湿热。

　　　　西医：2型糖尿病，糖尿病酮症；急性膀胱炎。

治法：疏肝解郁，清利湿热，佐以祛风解表；

方药：柴胡10g、枳实10g、白芍10g、瞿麦10g、萹蓄10g、通草10g、栀子10g、金银花10g、连翘10g、荆芥10g、防风10g、车前草10g。

生理盐水500ml加普通胰岛素12U静脉滴注，4小时滴完；诺氟沙星胶囊0.2g 2次/日口服；注意卧床休息，多饮水，饮食素淡。

二诊（4月7日）：药后发热已退，体温36.5℃；尿酮体转阴；血糖9.2mmol/L，恶风，身酸楚，腰脊疼痛，小腹胀痛好转；仍感小便不利。

方药：柴胡10、枳实10g、白芍10g、瞿麦10g、萹蓄10g、通草10g、金银花10g、连翘10g、黄柏10g、苍术10g、车前草10g、栀子10g。

静脉补充胰岛素改为皮下给药：诺和灵30R早14U、晚10U于餐前15分钟皮下注射；诺氟沙星胶囊继续按原量服用，连服7天。

三诊（4月11日）：药后血、尿常规恢复正常，临床症状基本消失。诺和灵30R早12U、晚8U；停服诺氟沙星胶囊；中药改为院内制剂糖微康胶囊4粒，日3次。

按语：由于消渴病日久，气阴不足，复因情志抑郁，易感风邪。情志不舒，肝失调达，气机不畅，膀胱气化不利，下焦湿热，故小腹胀痛，小便涩滞，淋沥不尽；风邪乘虚袭于肌表，而感浑身酸楚，腰脊疼痛，恶风发热；感染加重糖尿病，血糖控制不佳，出现酮体。治疗以中西医结合进行。在应用胰岛素、抗生素基础上，予四逆散合八正散加味。方中柴胡、枳实疏肝解郁，宽中和解；白芍养肝柔肝；瞿麦、萹蓄、通草、车前草清利湿热；栀子清理三焦；金银花、连翘清热解毒，疏风透表；荆芥、防风祛风解表。二诊时，表证已解，下焦湿热滞留未清，守上方祛解表药加二妙散加减。

糖尿病合并肾盂肾炎验案

刘某某，女，63岁，工人。因口渴多饮6年、尿频尿急2年、加重1周于2005年6月3日初诊。

患者于2000年因口渴饮水多，检查发现血糖高，确诊为2型糖尿病。先后服用二甲双胍、优降糖、糖适平等药、空腹血糖6.6~9.3mmol/L，餐后血糖8~12mmol/L。2年前反复尿频、尿急、尿痛、小便不畅、少腹疼痛等尿路刺激症状，开始服用氟哌酸效果甚好，逐渐减效，后改为利复星。2周来因劳累后尿路刺激症状加重，伴腰酸腰痛，小便淋沥不尽，乏力倦怠，头晕耳鸣，反复低热，尿常规有大量白细胞。否认有阳性家族史。

体检：慢性面容，面色无华，心肺（－）。腰及肾区压痛及叩击痛（＋）；T 37.2℃，HR 86次/分，BMI 23kg/m^2，BP 120/80mmHg，舌黯苔黄，脉濡滑。

理化检查：FBG 8.1mmol/L，PBG 11.2mmol/L，HbA1c 6.6%；TC 3.3mmol/L↑，TG 2.1mmol/L↑，HDL1.11mmol/L，LDL 3.7mmol/L↑，血肌酐及尿素氮正常；尿常规示WBC 500/μl，RBC 25/μl，尿糖500mg/dl、尿酮体（－），尿蛋白25mg/dl；尿培养提示革兰氏阴性杆菌生成，菌落计数≥10^4/ml，对氟嗪酸敏感；血常规提示WBC6.2×10^9/L，中性粒细胞63%，RBC3.2×10^{12}/L，Hb11.1g/dl；B超及X线静脉肾盂造影均提示慢性肾盂肾炎。

诊断：中医：消渴病；淋证，证属脾肾两虚、湿热下注。

　　　西医：2型糖尿病；慢性肾盂肾炎急性发作。

方药：山药10g、茯苓10g、泽泻10g、山萸肉10g、熟地10g、黄柏10g、杜仲10g、牛膝10g、肉苁蓉10g、菟丝子10g、知母10g、五味子10g。

优泌林预混70/30早16U、晚12U餐前15分钟皮下注射；奥复星100ml静脉滴注2次/日,连滴7天；

二诊(2005年6月7日):药后体温36.2℃;尿常规正常;FBG6.1mml/L,PBG8.2mml/L;尿道刺激症状消失,腰痛减轻;乏力倦怠,头晕耳鸣有所好转。

处方:汤药守原方继服7天。继续优泌林70/30早14U、晚10U;奥复星片0.2g,2次/日,连服7天。

按语:本案系消渴病经久不愈,耗伤气阴,脾肾两虚;脾失健运,湿邪留恋,久蕴化热,湿热下注膀胱而低热、气化不利,则小便频数,淋沥不尽,少腹作痛;脾虚中气不足则乏力倦怠,遇劳后复发或加重;肾气不足则腰酸腰痛;肾阴亏虚则头晕耳鸣;阴虚火旺迫血忘行则尿中带血。治拟健脾益肾,清利湿热。以无比山药丸合知柏地黄加减。方中山药、茯苓、泽泻以健脾利湿,为君药;山萸肉、杜仲、牛膝、苁蓉、菟丝子以益肾健腰,为臣药;黄柏、知母清泄下焦湿热,为佐使药。本方补益脾肾以治本,清泄下焦湿热以治标,而达标本兼治。二诊继守原方,以图缓缓收功。

第九节 甲状腺功能亢进症验案

甲亢验案1

薛某,女,34岁,因颈部肿大伴反复心慌1年余于2008年11月4日初诊。

患者2007年5月发现颈部肿大,偶有心慌,检查甲功为异常(具体不详),诊为"甲亢",服赛治10mg1次/日,治疗一段时间后甲功正常。2007年10月改用他巴唑,现患者颈部有憋胀感,偶有心慌,无明显怕热。多汗,情绪易急躁,月经正常。纳眠可,二便调。查体:BP 100/75mmHg,甲状腺Ⅱ°弥漫性肿大,质韧,突眼(-),手抖(-)。舌质红,苔薄黄,脉弦细。今测甲状腺B超:甲亢声像图改变。既往史:否认其他急慢性疾病史。现服他巴唑15mg 1次/日。

诊断:中医:瘿病,证属阴虚阳亢。

西医:甲状腺功能亢进症。

处方:磁石20g、生龙骨30g、白芍10g、生熟地各15g、夏枯草15g、浙贝母12g、连翘10g、太子参15g、五味子10g、柏子仁15g、炒枣仁15g、丹参20g,7剂。

复查甲功。

二诊(2008年11月10日):患者药后偶尔心情烦躁,无明显其他甲亢不适症状,纳眠可,二便调。舌淡红苔薄白,脉弦细。甲功:aTG 21.8IU/ml↑,aTPO 0.85IU/ml↑,TT4 0.62pg/dl↓,TT3 1.57ng/dl,TSH 32.43uIU/L↑。B超示:甲状腺回声改变符合甲状腺功能亢进声像图改变。

处方：生龙骨30g、磁石20g、白芍10g、生地15g、夏枯草15g、浙贝母10g、连翘10g、太子参15g、五味子10g、麦冬10g、柏子仁15g、炒枣仁15g，7剂。

他巴唑5mg 1次/日，甲状腺片10mg 1次/日，甲亢宁胶囊2粒 3次/日。

三诊（2008年11月24日）：现病情好转，眼干好转，余无特殊不适。舌淡红苔薄白，脉弦细。

处方：生龙骨30g、磁石20g、白芍10g、生地15g、枸杞10g、太子参15g、五味子10g、麦冬10g、柏子仁15g、炒枣仁15g、夏枯草15g、浙贝母10g、连翘10g、丹参20g，7剂。

甲亢宁胶囊2粒 3次/日。

四诊（2008年12月1日）：现患者病情平稳，未诉特殊不适。舌黯红苔黄，脉细弱。

处方：生龙骨30g、磁石20g、白芍10g、生地15g、夏枯草15g、浙贝母10g、连翘10g、太子参15g、五味子10g、麦冬10g、柏子仁15g、炒枣仁15g，7剂。

按语：患者甲亢病程一年余，一直在外院应用西药抗甲状腺药物治疗，虽甲功指标正常，但仍有多汗，情绪易急躁，偶有心慌等甲亢症状，给予林师自拟治疗甲亢方以滋阴潜阳、化痰散结。方药组成为生龙骨、磁石、白芍、熟地黄、生地黄、钩藤、五味子、枸杞子、夏枯草。主要针对阴虚阳亢型甲亢。林师治疗甲亢常中西医结合，以小剂量西药结合中药治疗，以减少西药不良反应。本例患者偶有心慌，给予太子参、五味子、麦冬、柏子仁、炒枣仁以益心气、养心阴，安神定志。患者未定期监测甲功，因而未及时将抗甲状腺药物减量，导致药物性甲减，故将他巴唑减量，同时暂时加小剂量甲状腺片以使甲功恢复正常。

甲亢验案2

曾某，女，因乏力、怕热、心慌5年于2007年11月13日初诊。

患者2002年起无明显诱因出现乏力、怕热、心慌、多食易饥，形体消瘦，在当地医院诊断为"甲亢"，一直口服丙硫氧嘧啶治疗。现服丙硫氧嘧啶50mg 3次/日，6月29日查甲功为aTG 99.2 IU/ml↑，aTPO＞1300IU/ml↑，余正常。10月13日复查甲功示：FT_4、FT_3、TSH均在正常范围。

现时有心慌、乏力、无怕热，汗出，纳可，眠轻，多梦，二便调。舌黯红，苔薄，脉细数。既往体健，否认药物过敏史，月经规律。查：HR 100次/分，律齐。甲状腺Ⅱ° 肿大，突眼（－），手抖（＋），舌黯红，苔薄白，脉细数。

诊断：中医：瘿病，证属气阴两虚，心神失养。

西医：甲状腺功能亢进症

处方：太子参12g、麦冬10g、五味子10g、炒枣仁15g、柏子仁15g、半夏10g、枳实10g、云苓15g、玄参10g、夏枯草15g、浙贝母10g、连翘10g，14剂。

丙硫氧嘧啶50mg 1次/日，心得安10mg 2次/日，甲亢宁胶囊2粒 3次/日。

二诊(2007年11月29日):药后患者心慌、乏力有所缓解,时头痛,纳眠可,二便调。舌黯红,苔薄,脉细滑。HR 96次/分,甲状腺Ⅱ°肿大,无突眼,手抖(+)。

处方:生龙骨30g、磁石20g、太子参15g、五味子10g、麦冬10g、柏子仁15g、炒枣仁15g、半夏10g、枳实10g、夏枯草15g、浙贝母10g、连翘10g,14剂。丙硫氧嘧啶50mg 1次/日,心得安10mg 2次/日。

按语:本甲亢患者就诊时,表现为气阴两虚之象,故以生脉饮益心气、养心阴,用"半首温胆汤"以宁心安神,用玄参、夏枯草、浙贝母、连翘以化痰散结清热。药后症状缓解,继以自拟甲亢方加减治疗,以缓缓收功。

甲亢验案3

曹某,女,因甲亢于2009年8月4日初诊。

患者于2007年确诊甲亢,服用他巴唑至今,现服他巴唑10mg 1次/日,7月27日查甲功示:FT_4 0.53ng/dl↓,T_4 3.33μg/dl↓,余(−)。今日来诊。

现无明显心慌怕热,有心烦,纳可,腹胀,大便不成形,2次/日,睡眠差,入睡难,容易醒,醒后难入睡。既往:子宫全切术后4年。H:160cm W:60kg,舌黯红,苔薄白,脉细滑。PE:BP 120/80mmHg,甲状腺Ⅱ°肿大,质中。突眼(−),手抖(−)。现用药他巴唑10mg 1次/日。

诊断:中医:瘿病,证属阴虚阳亢,血神失养。
　　　西医:甲状腺功能亢进症。

处方:生龙骨30g、磁石20g、生熟地各15g、白芍10g、夏枯草15g、浙贝母10g、连翘10g、太子参12g、五味子10g、麦冬10g、柏子仁15g、炒枣仁15g、远志10g、龙眼肉12g、砂仁6g、枳实6g,7剂。

他巴唑5mg 1次/日,甲亢宁胶囊2粒 3次/日。

二诊(2009年8月13日):近日出现腹胀、腹泻2次/日,睡眠较差,尚能入睡,舌淡红,苔薄白,脉细滑。8月5日甲状腺B超示:回声改变,建议复查甲功。

处方:生龙骨30g、磁石20g、党参15g、炒白术10g、太子参15g、大腹皮15g、夏枯草15g、浙贝母10g、连翘10g、麦冬10g、柏子仁15g、炒枣仁15g、丹参20g、砂仁6g、檀香6g、龙眼肉12g,14剂。

三诊(2009年8月27日):仍腹胀、腹泻2~3次/日。睡眠较前好转,舌淡红边有齿痕,苔薄白,脉细滑。甲功二未见异常。生化:CHO 5.97mmol/L↑,TG 3.10mmol/L↑,LDL 3.95mmol/L↑,GLU 5.49mmol/L,VLDL 1.44mmol/L↑。

处方:党参15g、炒白术10g、云苓15、枳实10g、芡实10g、丹参20g、砂仁6g、檀香6g、五味子10g、麦冬10g、柏子仁15g、炒枣仁15g、龙眼肉12g、远志10g,14剂。

四诊(2009年9月10日):腹胀,腹泻减轻,仍大便不成形,睡眠较佳,仍易醒,双下肢乏力,面生痤疮,脱发,发干枯,鼻塞,视力明显下降。舌淡红,有齿痕,苔薄白,脉弦细。

处方:生龙骨30g、磁石20g、夏枯草15g、浙贝母10g、连翘10g、太子参15g、五味子10g、麦冬10g、柏子仁15g、炒枣仁15g、炒白术10g、云苓15g、丹参20g、砂仁6g、檀香6g,14剂。

五诊(2009年9月24日):腹胀,腹泻减轻,仍大便不成形,睡眠较佳,面部痤疮及脱发无明显改善。舌淡红,有齿痕,脉弦细。

处方:生龙骨30g、磁石20g、白芍10g、生熟地各15g、夏枯草15g、浙贝母10g、连翘10g、太子参15g、五味子10g、麦冬10g、柏子仁15g、炒枣仁15g、防风10g、白鲜皮12g、地肤子12g、紫草15g,7剂。

六诊(2009年10月15日):腹胀缓解,大便不成形,眠时易醒,醒后难以入睡,多梦,脱发,记忆力减退,面部痤疮好转,易疲乏,尿频。舌黯红,苔薄白,脉细滑。9月24日甲功正常。

处方:生熟地各15g、山萸肉12g、云苓20g、泽泻10g、益智仁15g、覆盆子15g、夏枯草15g、浙贝母10g、连翘10g、太子参15g、五味子10g、麦冬10g、柏子仁15g、炒枣仁15g、大腹皮15g,7剂。

他巴唑2.5mg qod,甲亢宁胶囊2粒 3次/日。

按语:该患者甲亢2年余,一直服用抗甲状腺西药进行治疗。来诊时已出现药物性甲减。在减少他巴唑用量的基础上,同时给予滋阴潜阳、养心安神之中药。以林师自拟甲状腺基本方为主,方药组成为生龙骨、磁石、白芍、熟地黄、生地黄、钩藤、五味子、枸杞子、夏枯草。配合生脉饮、归脾汤和参苓白术散,根据症状变化加减进退。针对皮肤瘙痒,给予防风、白鲜皮、地肤子、紫草等祛风止痒。

第十节 甲状腺结节验案

甲状腺结节验案1

苗某,女,主因发现甲状腺结节5年于2009年9月22日初诊。

患者于5年前体检时发现甲状腺多发结节,未查甲状腺功能,以后复查甲状腺B超同前,今年9月8日再次复查B超,结节较前变大,提示甲状腺中实性结节待查(甲状腺腺瘤),9月15甲功aTPO 186.7IU/ml↑。今日来诊,现颈前部不适,时有声音嘶哑,无怕冷怕热,纳眠可,二便调。月经前期7~10天,月经量多,色深。既往否认其他疾病,9月14日乳腺钼靶相:双侧乳腺增生,右侧腺小钙化灶。舌淡黯,有齿痕,苔薄白,脉弦细。现服中药汤剂一周。

诊断:中医:瘿瘤,证属肝郁气滞,痰瘀交阻。

西医:甲状腺结节,慢性淋巴细胞性甲状腺炎;乳腺增生。

处方:柴胡10g、白芍10g、枳实10g、半夏9g、夏枯草15g、浙贝母10g、连翘10g、太子参15g、五味子10g、麦冬10g、柏子仁15g、炒枣仁15g、郁金10g、元胡10g、丹参20g、砂仁6g,14剂。

甲亢宁胶囊2粒 3次/日,甲状腺片10mg 1次/日。

二诊(2009年10月13日):患者诉颈部不适,咽部有异物感,声音嘶哑,纳可,睡眠欠佳,多梦,大便干,小便调。月经周期正常,经期持续2周左右,量多,色深。舌黯红,有齿痕,苔薄白,脉弦细。

处方:牛蒡子10g、桔梗10g、生甘草6g、柴胡10g、白芍10g、枳实10g、半夏9g、土茯苓12g、太子参15g、五味子10g、麦冬10g、柏子仁15g、炒枣仁15g、丹参20g、决明子12g、砂仁6g,14剂。

甲亢宁胶囊2粒 3次/日,甲状腺片10mg 1次/日。

三诊(2009年10月29日):甲功五项未见异常。颈部及咽部不适,声音嘶哑,纳眠可,二便调。舌淡红,有齿痕,苔薄白,脉弦细。

处方:柴胡10g、白芍10g、枳实10g、牛蒡子10g、桔梗10g、薄荷6g、荆芥10g、生甘草6g、夏枯草15g、浙贝母10g、连翘10g、太子参15g、五味子10g、麦冬10g,7剂。

四诊(2009年11月11日):颈部及咽部不适缓解,有痰,量多,声音嘶哑,纳眠可,二便调。月经后期10天。舌黯红边有齿痕,苔薄白,脉弦细。

处方:柴胡10g、当归10g、白芍10g、益母草15g、夏枯草10g、红花10g、桃仁10g、香附10g、半夏10g、枳实10g、丹参15g,14剂。

按语:甲状腺结节也是临床常见的甲状腺疾病之一,近年来随着超声检查的普遍开展,甲状腺结节的检出率越来越高。该病隶属于中医"瘿瘤"范畴。林师认为该病系由肝气郁滞,津凝成痰,痰气交阻,日久则血循不畅,气、痰、瘀同时壅结于颈前而致。正如《济生方·瘿瘤论治》说:"夫瘿瘤者,多由喜怒不节,忧思过度,而成斯疾焉。大抵人之气血,循环一身,常欲无滞留之患,调摄失宜,气凝血滞,为瘿为瘤。"

治疗上以四逆散合化痰、软坚散结之品。四逆散方出自《伤寒论·辨少阴病脉证并治》。方中柴胡、枳实相配,一升一降,解郁开结以疏达阳气,增强疏肝理气之功;柴胡、芍药相伍,一散一敛,疏肝而不伤阴,且有相反相成之效;枳实、芍药相配为枳实芍药散,调和气血。半夏、夏枯草、浙贝母、连翘清热化痰散结,元胡、郁金、香附活血、行气解郁。诸药合用共奏疏肝解郁、活血散结之功。

甲状腺结节验案2

周某,女,48岁。2012年3月1日初诊。

患者于2010年5月体检时发现甲状腺肿物,无不适,行甲状腺超声检查示:甲状腺左叶实性占位。后行超声引导下穿刺示甲状腺癌。于2010年6月9日于北京肿瘤医院在全麻下行甲状腺左叶+峡部切除+淋巴结清扫术。病理示:(甲状腺左叶+峡部)甲状腺乳头状癌,大小1.5cm×1.2cm×1cm,未见脉管癌栓。(左颈6区)淋巴结可见乳头状癌转移(2/3)。术后予优甲乐50μg-0-100μg。2012-2-8日复查甲状腺超声示(北京肿瘤医院):甲状腺右叶回声欠均,右叶近峡部可见低回声结节,0.9cm×0.5cm,边界欠清,内可见钙化。右叶可见低回声小结节,0.5cm×0.3cm,边界尚清。左颈部可见多发低回声淋巴结,最大0.8cm×0.7cm。超声印象:右侧甲状腺近峡部结节,密切观察;原甲状腺右叶小结节,较前变化不大;左颈部多发淋巴结,较前变化不大。

2012年2月1日甲状腺功能检查(北京肿瘤医院):TT_4 200.6nmol/L(66.0~181.0),FT_4 27.34pmol/L(12.0~22.0),TSH<0.005mIU/L(0.27~4.20),TT_3、FT_3未见异常。

现症见:乏力、时感心悸、气短,腰膝酸软,睡眠欠佳,食纳尚可,二便调。舌淡黯苔薄白,脉沉细。

诊断:中医:瘿瘤,证属气血不足,水不涵木。

　　西医:甲状腺癌术后;甲状腺右叶结节

处方:生龙骨30g,磁石20g,白芍10g,生熟地各15g,钩藤10g,五味子10g,枸杞10g,夏枯草15g,太子参15g,麦冬10g,五味子10g,柏子仁15g,酸枣仁15g,山萸肉12g,桔梗10g,生草6g,牛蒡子10g,炒白术10g,半枝莲20g,土茯苓12g,白花蛇舌草20g,紫河车10g。14剂。

按语:甲状腺癌为内分泌疾病较常见肿瘤之一,西医学往往在手术后给予优甲乐进行替代及抑制治疗。但仍有复发的风险。林师近年来对本病颇有研究。患者术后气血不足,加之中年,天癸将竭,故易乏力。心气不足,不能养心故见心悸。肾阴亏虚,水不涵木,蓄热内扰,心神不安故失眠。生脉饮益心气、养心阴,炒枣仁、柏子仁养心安神,半枝莲、土茯苓、白花蛇舌草清热解毒,现代药理学研究认为有一定的抑制肿瘤的作用。枸杞子、紫河车滋补肝肾、养血益气。

甲状腺结节验案3

庞某,女,46岁。2011年12月21日初诊。

患者诉心慌、乏力,怕冷,双手及右足趾麻木刺痛,纳可,眠差,二便调。舌淡苔白,脉沉细。甲状腺超声:甲状腺右叶最大结节1.4cm×1.0cm,右叶最大1.1cm×0.8cm。甲状腺功能未见异常。

诊断:中医:瘿瘤,证属肝郁气滞,痰瘀化火。

　　西医:甲状腺结节。

处方: 生龙骨30g, 磁石20g, 白芍10g, 生熟地^各10g, 钩藤10g, 五味子10g, 枸杞10g, 夏枯草15g, 丹参15g, 檀香6g, 砂仁6g, 山萸肉10g, 肉桂4g, 丹皮10g。14剂。

二诊(2012年1月5日): 怕冷明显缓解, 右足大趾发木消失, 足底发凉有所好转, 纳眠可。舌淡苔白, 脉沉弦。

处方: 生龙骨30g, 磁石20g, 白芍10g, 生熟地^各10g, 钩藤10g, 五味子10g, 枸杞10g, 夏枯草15g, 丹参15g, 檀香6g, 砂仁6g, 当归10g, 川芎10g, 桂枝10g, 牛膝10g。14剂。

三诊(2012年2月21日): 药后怕冷缓解, 易性急, 时乏力, 大便偏干, 1~2日一行。全身皮肤瘙痒, 右足大趾略麻木, 心慌偶发。舌淡苔黄腻, 脉沉细。

处方: 生龙骨30g, 磁石20g, 白芍10g, 生熟地各10g, 钩藤10g, 五味子10g, 枸杞10g, 夏枯草15g, 丹参15g, 檀香6g, 砂仁6g, 当归10g, 川芎10g, 桂枝10g, 牛膝10g, 生黄芪20g, 白鲜皮12g, 地肤子12g, 苦参12g。14剂。

四诊(2012年3月6日): 药后全身皮肤瘙痒好转, 右足大趾疼痛好转。舌淡苔黄腻, 脉沉细。

处方: 生龙骨30g, 磁石20g, 白芍10g, 生熟地各10g, 钩藤10g, 五味子10g, 枸杞10g, 夏枯草15g, 丹参15g, 檀香6g, 砂仁6g, 当归10g, 川芎10g, 桂枝10g, 姜黄15, 红花10, 土鳖虫10, 白芥子10, 白鲜皮12g, 苦参12g, 14剂。

按语: 甲状腺结节患者肝气郁滞, 痰气郁结颈前, 日久化火, 形成肝火内盛。肝旺势必克土、刑金、扰心、伤肾。耗气伤阴, 肝阴亏虚, 筋脉失养则倦怠乏力; 火郁伤阴, 心阴亏虚, 心失所养则心悸心慌。林师以甲状腺经验方为基础, 配以丹参饮、黄芪桂枝五物汤、桃红四物汤加减, 滋补肝肾之阴, 活血化瘀、温肾除痹。二诊则怕冷、足趾发木缓解。三诊患者出现皮肤瘙痒, 予白鲜皮、地肤子、苦参清热凉血止痒。四诊时瘙痒好转, 继予温肾凉血止痒之品以巩固疗效。

甲状腺结节验案4

彭某, 女, 31岁, 因甲状腺结节于2012年6月19日初诊。

患者2011年11月感颈部不适, 曾做喉镜未见异常。今年5月体检发现甲状腺结节, 未治疗。性情急躁, 怕冷, 记忆力可, 眠欠佳, 易醒, 二便正常。舌淡红苔薄白, 脉细。甲功及甲状腺抗体正常。甲状腺超声: 甲状腺低回声结节。

诊断: 中医: 瘿瘤, 证属肝郁气滞, 痰气交阻。

西医: 甲状腺结节。

处方: 甲二方+益心汤+郁金10g, 元胡10g, 半夏9g, 枳实10g, 浙贝母10g, 14剂。

甲状腺片10mg 1次/日。

二诊(2012年7月3日): 服药后第三天时出现咽痛, 咳嗽, 发热, 大便干, 小便黄,口苦等。在附近医院就诊,行抗生素抗感染治疗。仅用甲状腺片,余药暂停。现咽痛,咳嗽,咳痰,咽痒。大小便正常。查体: BP 120/86mmHg, HR 108次/分,律齐。

甲状腺功能检查(2012年6月19日)示: FT_3 2.76pg/ml, TT_4 1.31μg/ml↓, TSH 0.58μIU/ml, TGAb 101.1IU/ml↑, TPOAb 112.1IU/ml↑。

甲状腺彩超(2012年6月29日):甲状腺多发实性、囊实性结节(左叶: 1.2cm×1.0cm,右叶: 0.6cm×0.4cm)

处方: 甲二方+前胡10g、牛蒡子10g、桔梗10g、生甘草6g、金银花12g、连翘10g、薄荷6g、黄芩10g、荆芥10g,14剂。

三诊(2012年2月31日):药后未诉明显不适症状。纳眠可,大便不成形,1次/日,月经正常。查体: BP 115/70mmHg, HR 65次/分,律齐。

处方: 甲二方+益心汤+炒白术10g、茯苓15g、枸杞10g、郁金10g、元胡10g,14剂。甲状腺片10mg 1次/日。

按语:随着人们健康意识的增加,常规体检以及影像学技术的不断普及,甲状腺结节近年来检出率逐渐增加。林师认为,甲状腺结节的发生,多因患者素体禀赋不足,加之长期喜怒忧思,久郁不解,肝气郁滞,津凝成痰,痰气交阻,日久则血循不畅,气、痰、瘀同时壅结于颈前,故渐起瘿肿。治疗上以疏肝理气、化痰散结为法,方以甲二方为主,配以化痰散结、疏肝理气之品。治疗期间患者外感风寒,以银翘散加减清热解毒散寒。感冒痊愈后又因脾胃虚弱致大便不成形,而以四君子加减调补以善后。针对结节,林师以小剂量甲状腺片配合中药治疗,目的是抑制结节的生长,中西医结合可以获得更好的临床效果。

第十一节 亚急性甲状腺炎验案

亚甲炎验案

贾某,女,58岁。因间断颈部疼痛,伴发热半月于2012年6月1日初诊。

患者半月前"上感"后,出现颈部疼痛,伴发热。Tmax: 39.6℃。查 ESR: 78mm/h↑,甲功: T_3: 2.49μg/ml, T_4: 161.2μg/ml↑, FT_3: 6.82pg/ml↑, FT_4: 24.91pg/ml↑, TSH: 0.05μIU/ml↓;甲状腺B超: 甲状腺体积增大,实质回声不均匀,腺体内可见多发低回声区。左侧大者约2.7cm×1.7cm,右侧大者约2.1cm×1.6cm,边界欠清,无明显占位效应,双颈部未见明确异常淋巴结。考虑亚甲炎可能性大。结合甲状腺超声异常所见,考虑为"亚甲炎",予解热镇痛类药物,症状缓解。现颈部肿大疼痛,周身疼痛,偶怕冷,无发热、心慌,二便调。

现服扶他林50mg 3次/日。

既往：患2型糖尿病15年，未服用降糖药物。

实验室检查：2012年5月30日血常规：NEUT 70.50%↑；2012年5月30日甲功：FT$_3$：1.78pg/ml，FT$_4$：2.57pg/ml↑，T$_3$：0.68μg/ml，T$_4$：12.84μg/ml↑，TSH：0.01μIU/ml↓；2012年5月30日生化：GLU：6.11mmol/L；2012年5月30日ESR：92mm/h。

诊断：中医：瘿病、消渴病，证属外感风热，痰热郁结。

西医：亚急性甲状腺炎；2型糖尿病。

处方：甲一方+益心汤+郁金10g、元胡10g、前胡10g、牛蒡子10g、桔梗10g、生甘草6g、黄芩10g、金银花10g、连翘10g、防风10g，7剂。格列美脲1mg 1次/日，甲亢宁胶囊2粒 3次/日。

二诊（2012年7月10日）：现无发热，无咽痛，晨起双眼肿，怕冷，体重无增加，饮食正常，睡眠欠佳，大便干，1~3日1次，双下肢无浮肿。实验室检查：7月9日甲功：FT$_3$ 1.67pg/ml↓，FT$_4$<0.4pg/ml↓，TSH 88.72μIU/ml↑，TG-Ab>1000IU/ml↑。肝、肾功未见明显异常。血沉25mm/h。血脂：CHO 5.95mmol/L，LDL3.51mmol/L。查体：BP 130/90mmHg，HR 81次/分，律齐。目前颈部不痛，结节消失，服上次汤药后体温正常。舌质淡红苔薄，脉弦细。今甲状腺B超：甲状腺两侧叶及结节普遍增大，形态饱满，边界清，腺体回声不均，诊为"甲状腺弥漫性肿大，双侧颈部淋巴结肿大"。

处方：甲一方+益心汤+郁金10g、元胡10g、牛蒡子10g、桔梗10g、生甘草6g，14剂。

优甲乐25μg 1次/日。

按：亚急性甲状腺炎（简称"亚甲炎"）是内分泌科比较常见的甲状腺疾病。发病原因是病毒对甲状腺的感染，病毒种类包括腮腺炎病毒、柯萨奇病毒、流感病毒、埃可病毒及腺病毒等，发病前患者常先有上呼吸道感染。西医常采用口服非甾类消炎药或强的松治疗本病。但非甾类消炎药止痛效果一般，而强的松属于糖皮质激素，退热、止痛效果较好，起效快，但会引起多种不良后果，如消化道溃疡、肥胖等，长期大剂量应用还会造成骨质疏松。使用糖皮质激素不会影响亚甲炎的自然病程。在激素减量过程中，病情还容易反复，以致治疗很长时间，激素仍然无法撤减，有些甚至可达1年以上。如果激素的药量撤减过多、过快，反而会使病情加重。

中医典籍中虽然没有类似西医亚甲炎的病名，但根据患者颈部及咽部疼痛、发热伴甲状腺结节样肿大等症状，可隶属于中医"瘿病"范畴。情志内伤及外感风热火毒之邪是其发病的主要原因。林师以疏肝理气、化痰散结之甲一方（组成为柴胡、枳实、半夏、山慈菇、郁金、白芍、土贝母）为基础，配以清热解毒之品以疏散外感风热火毒。因外感发热时间较长，可致气阴两虚，故以益心汤以益气养阴宁心。诸药合用,共奏清热解毒、化痰散结之功。

第十二节　中枢性尿崩症验案

尿崩症验案1

赵某,男,8岁。

2011年4月因口渴、多饮、多尿入当地医院检查,饮水试验:饮水量6500ml,尿量4290ml,尿比重1.001~1.005。禁水试验:尿量660ml比重1.002~1.010。加压素试验:尿量明显减少,尿比重1.010。垂体磁共振成像示:垂体后叶T_1W_1高信号减低,双侧脑室体后部旁白质脱髓鞘;左侧筛窦炎症。当地医院确诊为"中枢性尿崩症",给予弥凝(醋酸去氨加压素片)口服治疗。2012年1月开始服弥凝0.05mg 2次/日效果不佳,2012年1月13日测夜间饮水4200ml,排尿3500ml,尿比重1.005。2012年1月14日白天饮水4300ml排尿2800ml尿比重1.002。患者于2012年2月入北京协和医院诊治,MRI示:垂体柄增粗。肝肾功能未明显异常。弥凝改为1pm时0.025mg、睡前0.05mg。现夜间(10pm-7am)无排尿,白天饮水约2000ml,排尿4~5次(量不详)。

症见口渴、多饮、多尿间断发作,右侧太阳穴处、枕骨处阵发性疼痛,鼻塞,纳食不佳,乏力,睡眠可,记忆力无明显变化,体型偏胖。大便正常。舌红苔白腻,脉滑。弥凝1pm时0.025mg,睡前0.05mg。现夜间(10pm-7am)无排尿,白天饮水约2000ml,排尿4、5次(量不详)。

诊断:中医:消渴病,证属脾肾两虚,下焦不摄。

西医:中枢性尿崩症。

方药:生地10g、熟地10g、山萸肉10g、茯苓10g、丹皮10g、益智仁10g、覆盆子10g、太子参10g、五味子10g、麦冬10g、玉竹10g、丹参12g、杜仲6g、桑螵蛸10g、乌药6g、金樱子10g、菟丝子10g,30剂。

二诊:服药后口渴、多饮、多尿症状好转,现已将弥凝改为睡前0.05mg,夜间(10pm-7am)无排尿,白天饮水约2000ml,排尿4、5次(量不详)。头痛未发作,纳可,睡眠佳。大便正常。舌红苔白,脉滑。

方药:上方去丹参、杜仲,加紫河车6g,60剂。

三诊:患者电话咨询,诉服药后口渴、多饮、多尿症状明显改善,未诉其他不适症状。现已经将弥凝停药一周,复查尿比重正常。嘱其中药守上方继续服药以巩固疗效。

按语:此例小儿纳食不佳,乏力,舌苔白腻,脉滑,提示患儿脾气亏虚;患儿先天禀赋不足,又加之后天生化乏源,肝肾不足、肾虚津亏,津液不能上承,则口干、多饮。肾失气化,水液直趋于下故多尿。因此,林师治疗初期以六味地黄汤合生脉饮为基本方,气阴双补,肝脾肾同调,加桑螵蛸、乌药、金樱子、菟丝子固精缩尿;加丹参、杜仲活血。复诊诸症减轻,效不更方,基本方加紫河车补肾填精、促进发育。诸药合用,使患儿诸症渐消。

尿崩症验案2

赵某某,女,5岁。

2012年2月2日初诊:2011年5月因多饮多尿,每日饮水约4~5L,最多可达9L/日,尿量与饮水量基本接近。一个月体重下降2kg。后就诊于儿童医院,查尿比重1.010-1.015,空腹血糖4.71mmol/L,头颅MRI示垂体柄增粗,神经垂体未见高信号。在山西医大一院内分泌科就诊,行禁水加压素试验及垂体功能检查,考虑尿崩症。但垂体柄增粗,需进一步鉴别垂体炎、生殖细胞瘤等疾患。予弥凝0.025mg 3次/日。

来诊时证见口渴多饮多尿,脱发,偶感头痛,纳食不佳,皮肤干燥,大便干,1~2日1行。舌红苔薄白,脉细滑。

诊断:中医:消渴病,证属肝肾不足,下焦不摄。

西医:中枢性尿崩症

处方:生熟地各10g、山萸肉6g、云苓10g、泽泻10g、益智仁6g、覆盆子6g、菟丝子10g、杜仲6g、肉苁蓉6g、桑螵蛸6g、女贞子10g、五味子10g、枸杞6g,14剂。

二诊(2012年3月13日):诉药后口渴多饮多尿较前有所好转,头痛减轻,纳食一般,眠佳,大便不干,皮肤不干燥。舌淡尖红苔薄白,脉细滑。服汤药后服用弥凝间隔时间增加。日饮水量1500ml/日,尿量1500ml/日。

处方:生熟地各10g、山萸肉10g、益智仁10g、覆盆子10g、菟丝子10g、杜仲10g、桑螵蛸10g、金樱子10g、生黄芪10g、枸杞10g、紫河车6g,14剂。

后随访,患者诉续前方服药半年余,目前口渴、多饮、多尿、头痛症状明显改善,皮肤不干燥,胃口好,身高体重均增加。弥凝减为0.025mg每日2次。

按:中枢性尿崩症为内分泌疾患,西医治疗给予弥凝,虽然病情可以得到一定控制,但有些症状不能改善。林师认为,该病是由于肝肾不足。肾为先天之本,对津液的输布和代谢起主宰作用,肾不化气上升,津液不布则口渴多饮,下焦不摄则尿频多肾虚无以约束小便,故尿频量多。小儿先天禀赋不足,故应滋补肝肾、固精缩尿。山萸肉能固精益肾,不使水谷精微下注。紫河车补肾填精。诸药合用,使患儿肾精渐充,肾气渐旺,脾得健运,肺得滋养,治节有权。故口干烦渴多饮、小便量多、食欲不振诸症皆消,生机旺盛,身高、体重均增加。

第十三节 其他验案

白塞病验案

王某,女,45岁,2012年2月16日初诊。

自诉经前会阴部有丘疹,略痒,眼干涩,无明显口干渴,夜间盗汗明显,饮食二便正常。舌红苔薄黄,脉滑。

诊断:中医:消渴病、狐惑病,证属气阴两虚、肝脾湿热。

西医:2型糖尿病;白塞氏病。

处方:糖二联+生地15g、赤芍10g、丹皮10g、黄柏10g、苍术10g、丹参20g、当归10g、红花10g、牛膝10g、益母草20g,14剂。

糖微康4粒 3次/日,瑞格列奈0.5 2次/日。

二诊(2012年3月20日):诉白带稍多,眼干,乳腺增生,会阴部稍有溃疡,纳眠一般,二便调。

处方:糖二联+黄柏10g、炒白术10g、椿根皮15g、枸杞10g、决明子12g、当归10g、白芍10g、生熟地^各15g、红花10g、牛膝10g、益母草20g、黄芪20g、丹参20g,14剂。

瑞格列奈0.5g 2次/日。

三诊(2012年9月13日):睡眠一般,大便不尽,易醒,月经前后时有溃疡,腹胀,乳腺增生,眼干。测FBG:5~6mmol/L,2hPG:6~7mmol/L。

处方:柴胡10g、白芍10g、枳实10g、郁金10g、元胡10g、橘络6g、丹参20g、砂仁6g、檀香6g、太子参12g、五味子10g、麦冬10g、柏子仁15g、炒枣仁15g、枸杞10g、生龙牡^各30g、珍珠母30g,14剂。

四诊(2012年12月25日):乏力,困倦易睡,双乳胀痛,大便黏滞不爽,2日一行,双眼发干。白带量少,月经量少,色黑呈咖啡样,眠可。查体:BP 100/60mmHg,HR 70次/分,律齐。舌质暗苔白水滑,脉弦滑。自测血糖:FBG 4.9~5.5mmol/L,PBG 7.9~15.7mmol/L,HbA1c 5.8%。

处方:糖二联+生熟地^各15g、山萸肉12g、茯苓10g、泽泻10g、枸杞10g、决明子12g、当归10g、白芍10g、红花10g、益母草20g,14剂。

格列美脲1mg 1次/天。

按语:白塞氏病是一原因不明、以细小血管炎为病理基础而发生损害的多脏器受累疾病。主要表现为口腔、皮肤、生殖器和眼部呈急性或慢性损害。口腔和会阴部损害主要是溃疡,消化道损害表现为上腹部饱胀不适。中医"狐惑病"与此病类似。该患同时患有糖尿病,因此辨证为气阴两虚、肝脾湿热,以糖二联为基础益气养阴,配以活血凉血、清热燥湿之品。针对白带多给予椿根皮燥湿清热、收涩束带。苦寒之品只可暂用,不宜久服,庶免损脾伤阳。因此在会阴部不适症状消失后,改用益气养阴、疏肝健脾之品以缓缓收功。

腹胀腹泻验案

姜某,男,58岁,因腹胀腹泻于2012年12月4日初诊。

患者9年来反复腹胀,全腹部胀满,无明显反酸,大便稀,3~4次/日,嗳气,矢气多,四肢发凉,饮食睡眠尚可。反复口腔溃疡。既往诊为"慢性胃炎、十二指肠溃疡,慢性结肠炎"。舌淡红苔白,脉弦细。

诊断:中医:腹胀、腹泻,证属脾胃失和,湿滞内停。

西医:慢性胃炎,十二指肠溃疡;慢性结肠炎。

处方:旋覆花10g,代赭石20g,苍术10g,川朴10g,半夏9g,枳实10g,广木香10g,川连6g,丹参20g,砂仁6g,檀香6g,云苓15g,肉豆蔻6g,党参12g,丹皮10g,赤芍10g,麦冬10g,五味子10g,28剂。

二诊(2012年12月25日):药后腹胀及腹部下坠感明显好转,便溏缓解,大便3次/日,成形便,嗳气,矢气多,饮食睡眠尚可。舌淡红苔白微腻,脉弦细。

处方:苍术10g,川朴10g,半夏9g,枳实10g,旋覆花10g,代赭石20g,广木香10g,川连6g,丹参20g,砂仁6g,檀香6g,云苓15g,竹茹10g,吴茱萸4g,乌药10g,14剂。

按语:腹胀腹泻多为脾胃功能失调所致,因脾主运化,胃主受纳,脾胃虚弱则不能受纳水谷和运化精微,以致水反成湿,谷反成滞,湿滞内停,清浊不分,混杂而下遂成泄泻。脾失健运,升降失常而致腹部胀满。林师以旋覆代赭汤、平胃散、四神丸、丹参饮合方加减,升清降浊、寒热并用。二诊则诸症缓解,以前方为基础,加用香连丸、温胆汤化湿行气,吴茱萸、乌药行气消胀。吴茱萸入肝经,可疏肝气祛寒解郁。《本草便读》记载:"吴茱萸,辛苦而温,芳香而燥,本为肝之主要……其性下气最速,极能宣散郁旨,故治肝气郁滞,寒浊下踞……"乌药味辛性温,辛开温散,上入脾肺,善于疏通气机,能顺气畅中,理胸腹气滞。

月经不调验案

麻某,女,29岁。2012年3月12日初诊。

患者2010年10月无诱因出现手足发凉,月经量少,纳眠可,大便偏干。舌红苔根黄腻,脉弦。

诊断:中医:月经不调,证属脾肾两虚、气血不足。

西医:多囊卵巢综合征?

处方:当归15g、白芍10g、川芎10g、生熟地各15g、红花10g、桃仁10g、牛膝

10g、丹参20g、太子参12g、五味子10g、麦冬10g、柏子仁15g、炒枣仁15g、丹参20g、土鳖虫10g、大黄10g,14剂。

二诊(2011年5月5日):药后手足发凉好转,月经量可,持续3~4天。纳眠可,大便不干,小便可,舌红苔根黄腻,脉弦。药后于4月27日月经来潮。

4月12日B超:子宫未见异常,双侧卵巢未见优势卵泡(多囊卵巢可疑)。

处方:当归10g、白芍10g、川芎10g、生熟地各15g、红花10g、桃仁10g、仙茅6g、淫羊藿6g、太子参12g、五味子10g、麦冬10g、柏子仁15g、炒枣仁15g、连翘10g、银花10g、牛膝10g,14剂。

按语:该患为年轻女性,先天禀赋不足,后天失养,致脾肾两虚、气血不足。肾阳不足则阳气不能通达四末,故手足发凉;血液生化乏源,故月经量少。结合舌脉,内有气滞、痰湿且有化热之象。林师以生脉饮合桃红四物汤加减补益气血、活血化瘀以调经。土鳖虫破血逐瘀,丹参活血调血凉血,大黄活血祛瘀兼以导热下行通便。药后患者月经即来潮,手足发凉亦缓解。二诊在前方的基础上,加仙茅、淫羊藿即二仙汤。《本草纲目》云:"淫羊藿,性温不寒,能益精气,真阳不足者宜之。"仙茅能补命门而壮阳,治下元虚弱。仙茅、淫羊藿合用,补肾壮阳,治冲任不调之经闭、不孕症。目前临床上经常用来治疗多囊卵巢综合征。

痤疮验案

高某,女,30岁。2012年10月24日初诊。

患者两年前无明显诱因出现颜面痤疮,伴瘙痒,不痛,时轻时重,伴下颌淋巴结肿大。近两周加重,未治疗。月经延迟一周,量可,二便调,眠一般,多梦。舌质黯红苔薄,脉沉细。既往:慢性咽炎。

诊断:中医:痤疮,证属肺热,心肾不足。

西医:毛囊炎

处方:太子参10g、麦冬10g、五味子10g、当归12g、赤白芍各10g、川芎10g、生熟地各15g、益母草20g、丹参20g、黄芩10g、公英12g、地丁12g、川连6g、白鲜皮12g、地肤子12g、苦参片12g、紫草15g,14剂。

二诊(2012年11月13日):药后面部痤疮减少,仍瘙痒。下颌淋巴结肿痛消失。纳眠可,大便正常。舌质黯红苔薄,脉沉细。

处方:当归10g、白芍10g、生熟地各15g、川芎10g、益母草20g、红花10g、牛膝10g、太子参12g、五味子10g、麦冬10g、柏子仁15g、炒枣仁15g、紫草20g、公英12g、地丁12g、白鲜皮12g、地肤子12g、苦参片12g、丹皮10g、砂仁6g,7剂。

按语:痤疮为年轻患者常见疾患,中医认为该病为血热、肺热所致。该患者月经延期,眠中多梦,为心肾不足所致。故以生脉饮益心气、养心阴,四物汤养血活血,益母草味辛、苦,气凉,性善入血分,辛可行气解郁,活血祛瘀,性凉味苦可泄热,软坚,祛湿瘀。丹参活血调血,凉血消肿。黄芩、公英、地丁、川连清热解毒消肿。白鲜皮、地肤子、苦参片、紫草清热燥湿止痒。经治后,二诊时面部痤疮减少,下颌淋巴结肿痛消失。继以前方加减治疗以巩固疗效。

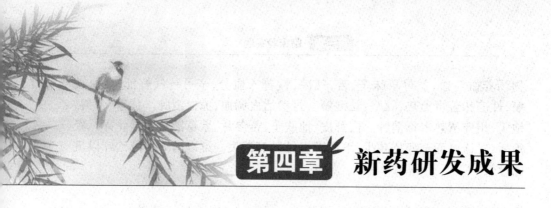

第四章　新药研发成果

　　林兰教授在中医、中西医结合内分泌领域辛勤耕耘了50余年,在糖尿病、甲亢等内分泌代谢性疾病的治疗方面积累了丰富的经验,逐步形成了自己的治疗特色和风格。与此同时,她还矢志于中药新药的开发,通过临床与科研相结合,先后开发出降糖甲片、降糖通脉宁胶囊、甲亢宁胶囊、糖微康胶囊、糖心平胶囊等制剂,有些已经转让给药厂进行大批量生产,有的作为院内制剂在广安门医院应用多年,深受广大患者的好评和青睐,全国各地前来购药者络绎不绝。

第一节　降糖甲片

　　降糖甲片主要成分为黄芪、黄精、地黄、太子参、天花粉等。方中黄芪补气益阴,太子参益气生津,用治消渴;地黄养阴生津止渴,黄精平补肺肾阴阳,又能润肺滋阴,常与黄芪、天花粉等同用治疗阴虚消渴。《神农本草经》说天花粉"主消渴",其味甘苦酸、性凉,酸甘化阴,入肺胃二经,具有清肺胃之热、生津止渴之功。全方共奏益气养阴、生津止渴之效。

一、降糖甲片的临床研究

　　糖尿病隶属于中医学"消渴"范畴。消渴证系因肺、胃、肾三脏热灼阴虚,水谷精微输布失常所致,为常见的内分泌代谢性疾病。为了发挥中医药的优势和特长,从祖国医药宝库中寻找安全有效的降糖中药,20世纪70年代广安门医院成立了糖尿病专题研究组,林兰教授与同事们对该病不断进行深入研究,历时20多年,通过对328例糖尿病患者进行系统的辨证分析,根据其不同的临床症状而分为阴虚热盛、气阴两虚、阴阳两虚三型,并发现气阴两虚型占绝大多数,因而拟定并制备了以益气养阴为主的降糖甲片。经8家医院对607例2型糖尿病患者进行随机盲法的前瞻性研究,入选标准为空腹血糖≥8.3mmol/L,餐后血糖≥11.1mmol/L。发现其降糖总有效率为76.5%,其中气阴两虚者达

81.38%。由于本药含有养阴药,故对其他两型也有一定的疗效。该药不仅具有良好的近期疗效,同时也有一定的中远期疗效,而且作用稳定而持久。对所有数据进行多元回归分析,结果显示,降糖甲片能够降低胰高血糖素,对胰岛素呈现双向调节作用;能显著增加糖尿病患者红细胞胰岛素受体数目,从而降低血糖;增加血浆cAMP含量、调节cAMP/cGMP的比值,调节机体阴阳,从而改善葡萄糖耐量。能改善左心功能,改善微循环。

为进一步证实降糖甲片的降糖疗效,又对109例患者进行了自身对照研究。对长期服用降糖西药血糖未能得到控制的2型糖尿病患者,在原用药基础上加用降糖甲片进行治疗,待血糖降至正常或下降明显时,停服降糖甲片,继续监测血糖、尿糖。当确认因停服降糖甲片而使血糖回升至≥8.3mmol/L时,第二次给予降糖甲片,血糖可再次下降。治疗前后经统计学处理有显著性差异($P<0.01$)。研究证实,该药降糖作用是稳定而确切的。

大量临床资料已经证实,阴虚为导致糖尿病发生的内在因素,高胰高血糖素血症为糖尿病阴虚的标志。气阴两虚为糖尿病的基本证型。益气养阴的降糖甲片能抑制胰高血糖素,调节胰岛素,增加红细胞受体数目及其结合率,提高胰岛素的敏感性,改善胰岛素抵抗和维生素代谢等作用。

本药于1985年通过国内著名中西医专家鉴定,同年获中国中医研究院一级科研成果奖;1986年荣获卫生部(国家级)中医药重大科技成果乙级奖,同年获新药证书。本药主要适用于2型糖尿病患者,尤其是症见口渴引饮、心慌气短、汗多乏力、五心烦热为主的气阴两虚型患者。对轻型患者,宜在饮食控制的基础上配以降糖甲片,经治后可使病情得到满意控制,有的可维持长达数年不用西药降糖药;对于中、重型患者,经长期西药降糖药治疗而病情未能得到控制者,则在原治疗方案的基础上加用降糖甲片,中西药合用可产生协同作用,使病情得到一定的控制。

二、降糖甲片的基础研究

为了探讨降糖甲片的降糖作用机制,林兰教授对降糖甲片组方进行拆方试验,分别排列、组合成35组,对四氧嘧啶小鼠模型进行了胰岛功能释放试验(包括胰岛素、胰高糖素、血糖),并对其胰腺进行光镜及电镜的形态学观察。

(一)拆方试验

将降糖甲片组方拆分为益气药和养阴药两大类,逐味分解为单味、双味、三味、四味药等不同组合,分别测定相关指标。结果显示,各组均具有不同程度降低血糖作用,既能提高胰岛素水平,又能降低高胰岛素状态,还可降低胰高血糖素。以益气药为主的各实验组,偏于提高胰岛素水平。不同的药味组合,用药前后对胰岛素的影响呈现了组间差异和量效关系;以养阴药为主的各组,表现为降低胰高血糖素为主。各组间治疗前后相关指标与对照组比较均有统计学意义($P < 0.05$)。

(二)胰岛、胰岛细胞形态学观察

胰岛是胰腺内分泌部分,胰岛中B细胞占75%左右,A细胞占20%左右。B细胞和A细胞内有许多分泌颗粒,分别分泌胰岛素和胰高血糖素,对调节糖代谢起到非常重要的作用。

1. 胰岛形态学观察

正常胰岛为内分泌细胞组成的细胞团,分布于外分泌部胰泡之间,正常形态结构为均匀规则;糖尿病模型组胰岛受到明显损害,胰岛体积明显缩小,数目显著减少;给药各组,在镜下可见到受损胰岛,其细胞有不同程度的增生,胰岛体积有不同程度的增大,受损程度较轻,其中单味药组和双味药组,胰岛细胞明显增多,胰岛体积明显增大,接近正常结构。

2. 胰岛电镜超微结构的观察

观察了降糖甲片有效成分对胰岛分泌颗粒的影响。益气养阴的降糖甲片使受损的胰岛得到一定改善,使萎缩的胰岛体积增大,细胞增生,增加胰岛素的分泌和抑制胰高血糖素的分泌。胰岛超微结构显示以太子参为代表的益气药实验各组,胰岛B细胞胞质内分泌颗粒数目比模型组有显著的增加,从而增加胰岛素的分泌;以黄精为代表的养阴药为主的实验组,胰岛A细胞胞质中分泌颗粒比正常组明显减少,从而减少胰高血糖素的分泌,进而达到降低血糖作用。同时发现益气药和养阴药均能使脾脏淋巴细胞增生,脾小结数目增多和体积增大,而脾脏是机体重要的免疫器官,说明两种主要中药有增强机体免疫功能的作用。

(三)自由基代谢的研究

自由基是体内正常代谢的中间产物,体内既有生成自由基的体系,又有清除自由基的体系,不断地产生与清除,以维持体内低水平的平衡。这种清除体系有细胞内清除自由基的酶类(超氧化物歧化酶SOD、过氧化氢酶CAT),生物膜及胞浆内的氧自由基清除剂(VitC, VitE)。结果显示糖尿病患者血清和糖尿病大鼠血清、心室肌、肾脏组织SOD活性均明显低于正常对照组,降糖甲片明显提高SOD活性,从而抑制其对机体损伤的作用。糖尿病组血清、心肌、肾脏组织中LPO含量明显高于正常对照组,而降糖甲片组呈现了低LPO含量($P < 0.05$)。说明降糖甲片能提高清除氧自由基SOD酶的活性,直接清除氧自由基非酶类物质,抑制脂质过氧化过程,对LPO有清除或抑制其对机体的损

害,并随着三型的演变,清除氧自由基力度及脂质过氧化水平逐渐升高,从而推测益气养阴的降糖甲片清除氧自由基的功能对防治糖尿病发挥一定作用。

综上所述,临床研究证实,益气养阴的降糖甲片具有改善胰岛功能,降低高胰岛素分泌型胰岛素水平,提高低分泌型胰岛素水平,呈现了双向调节胰岛素的作用,同时抑制胰高血糖素的分泌,进而降低血糖,改善症状。拆方试验显示益气药偏于促进胰岛素的分泌,养阴药偏于抑制胰高血糖素的分泌。对2型糖尿病红细胞受体测定进一步表明,降糖甲片具有增加胰岛素受体数目,提高胰岛素特异性结合率而使血糖降低的作用。

第二节 降糖通脉宁胶囊

降糖通脉宁胶囊主要成分为黄芪、地黄、水蛭等。本方在益气养阴、生津止渴之降糖甲片基础上,加用水蛭。水蛭为吮血之品,能逐瘀破结,其味苦咸,苦能泄结,咸可软坚散结,入肝经血分,其功擅破血逐瘀,其力较猛。近代用其治疗血液循环不畅者,以增加局部血流,扩张血管。诸药合用共奏益气养阴、活血化瘀之功。

一、降糖通脉宁胶囊的临床研究

20世纪80年代,林兰教授与同事们在研究降糖甲片的同时,拟定并制备了具有"益气养阴、活血化瘀"功效的降糖通脉宁,主要用于糖尿病血管并发症的治疗。该药于1989年通过卫生部新药审批,取得I期新药批号,经5家医院对928例糖尿病患者扩大验证,结果总有效率为77.28%,气阴两虚兼夹血瘀证者有效率达81.89%。于1991年12月16日通过科研成果鉴定,1995年4月获新药证书。

审证求因,治病求本,乃是中医学之精髓。老年患者易患心、脑、肾等血管病变,近年来有学者主张应用峻烈活血破血之品。老年人本已气血衰少,生机减退,易患虚证或虚中夹实,多见于心脾气虚,肝肾阴虚兼夹血瘀之胸痹、中风等本虚标实之病。治宜虚者补之,实者攻之,不宜久攻、峻攻,否则会导致陈瘀虽祛而正气更伤,气虚气不帅血,新瘀又成,终致虚虚实实之变。

林兰教授认为,糖尿病血管病与血瘀证有着相似的发病机制,即血流不畅、血液瘀滞、血脉瘀阻或血管阻塞,两者的分布比例均按阴虚内热、气阴两虚、阴阳两虚而递增,病情也随之加重,表明两者有着共同的发病规律和发展趋向。阴虚内热型为起始阶段,阴阳两虚型为其终末期,气阴两虚型为基本证型,因此可以认为血管病变与血瘀证为同一病理的两种表现。血瘀证为血管病变临床症状的体现,血管病变为血瘀证的具体病理基础。方中益气药为主导,养阴药为根本,活血化瘀为前提,三者合用,以达标本同治、攻补兼施、扶正祛邪之目的,对防治糖尿病动脉粥样硬化以及微血管病变发挥了良好的作用,取得了满意的疗效。

二、降糖通脉宁胶囊的药理研究

降糖通脉宁胶囊能纠正血液流变性、改善脂代谢,对糖尿病血管病变有良好的防治作用,并提示能调节胰岛B细胞对胰岛素的释放,抑制A细胞分泌胰高血糖素,增加胰岛素受体数目,改善葡萄糖耐量,从而降低血糖、尿糖,提高机体免疫功能,增强左心功能,促进血液运行,改善闭塞性循环障碍。通过对主要血管并发症的治疗,证实本药能改善心肌缺血、缺氧,纠正异常心电图,有利于冠心病的防治;通过头颅CT表明,本药可抗凝溶栓,使脑梗死得到改善;多普勒超声证实本药有扩张下肢动脉内径,促进血流,防治肢体血管病变;通过眼底荧光造影和对肾脏功能的检测,提示该药对早期视网膜病变、肾脏病变均有良好疗效。

三、降糖通脉宁胶囊的临床应用

通过对5家医院928例糖尿病患者的治疗,得出如下结果:

(一)心血管病变

主要表现为心气不足,胸阳不振,心阴亏损,心脉瘀阻之冠状动脉粥样硬化性心脏病、心肌病、自主神经功能紊乱,以及由此引发的心律失常、心功能不全等。本资料显示,经降糖通脉宁治疗后,有61.97%的气阴两虚、心脉瘀阻证的患者,其胸闷憋气、心胸作痛、唇舌青紫等症状以及心电图均得到显著改善。这可能与本药具有补心气、养心阴、祛瘀血之扶正祛瘀,调节糖脂代谢,纠正血液流变性异常,从而改善动脉粥样硬化和闭塞性微循环障碍,增加冠脉流量,改善心肌缺氧缺血有关。

(二)脑血管病变

糖尿病脑血管病变是糖尿病患者致残的主要原因之一。据报道,糖尿病患者血管病变的发生率为正常人群的1倍,脑卒中的发生率为非糖尿病人群的5倍。本资料中有41例患者出现记忆力渐进性减退、反应迟钝、痴呆、假性球麻痪等。疑有脑血管病变者,经CT检测证实,52%的患者有脑梗死。经用降糖通脉宁治疗后,48%患者的症状得到不同程度改善,梗死面积缩小,梗死区密度变淡,CT值上升。表明该药具有活血化瘀,抗凝溶栓,调节糖脂代谢,改善动脉粥样硬化,扩张血管,祛纤,解聚,降黏等综合作用。

(三)下肢血管病变

下肢血管病变是糖尿病患者致残的主要原因之一。主要病变为下肢动脉粥样硬化,常伴发周围神经病变。由于肢体缺血、感觉减退,故易受感染而导致溃疡、坏疽。本资料121例下肢血管病变者,经降糖通脉宁治疗后,有79.45%~83.3%患者的下肢麻木、发凉、疼痛等症状好转;57%的患者间歇性跛行及静息痛显著减轻;44%~45%患者的足背动脉搏动减弱现象得到改善;经肢体血管多普勒检查证实,有65.29%的患者血管内径有所增宽,血流速度增快,血流障碍得到改善,血液循环得到改善。

(四)视网膜病变

糖尿病视网膜病变是造成糖尿病患者失明的主要原因。据报道,糖尿病患者5年内该病的发生率为20%,15年以上达40%。可分为背景型和增殖型。经降糖通脉宁治疗后,有56.36%背景型视网膜病变患者的微血管瘤和点片状出血被吸收,但45.83%增殖型患者无显著改善。说明降糖通脉宁对早期视网膜病变的防治发挥了积极作用。

(五)糖尿病肾病

糖尿病肾病为糖尿病患者致死的主要原因之一。主要病理改变为肾小球硬化,临床表现为早期尿微量白蛋白排泄率增加≥200μg/min,间歇性临床蛋白尿,中后期持续性临床蛋白尿。糖尿病肾病常与视网膜病变、神经病变同时并存,被称为"糖尿病三联病变"。本资料显示病程10年内患病率为3%,10年以上高达50%。通过低蛋白饮食及降糖通脉宁治疗,呈现了能降低早期尿微量白蛋白排泄率及临床蛋白尿,改善氮质血症,对早期肾病有一定的防治作用。

研究表明,降糖通脉宁具有益气养阴、活血化瘀作用,能纠正糖脂代谢紊乱和血流动力学改变;降低血液高黏、高凝、高聚以及低变形能力;改善动脉粥样硬化、闭塞性微循环障碍和临床症状。

综合以上研究,林兰教授认为:①糖尿病血管病变与中医血瘀证之间有着共同的病理基础,均为血流不畅、血液淤滞、血脉瘀阻所致,两者分布均按阴虚热盛、气阴两虚、阴阳两虚而递增,病情也随之加重,表明两者有共同的分布规律和发展趋向,从而认为血管病变与血瘀证为同一病理改变的两种表现。血瘀证为血管病变临床证候的体现,血管病变则为血瘀证的具体病理基础,两者互为因果。②中医宏观辨证结果认为,阴虚为糖尿病之本,气阴两虚型为糖尿病基本证型,血瘀为主要兼证,益气养阴、活血化瘀为治疗糖尿病血管病变之大法,其中益气药为主导,养阴药为根本,活血化瘀为关键,三者共达标本兼治,攻补兼施,扶正祛邪之目的。③降糖通脉宁胶囊能改善血液流变学,降低全血比黏度、血细胞比容及沉降率、血小板聚集、纤维蛋白原、FDP,改善糖脂代谢,保护胰岛功能,改善临床症状,总有效率为77.28%。④临床观察结果显示,降糖通脉宁胶囊具有益心气、养心阴、改善心肌缺血缺氧,纠正异常心电图,提高左心功能。头颅CT证实,本药具有活血化瘀,抗凝溶栓作用,改善脑组织血流情况,对脑梗死有一定防治作用。超声多普勒证实,该药可扩张下肢血管内径,改善血流,对下肢血管病变有一定防治作用。通过眼底光镜和荧光造影和相关生化检测,证明本药对早期视网膜病变和肾病具有一定的疗效。

总之,该药具有改善临床症状和客观指标,能减轻患者痛苦,无毒副作用,是一种防治糖尿病血管病变的安全有效的中药制剂。

(六)糖尿病发铬测定

大量研究证实,三价铬是维持胰岛素发挥正常生理功能,参与胆固醇为主的脂质代谢和糖代谢所必需的微量元素。人体缺乏铬可引起糖代谢紊乱,诱发糖耐量异常,以至发生糖尿病。通过测定20例2型糖尿病患者和15例正常健康人的发铬含量,揭示降糖通脉宁胶囊治疗糖尿病的作用机制。结果表明,糖尿病患者发铬含量显著低于正常健康者,经降糖通脉宁胶囊治疗组的发铬含量高于糖尿病组,但低于健康组。说明该药可在一定程度上提高发铬含量,这可能是其调节血糖的作用机制之一。

四、降糖通脉宁胶囊的基础研究

通过对糖尿病动物模型的光镜、电镜形态学观察,发现本药能减轻四氧嘧啶对小鼠胰岛的破坏,促进胰岛增生,修复受损胰岛,改善胰岛素分泌,纠正高胰高血糖素状态;可减轻对肾小球、肾小管的损害,有利于糖尿病肾病的防治。通过对家兔微循环障碍的观察,证实本药能增强红细胞变形能力,解除红细胞、血小板聚集力,降低血脂、血液黏稠度,减轻对血管壁的损伤,并增强PGI_2的合成,以扩张血管,加快血流,减轻血瘀,改善血管弹性,降低血管紧张度,改变血管通透性,促进毛细血管数目的增生和恢复,提高吞噬细胞的吞噬能力,有利于出血、渗血的吸收;通过抑制血小板聚集而使TXA_2合成减少,促进血栓消散,使TXA_2/PGI_2保持平衡,改善瘀血状况。急性和慢性药理毒理试验均证实本药无毒副作用。

第三节 甲亢宁胶囊

甲亢宁胶囊是林兰教授和同事经过多年研究总结出的经验方,已作为院内制剂长期应用。主要成分为牡蛎、玄参、土贝母等。方中牡蛎味咸,性寒质重,有清热敛阴潜阳之功;玄参具禀至阴之性,可滋养阴精,补阴以制阳,还可消痰热、化瘰疬;土贝母味苦,性平微寒,入心、肝二经,散结解毒,治瘰疬痰核。诸药合用,共奏滋阴潜阳、化痰散结之效。

一、甲亢宁胶囊的临床研究

甲状腺功能亢进症是内分泌科常见病,林兰教授和同事经过30余年的研究,认为甲亢的发生多因患者长期喜怒忧思或突受精神刺激、情志不遂,肝气郁滞,津凝成痰,痰气交阻,日久则血循不畅,气、痰、瘀壅结颈前,渐起瘿肿。肝为风木之脏,内寄相火,以血为体,以气为用。情志不遂,肝失条达柔顺之性而致气机郁滞。气郁日久而化火,致肝火内盛,肝经郁火留伏体内,瘿肿加重。火热反灼阴津,水不涵木,亢阳莫制,故致阴虚阳亢,病变由实转虚。

临床研究发现,在降低甲亢患者血清T_3、T_4水平方面,甲亢宁胶囊的作用比较缓和、稳定,同时还可降低血浆ANP水平;甲亢宁胶囊联合小剂量抗甲状腺西药,可减轻西药的不良反应,提高甲功达标速度。甲亢宁胶囊对血白细胞以及肝功能的影响也非常小。这在一定程度上弥补了抗甲状腺西药的不足。

二、甲亢宁胶囊的基础研究

实验研究发现,甲亢宁胶囊能令甲亢大鼠表现得比较安静,消瘦程度略有减轻,并可降低甲亢大鼠血清T_3、T_4,升高TSH。本实验同时选用他巴唑与甲亢宁胶囊进行平行对照研究,从血清T_3和T_4水平、饮水量和进食量、体重等指标进行比较,发现两药之间无显著性差异,提示对甲亢大鼠甲亢宁胶囊有与他巴唑相似的治疗作用。甲亢模型大鼠的血浆心房利钠肽(ANP)水平升高,提示甲状腺激素可促进心房释放ANP,使外周血中的ANP水平升高。甲亢宁胶囊有降低甲亢大鼠血浆ANP的作用,其机制尚不清楚。研究结果表明,随着剂量的增加,甲亢宁胶囊的治疗作用也在增强,但达到中剂量之后,疗效未见进一步提高。

第四节　糖微康胶囊

糖微康胶囊是林兰教授于20世纪90年代研制的治疗糖尿病肾病（DN）的中药制剂，主要组成为黄芪、太子参、枸杞子等。方中黄芪补气生津，太子参益气生津，用治消渴。枸杞子入肝肾二经，《本草经疏》："枸杞子，润而滋补……为肝肾真阴不足，劳乏内热补益之要药。"除可治疗肝肾阴亏外，还可生津止渴，与黄芪、太子参等配伍治疗消渴症，诸药合用，共奏益气养阴、滋补肝肾之功。目前该药已转让给四川康弘药业，更名为渴络欣胶囊，已获批上市。

一、糖微康胶囊的临床研究

临床研究表明，该药可改善临床症状，对倦怠乏力、气短懒言、自汗盗汗、咽干口渴、五心烦热、心悸失眠等症状疗效明显。同时具有显著的降血糖及糖化血红蛋白，降低尿中UAER、THP、β_2-MG的排量，从而改善糖代谢；可缓解早期糖尿病肾病的肾小球高滤过，保护和恢复肾功能；通过改善患者的脂质代谢，从而增加肾血流量，改善体内微循环及肾小球滤过功能，保护肾功能；有血管紧张素转换酶抑制剂样作用，可用于防治糖尿病肾病；还可降低血浆ANP水平。经糖微康治疗后，患者ET和Ⅳ型胶原均有所下降，说明该药有恢复肾小球功能的作用。

糖微康胶囊可明显降低患者全血比黏度及血浆比黏度，抑制血小板的黏附聚集，因而改善DN肾脏微循环，降低肾小球内压力，改善肾小球滤过功能，降低尿蛋白，延缓肾脏功能减退的进程。它还可明显降低DN患者尿中TGF-β_1分泌，间接证明糖微康胶囊可抑制TGF-β_1在肾脏的过度表达。

二、糖微康胶囊的基础研究

研究发现，糖微康胶囊能显著地降低糖尿病大鼠的血糖，降低尿中UAER、THP、β_2-MG的排泄量，下调TGF-β_1mRNA的表达，并可改善血液高凝状态，从而改善糖代谢，减少肾小球细胞外基质形成，缓解早期糖尿病肾病大鼠的肾小球高滤过及肾脏肥大，对糖尿病肾脏病变有保护作用。

应用RT-PCR和免疫组化方法，分别检测TIMP-1在糖尿病大鼠肾组织中的mRNA和蛋白质表达，发现糖尿病肾病大鼠经糖微康治疗后，大鼠肾皮质TIMP-1免疫组化染色减弱、mRNA水平均比模型组大鼠降低，说明糖微康胶囊对TIMP-1mRNA表达具有抑制作用。进一步实验表明,糖尿病肾病大鼠肾皮质MMP-9免疫组化染色强度、mRNA水平均比模型组大鼠明显升高,说明糖微康胶囊对MMP-9mRNA表达具有促进作用。

第五节　糖心平胶囊

糖心平胶囊也是林兰教授于20世纪90年代研制的治疗糖尿病心脏病的中药制剂,作为院内制剂在临床应用。糖心平胶囊的主要成分为黄芪、太子参、香加皮等。方中黄芪补气生津,太子参益气生津,还可补益脾肺,气血充足,则心血亦足;香加皮又称北五加皮,辛、苦,微温,入心经,温心阳,益心气,使气血运行正常,现代药理学证实具有强心、镇静作用。诸药合用,共奏益心养阴,宽胸宣痹之功。

一、糖心平胶囊的临床研究

糖尿病冠心病是糖尿病常见的慢性并发症之一,临床表现为虚实夹杂。其病位在心,与肺、肝、脾、肾有关;发病初期表现为气阴两虚,痰浊瘀血,进一步可发展为阴阳两虚、阳虚水泛,病性为本虚标实之证,气阴两虚为本,痰浊、瘀血痹阻心脉为标。证候为心气阴两虚,痰浊、瘀血痹阻心脉。治法以益心气,养心阴,活血化瘀,宽胸宣痹为主。其虚之根源在于心肾不足,气阴两虚,瘀血阻滞为标。阴虚、气虚是瘀血、痰湿产生的主要病理基础,故滋阴益气有利于活血、祛痰。据此研制出糖心平胶囊。全方阴阳互济,寒温并调,补通兼施,补而不碍邪,攻而不伤正,共奏益气养阴、活血祛瘀、化痰通脉、宽胸宣痹之功,适用于糖尿病合并冠心病之气阴两虚、痰瘀阻络证,以奏平阴阳、祛瘀血、除痰湿、通心脉而止疼痛之效。

林兰教授曾选择气阴两虚夹瘀型糖尿病心脏病患者80例,应用糖心平胶囊治疗3个月,发现糖心平组总有效率为90%,明显优于对照组;对心功能检查指标(ICT、PEP、LVET、PEP/LVET)的影响均优于对照组。应用糖心平胶囊后,患者血浆ANP、AⅠ、AⅡ均下降,效果优于对照组($P < 0.05$),自身前后对照也有显著差异($P < 0.05$)。

二、糖心平胶囊的基础研究

在研究糖心平的实验中,应用STZ糖尿病模型,饲喂12周后,进行病理组织学检查,发现模型动物出现心肌细胞肥大、心肌纤维增生、PAS阳性物质沉着等多种糖尿病性心脏改变。给予糖心平后,模型大鼠的血糖水平可明显降低,其降低TG、VLDL及升高胰岛素水平作用优于对照组。同时也观察到,糖心平组模型动物的血浆血管紧张素AⅠ、AⅡ及ANP均下降,心肌病变减轻。此外,糖心平还可显著降低大鼠Ang-Ⅱ含量、AT1R基因表达光密度比值(P<0.05~0.01)。

通过光镜观察到,糖尿病模型组心肌纤维结构不清,见少量脂滴;部分线粒体圆形及椭圆形,嵴横行;部分线粒体体积增大,嵴紊乱,部分嵴溶解,线粒体基质疏松;三联管扩张;毛细血管基底膜增厚。而糖心平不同剂量治疗组超微结构基本相同,心肌纤维结构清晰;部分线粒体体积稍增大,部分嵴紊乱;部分三联管轻度扩张;毛细血管基底膜与正常对照组基本相似。说明糖心平可减轻糖尿病心肌病理改变。

研究发现,糖尿病大鼠心肌组织RAGEmRNA水平增高。经糖心平治疗后,心肌组织中RAGE的表达减少,说明糖心平通过调节RAGE的基因表达水平,减弱AGEs-RAGE的结合,从而减轻AGEs对糖尿病大鼠心肌组织的损伤,其改善糖尿病心肌病变的作用可能是通过对非酶糖化途径的影响而达到的。

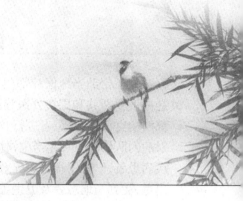

第五章　医学交流成果

■■■ 第一节　国内外交流 ■■■

　　林兰教授对自己的研究成果从不保守,毫无保留地传授给别人。她研制降糖甲片、降糖通脉宁胶囊、糖微康胶囊、甲亢宁胶囊等新药,提出糖尿病"三型辨证"理论等,目的是为了让广大患者直接受益,尽快康复。因此,她利用一切可能的机会与业内同道交流、切磋,在科内、院内和院外进行学术交流、讲演讲座等。她还曾到我国台湾彰化医院讲学2次,并出国讲学12次,极大地促进了中西医结合治疗糖尿病及其并发症的联合研究、宣传推广和国际交流。

　　此外,林兰教授通过为国外政要和平民百姓诊治内分泌疾病,促进了中西医结合诊治糖尿病成果的国际交流和宣传展示。1994年5月,受中国外交部的派遣,林兰教授飞往大韩民国为韩国议长诊治糖尿病。林兰教授认真分析研究了既往病历资料,通过调整胰岛素治疗,用药三天后,空腹血糖明显下降。林兰教授还带来了自己研制的降糖甲片、降糖通脉宁等中成药,给议长服用后,其乏力症状明显改善,睡眠亦较前好转,体重明显增加。议长对治疗结果非常满意。到第三年,林兰教授再次受邀访韩,得知议长的空腹血糖一直很平稳。

　　1994年7月,应卡塔尔王国邀请,我国卫生部派遣林兰教授赴卡塔尔王国,对王室成员执行医疗保健任务。林兰教授应用中药,采用中西医结合的方法对王室成员进行治疗,取得了非常满意的治疗效果。

　　2012年5月,受我国外交部的派遣,林兰教授赴哈萨克斯坦,为总统及夫人、总理及家人看病。总统夫人患有糖尿病,双下肢疼痛很厉害。其既往的治疗方案是由英法专家制定的,这次希望应用中医中药进行治疗。林兰教授根据她的病情,制定了中西医治疗方案。这次医疗保健任务完成得十分出色,哈萨克斯坦驻华使馆特地发来照会表示感谢。

　　1986年4月26日,前苏联切尔诺贝利核电站发生核泄露,受害人数达250

万。为了帮助当地医疗部门开展工作,1992年6月,中国政府组建了中国专家赴白俄罗斯共和国援外医疗队,林兰教授作为医疗队副队长奔赴白俄罗斯首都明斯克,对当地患者进行救治。这是一支完全运用中草药、中成药治疗核放射病的队伍。在一年当中,林兰教授运用中医中药治疗了212例放射性甲状腺疾病患者,取得了很好的疗效,其中包括72名甲状腺癌患者。由于医疗队工作出色,受到当地患者及卫生主管部门的交口称赞,白俄罗斯中央电台为此还做了专门报道。

第二节　创建全国学术组织

为了促进中西医结合治疗糖尿病的不断发展,更好地进行中西医之间的学术交流,林兰教授于1993年在中国中西医结合学会的领导和支持下,团结全国中、西医学专家学者,成立了中国中西医结合学会糖尿病专业委员会。专业委员会成立后,她成功地组织了9次全国中西医结合糖尿病学术研讨会,举办了9次全国中西医结合高级培训班,有力推动了中西医结合治疗糖尿病工作在全国的蓬勃开展。

第一届、第二届和第三届全国中西医结合糖尿病学术会议,林兰教授都是亲力亲为,从一点一滴做起,无论联系专家、布置会场,还是安排会议日程,她都细致把关,一一过问,保证了每次的全国学术会议都高质量地完成,取得了极大成功。

到第四届中国中西医结合糖尿病学术会议时,出席大会的全国代表已达125人,收到会议论文稿件249篇,其中217篇收入会议论文集。会议于1995年9月19—22日在北京召开。在大会学术报告中,林兰教授指出,对于糖尿病的研究,必须明确中医概念范畴、统一中医病名;应系统认识糖尿病的多因性,整体把握病机;必须注意证型的动态演变规律、标本兼顾;强调糖尿病教育是把个体治疗转为群防群治、把糖尿病患者培训成自我保健医生的最好办法,这对于防止或减少糖尿病患者致死致残率、延长糖尿病患者寿命有益。

第五届全国中西医结合糖尿病学术研讨会于2000年4月27—30日在江苏无锡召开,到会代表200余人。本次会议共收到论文320篇,集中反映了第四届全国会议召开以来国内中西医结合糖尿病诊治研究的成果,内容涉及糖尿病及并发症的流行病调查、病因、发病机制、诊断及治疗、预防、康复、教育等。林兰教授做糖尿病中医证治研究的专题报告。她指出,糖尿病患者有热盛证、阴虚证、气虚证、阳虚证等证候,分为阴虚热盛、气阴两虚、阴阳两虚三型,代表糖尿病病程、病情发展过程中早、中、晚三个不同阶段,应在控制饮食的基础上辨证论治。本次会议进行了专业委员会改选换届,选举产生了第二届糖尿病专业委员会,林兰教授再次当选为主任委员。

2004年6月27日—7月1日,第七届全国中西医结合糖尿病学术会议在福建省武夷山市召开。会议收到论文189篇,大会交流35篇。与会的177位专家学者本着科学求实的态度,就中西医结合治疗糖尿病的现状、糖尿病专科专病建设及发展思路、糖尿病的中医辨治思路、糖尿病中西医结合诊疗规范化研究等进行了深入的探讨。在本次会议上,林兰教授作为主任委员,提出了《中西医结合糖尿病诊疗标准(草案)》,得到了与会专家的一致认可。这一《标准》是为贯彻《中华人民共和国标准化法》,加强中医药、中西医结合标准化建设,规范行业管理和标准而提出的。会议认为,尽管口服降糖药不断更新,胰岛素应用于临床日益增多,但中医药综合疗法以其整体调节、改善体质、疗效稳定、副作用较少等优点,也在糖尿病及其并发症的防治中发挥了重要作用。随着中医学与现代科技的相互渗透,我国中医药及中西医结合防治糖尿病的临床与实验研究不断取得进展,糖尿病治疗必将向着更加标准、规范、科学的方向发展。

根据文献统计,糖尿病的中医辨证分型共有50多种,部分概念存在着重复、交叉以及层次混淆的现象。在20世纪80年代初,林兰教授主持的糖尿病研究组,经过严格的科研设计和大量、长期的临床验证,探讨了糖尿病辨证的临床分布与病程、病情等因素的相关性,总结出糖尿病“三型辨证”理论体系,将糖尿病的中医辨证分为“阴虚热盛型”“气阴两虚型”“阴阳两虚型”三个基本证候类型,三型的顺序代表了糖尿病病程发展的早、中、晚三个不同阶段。1990年卫生部药政局制定的《新药治疗糖尿病临床研究指导原则》中,以三型辨证作为糖尿病的辨证依据,并要求此后各项中医药防治糖尿病的相关研究,均需采用此辨证方法,作为辨证分型标准。此标准以“三型辨证”理论为基础,在各型之下设不同的亚型,进行分层辨证,使糖尿病的中医辨证体系更加明朗。

此外,林兰教授等还对糖尿病患者的“证”与客观指标之间的关系进行了有益的探讨。研究发现,各证型发展与胰岛素(INS)分泌呈负相关,胰岛素分泌越少,胰岛受损愈重;红细胞胰岛素受体酪氨酸蛋白激酶活性可作为判断病程的指标;尿微量蛋白、氧化型低密度脂蛋白和纤溶酶原活性、超氧化物歧化酶(SOD)、丙二醛(MDA)、垂体-肾上腺轴激素、环核苷酸、骨密度等可作为糖尿病辨证分型的参考。有鉴于此,林兰教授提出了各项检查指标标准以及疗效评定标准,并根据各型临床主要证候特点、病变部位分若干亚型进行了分层论治。

与会专家认为,《标准》不但规范了糖尿病的中医辨证,奠定了中医论治的基础,而且通过对糖尿病进行系统的中医辨证、症状客观化及微观辨证研究,提高了中医临床研究的整体水平,符合临床实际。

在林兰教授的领导和组织下,本次会议召开的非常成功,代表们通过交流与讨论,畅所欲言,提出了许多宝贵的建议。会议即将结束时,林兰教授提出,为了使学会得到更好的发展,扩大影响,今后应进一步加强以下几方面的工作:

1. 加强学术交流

交流的形式要多样化,可以是全国性的,也可以是省、市、地区等不同层次组织召开的区域性学术会议。要进一步扩大影响,加强宣传、精心策划。举办的主要活动包括糖尿病专题讲座、大型义诊咨询、新产品推广介绍,促进科研成果的推广和利用,创办学术刊物,提供学术交流平台。

2. 加强糖尿病专业队伍的继续教育

举办中西医结合糖尿病继续教育培训班,建立中西医结合糖尿病教育体系,提高专业队伍的整体素质和水平。

3. 推出与企业的"合作推广、扶持发展、互惠互利"大型活动

中国中西医结合学会糖尿病专业委员会的专家、教授,可为合作单位提供义务咨询及讲座活动,进一步提高合作单位及其产品的知名度。

在林兰教授的带领下,本次会议充满热烈的学术气氛,很好地完成了会议议程。

2006年,为了适应内分泌临床的需求和发展,林兰教授提议,将糖尿病专业委员会更名为内分泌专业委员会,以适应学科的发展。2006年9月15—17日,在辽宁省大连市召开了全国中西医结合内分泌代谢疾病学术会议暨中国中西医结合学会内分泌专业委员会成立大会。

2008年10月16—19日,首届国际中西医结合内分泌代谢病学术会议暨糖尿病高峰论坛在中国河北香河召开。来自国内外500多位代表出席了会议,其中包括美国、奥地利、日本、韩国、印度等国外代表。本次会议收到学术论文400余篇,收录356篇,编辑为《中西医结合内分泌代谢病研究进展》公开出版。评选并奖励优秀论文33篇,内容涉及中西医结合内分泌代谢病基础与临床研究的最新成果,包括糖尿病及其急性、慢性并发症、肥胖、低血糖症、甲状腺功能亢进症、甲状腺功能减退症、甲状腺炎、血脂紊乱、代谢综合征、痛风、代谢性骨病(骨质疏松)等方面。大会上,林兰教授介绍了治疗糖尿病近40年的临床经验,总结了延缓糖尿病及其慢性并发症的医学进展,指出在糖尿病前期,益气养阴、活血化瘀中药可干预、延缓或降低其向2型糖尿病的转化,延缓或减轻慢性并发症的进展。

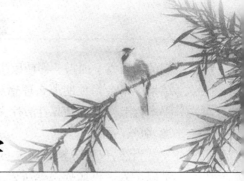

第六章 论医德与治学

■■■ 第一节 论医德的内涵 ■■■

　　林兰教授认为,高尚的医德在医务人员的道德品质中占有重要地位,它是一切医疗行为的前提条件。唐代名医孙思邈云:"大医精诚"。精者,医术高超;诚者,医德高尚。所谓大医,既要有济世之才,更要有济世之德。

　　林兰教授多次强调,医生对待患者要有满腔的热情。医生的服务对象是罹患疾病的患者,他们的身心处于痛苦之中。中国传统医学道德中有句古语:"医者父母心"。我们要把患者视为自己的父母、兄弟、姐妹,给患者送去温暖和希望。在情感上,维护患者的尊严,尊重患者的人格,关心患者的生命价值;在言语行动上,彻底抛弃漠不关心、麻木不仁的行为,努力给患者带来温暖和体贴。

　　她认为,患者既是我们医生的服务对象,同时也是我们医疗技术上的"老师"。大多数科研成果既有医生的勤奋努力,同时也是患者以性命相托、全力配合,与医生一起共同创造的。所以应当明确,我们一生的成就中,有一半是患者给予的。

　　她说,在诊治疾病时,医生要全力以赴,要自觉地把患者的健康利益放在高于一切的地位,把抢救患者视为至高无上的道德使命和自己的崇高职责。为了患者的健康,医生可以不分白天、黑夜,不分上班、下班,不分分内、分外,不计有无报酬,都要自觉自愿地、无条件地奉献自己的全部时间、全部精力、全部心血和全部技术。

　　作为一名医生,应该敬畏生命、善待生命、关爱患者、尊重患者。人命关天,容不得半点疏忽和马虎。仁心仁术是对每一位医务工作者的职业要求和医生必备的素养。所谓仁心仁术,就是说医生首先要有一颗仁慈善良的心,要想到患者的不容易,要想到他们正在忍受着病痛的折磨,他们需要医生的帮助。一句关切的问候,一声亲切的话语,都会使他们如沐春风,从而树立起战胜病魔的信心。反之,冷漠的态度、恶语相向,会使患者如同坠入黑暗的深渊,会使他们的病痛雪上加霜。即使医生有再好的医术，但采取这样的态度，最后的治疗结果绝不会像预期那么理想和完美。一旦出现意想不到的结果，比如患者在手术台上发生意外或者治疗失败，必然会造成怨恨，甚至是患者亲属的拳脚相加、血溅白衣。

当然，仅有一颗仁慈之心是不够的，还要有精湛的医术。医而无术，则不足以生人。正如孙思邈所云："学者必须博极医源，精勤不倦，不得道听途说，而言医道已了，深自误哉。"

林兰教授经常说，为医之道，最重要的是一个"德"字，医生要有仁爱之心、责任之心、同情之心。要想当好医生，在品格上至少要具备三种精神：无欲无求的献身精神，治病救人的人道精神，实事求是的科学精神。

第二节　论医德的培养

医德是每一位医生应有的职业道德品质。医乃仁术，以治病救人为神圣职责，需要全心全意为人民服务。在技术上应该精益求精，对待患者应该极端的热忱，极端的负责。

近年来，医患关系较为紧张，医患矛盾非常突出，医疗纠纷屡见不鲜，"医闹"时时见诸报端，常有报道医生被辱骂、被殴打，甚至出现致残、致死等恶性事件。

"医乃活人仁术"，"医以德为本，无德不成医"。在社会主义市场经济新的历史时期，这些传统的医德观念受到了冲击，给医德教育带来了困惑。

对于这种不正常的社会现状，我们既要谴责那些残忍的犯罪行为，同时也应当进行深刻的自我反省，寻找我们自身的不足。我们应当反思，我们是否真正对待患者如亲人，是否真正做到了急他们之所急，想他们之所想。

自古以来我们的前辈就有优良医德传统。唐代著名医家孙思邈所写的"大医习业"和"大医精诚"两篇文章，就医生的专业学习、思想品德、服务态度以及如何处理同道之间的互相关系等，都进行了全面、深刻、精辟的论述，为医生的道德修养提供了规范。明代医家李梴在《医学入门》一书中，为了继承发扬古代医家的优良医德传统，特地为门人弟子撰写了一篇关于医德的论文"习医规格"，附于卷末。文中着重论述医生的业务学习和品德修养等问题。首先指出医生要"读书明理"，才不致"庸俗昏昧"。要坚持学习，养成每天读书的习惯，做到熟读深思。如果"稍有疑难"，则"检阅古今名家方书,以广见闻,或就有德高明之士,委曲请问"。要做到一专多能,"专小科,则亦不可不读大科,专外科,则亦不可不读内科"。其次谈到医生在临证时,要"从头至足……逐一详问……必须仔细察脉"。"诊后对病家言必以实,或虚或实,可治、易治、难治。如有察未及者,直令说明,不可牵强文饰"。对待患者要谦虚谨慎,严肃认真,"务宜从容拟议,不可急迫激切"。处方用药,"依古成法,参酌时宜年纪与所处顺逆,及曾服某药否……虽本于古而不泥于古……用药之际,尤宜仔细"。还特别强调指出,对病家"不可过取重索……如病家赤贫,一毫不取,尤见其仁且廉也"。最后提出医生的职业道德标准,一言以蔽之曰:"不欺而已矣。""读入门书而不从头至尾,零星熟得一方一论,而便谓医者,欺也;熟读而不思悟融会贯通者,欺也;诊脉而不以实告者,欺也;论方用药,潦草而不精详者,欺也;病愈后而希望贪求,不脱市井风味者,欺也;屡用屡验而心有所得,不纂集以补报天地,公于人人者,亦欺也。欺则天良日以蔽塞,而医道终失,不欺则良知日益发扬,而医道益昌。"李梴这篇论述,为昌明医德树立了楷模,在今天看来仍有一定的教育意义。

林兰教授在多年临床实践中,总结出很多行之有效的经验。她说,医生要学会容忍与克制。我们面对的是不同年龄、不同性别、不同病种、不同病情的患者,情感的流露与表达都必须以患者的利益为重,有益于患者康复。面对焦虑不安的患者,要以容忍来安慰、说服患者;面对对治疗不理解、甚至误解我们的患者和家属,要克制自己的情绪,耐心地进行解释。

对于门诊患者,应尽可能耐心解答他们的问题,具体到药物如何服用、如何煎煮中药等。对于那些年纪大、记忆力差、听力又不好的患者,应该更有耐心。对于住院患者,因为他们的病情更严重些,所以要多查房、多交流,多与患者家属沟通,使患者无论从心理上还是身体上都得到比较满意的治疗。只有这样,才能使我们真正无愧于白衣天使的称号。

良好的医德修养并不是一朝一夕、通过一两件事情就能成就的。因此,必须从自身做起,从点滴做起,攀登无止境,要想达到理想的医德修养,只有脚踏实地,严格要求自己。

林兰教授说,我们必须明白:自己的经验是患者以性命相托共同创造的结果,自己的成就中有一半是患者给的。我们要求德才兼备,德是第一位的。良好的医德要求提供医疗服务的人具有良好的道德和工作作风。要有职业责任感,有为人民健康服务的义务感,自觉地把医德作为自己职业生活的指南,使其成为一种自觉的追求,一种内在的信念,一种良好的习惯。

林兰教授认为,读经典、拜名师、勤实践、重医德,这是培养一个好医生的四要素,如能终生坚持,必有大益。

第三节 谈治学方法

在多年的临床实践中,林兰教授对治学有着很深的感悟。她常说,临床就是边学习边实践的过程,临床与读书应该相互结合,二者缺一不可,长期坚持,必成大器。

一、博览群书

中医发展,离不开古典医籍。经典是基础。正如国医大师邓铁涛所说,"四大经典(《内经》《伤寒论》《金匮要略》《温病》)是根,各家学说是本;临床实践是生命线;仁心仁术乃医之灵魂;发掘宝库与创新技术革命相结合是自主创新的大方向"。中国古典医学著作很多,要想达到理解和掌握,必须广泛地阅读。在当今社会各种信息不断涌入的情况下,要想掌握大量的知识的确不是一件简单的事情。这就要求我们要抓紧一切时间读书,把别人喝咖啡、喝茶的时间都利用起来,对于书中精华之处和自己感兴趣的地方,应反复研读,还可做读书笔记;如果是自己私人图书还可夹标签,写批注等。

近年来,随着人们生活水平的提高,人们对健康生活的向往,在国内再次掀起了学习中医的热潮。许多中医书籍如雨后春笋般不断涌现。如《中国医学大成》《唐宋金元名医大成》《珍本图书集成》等,这些书都可拿来阅读,从中寻找出自己需要的书来。

经典著作是中医理论的源泉,有了熟读乃至重点篇章能够背诵的硬功,博览各家各派,才能抓住重点。经典读熟了,以后才有豁然贯通之妙。要把主要的经典著作读熟、背熟,这是一项基本功。"书读百遍,其义自见。"读一遍有一遍的收获,背得熟和背不熟大不一样。只有扎扎实实地在经典上下"苦功夫",在临床运用中才能出"真功夫"。

另外,还应注重文史及古汉语等方面的学术素养和外围知识的学习,包括哲学、美学、史学、儒学、佛学、道学等。古人说"医易同源""医道同源""佛医同源",儒、释、道三家是中华传统文化的主干。数千年来,对中医学的学术发展起到了重要推动作用。要想全面、深入地理解和掌握中医学说,不能不对儒、释、道的思想内涵和发展源流有所了解。有专家认为,哲学是中医的灵魂。学习中医,必须学习中医哲学,学习古代医学的思维方法和自然观、世界观等。

二、深入钻研

对于平时诊病遇到的疑难杂症,应多阅读前人医案,学习前人经验,并用心揣摩,深入研究探索,下一番苦功夫。读书不只是用眼睛去看,更重要的是用脑子去思考,这样才有所得。要带着问题读书。做到勤学、勤思、勤问、勤记、勤用,切忌骄傲自满、浮躁、浅尝辄止。中医经典是取之不尽、用之不竭的宝库。中医经典的内涵可以用"伟大的真理,科学的预见"来概括。在两千多年前,我们的先人就发现了许多好东西,而我们今天却弄不清它的真谛,这是一件多么令人痛心的事情。对于某些正确的东西,我们只知其然,却不知其所以然,这就需要我们去探索、去发现,去找到其中的规律和科学内涵。

《伤寒论》《金匮要略》《温病条辨》《黄帝内经》《神农本草经》是林兰教授的案头必备书。其中她最推崇《伤寒论》和《金匮要略》。她认为,中医基本功非常重要,中药、方剂、中医基础理论一定要扎实,只有这样,遣方用药才能切中肯綮,君臣佐使的组方原则才能清晰。她认为学习中医,阅读书籍要有一定的顺序,循序渐进,比如先读《黄帝内经》,首先奠定医理基础,然后涉及方药。其次读《伤寒论》,再读《金匮要略》。最后读《温病条辨》《神农本草经》。作为学中医者,熟读经典著作,触类旁通,这是贯彻始终的学问。

纸上得来终觉浅,绝知此事要躬行。学习经典的过程中,要自己总结其中规律性的论述,通过自己的一番努力所得,与直接借鉴别人所得,其体会是截然不同的。她记得上大学时金寿山先生曾对他们说:"我对《伤寒论》是下过一番工夫的。以方归类,做过;以证归类,也做过。还写出自己的见解,即按语。那时所见不广,不知道这些归类前人早已做过,而且做的远远比我好。但这个工作并没有白做,因为经过自己整理,才能把古人的东西变成自己的东西,不至于被《伤寒论》注家牵着鼻子走。夜郎自大要不得,敝帚自珍却有道理。"

三、由博返约

对于经典著作,要反复研读,烂熟于胸。只有深入到经典,才能得其精髓,才能在理解上融会贯通。但经典的学习是很艰辛的。"黎明即起诵经典,挑灯夜读觅新知"。林兰教授说,要想成为一名好中医,需熟读经典,学习不辍、学用结合。对古典医籍应精选、吟诵、深思和勤写,并随时查阅;对注文应重视研读和理解;对前人经验,先借鉴后验证,才能有所收获。特别是《内经》,可以说文简义博,理奥趣深,一旦融会贯通,其乐无穷。"书读百遍,其义自见。"书读得次数多了,其中的精髓部分自然就慢慢显现出来。对精华要熟读并掌握。也就是说,读书要精读、勤学、深思、善记,即《中庸》谓"博学之,审问之,慎思之,明辨之,笃行之"之意。

四、勤求古训

林兰教授认为,古典医籍是古代先人临床经验的总结。我们博览群书就是为了了解和掌握临床治疗的真谛,以达到古为今用的目的。"读经典,做临床",首先就要继承中医经典理论和临床经验,然后到临床验证,最后才能成为自己的东西。

林兰教授认为,《伤寒论》是中医讲辨证论治的第一部临床专著,是中医临床辨证论治的奠基性著作。辨证论治,首重八纲。虽然该书没有明文提及八纲,但实际上处处都是讲八纲辨证,而且讲得非常具体,一一都出诸实践,有理、有法、有方、有药,不落空谈,是中医书籍中最切合实际的一部著作。初步学习《伤寒论》,要学习白文(即原文),而且不要颠倒次序,仔细反复通读,把其中相关条文贯穿起来,对方证进行归类对比、综合分析,注意药物加减变化,自能逐渐领会其辨证论治规律。在学习过程中,要从有字处着眼。所谓从有字处着眼,是说读《伤寒论》要读得精,读得细,一句、一字都不能放过。要研究其所以然。以《伤寒论》所用方药为例,112首方用甘草者凡70方,这么多次的使用,说明甘草不是一味可用可不用的药。炙甘草汤,毫无疑问以甘草为主药;《伤寒论》有明文,若少气者加甘草;凡以四逆名方者,没有一张方子少了甘草。由此可得出结论:甘草一药,属扶正之要药,回阳救逆之要药。待《伤寒论》学习到一定程度,就可看历代各家注解,较好的注解包括《新增伤寒集注》等要看,不好的注解也可看,取长补短,取其精华,去其糟粕。最后自己再整理、归纳,逐步成为自己的东西。

学习《金匮要略》,要注意辨病与辨证相结合。辨病,是辨中医的病。病是纲,证是目。既称为病,就有一定的发病原因,有其发展过程与传变规律,有其一定的治疗原则,有专方甚至有专药;证,则是每个病在其发展过程中各个阶段的临床表现,还可以因人因地因时因治疗经过而异。能辨证而不识病,则在诊断上缺乏全局观念,在治疗上会毫无原则地随证变法;同样,只识病而不辨证,在诊断上虚实不分,在治疗上就会实实虚虚,损不足而益有余。《金匮要略》一书,可谓辨病与辨证结合之典范,有理有法,细致深入,阅读时应细察。第二点要注意的是,辨脉与辨因(包括病机)相结合。《金匮要略》讲脉,其主要精神不是讲具体的脉象,而是通过论脉以解释病机。如《金匮要略·消渴》:"寸口脉浮而迟,浮即为虚,迟即为劳;虚则卫气不足,劳则营气竭。趺阳脉浮而数,浮即为气(盛),数即消谷而大(便)坚;气盛则溲数,溲数则坚,坚数相搏,即为消渴。"本条寸口脉一段,粗看似与消渴无关,其实是通过脉象说明消渴病机属虚劳内热。《金匮要略》论脉,还有决定预后的意义。

在学习《金匮要略》时,要掌握其扶正祛邪,以扶正为主的治疗原则,治疗方法上,强调治未病的预防观点,在祛邪时注意顾护正气。在方剂的运用上,既有一方治数病,也有一病用多方,充分体现了同病异治和异病同治的精神。学习经典是为了更好地指导临床。因此在临诊时,辨证施治要全面考虑,须体会仲景辨证施治的精神实质,掌握其大法,而不是呆板地拘泥于所载方药。

五、博采众长

林兰教授毕业于上海中医学院(现名上海中医药大学)。在求学期间,得到程门雪、章巨膺、石幼山、张镜人、顾伯华、陆瘦燕、张伯讷、刘树农、刘鹤年、金寿山、朱小南等多位中医名家亲自授课。通过良好的中医教育,她对中医典籍研读精熟,对中医各学派的学术观点都有涉猎。

在北京协和医院进修学习的两年里,通过池芝盛、史轶繁、白耀等著名教授的言传身教,她的西医内分泌知识和临床技能都打下了坚实的基础,同时也养成了她勇于实践、勤于钻研和善于挖掘的良好习惯和作风,对科研问题富有敏锐的洞察力。她经常说,这段经历对她一生的临床和科研工作起到了非常大的作用。

她博采中西医学之长,从中西医学大家身上学到了宝贵的知识和经验,以及治学的精神,加上她自身勤奋好学,善于思考,在临床实践中不断探索,勇于创新,逐渐自成一家。

六、融汇新知

中医是一门科学,任何科学都是在不断实践中前进、充实、发展的,不可能一成不变。医生要适应时代,吸取新的有益的东西来充实自己。对于古代医籍上所说的内容,要认真学习并掌握,对于一些老中医个人行之有效的经验也要继承。因为他们的经验是对古典医籍的很好补充。同时还可结合西医学,将中医理论有所阐释和发挥,在辨证用药上有所突破。

七、实事求是

医学是一门实用学问,它是直接为患者解除痛苦,直接关系到患者的生命安全。因此,从事医学工作马虎不得、松懈不得,必须勤学苦练、埋头苦干,必须老老实实、勤勤恳恳，容不得半点马虎和敷衍，更不能容忍弄虚作假、不懂装懂、文过饰非、不求甚解。要时刻保持如临深渊、如履薄冰的谨慎态度。

中医学是一门科学，研究和从事中医学必须保持实事求是的科学态度。不能因为中医学理论比较抽象，就对中医学理论抱有轻浮、模糊的态度，不去认真研究，不去认真领悟和思考，而应该努力钻研，要尽量让中医学诊疗方法做到明确化、可操作化、标准化。

第四节　谈学风问题

林兰教授经常说，做学问要诚信，要坚持真理，绝不能人云亦云。要有坦荡的胸怀、清醒的头脑、踏踏实实的作风，还要有克服困难的勇气。要志存高远，切忌轻薄浮躁，追逐眼前的名利，要勤奋向上，勇于创新，在科技领域中不断求索。

科学道德和学风建设是近年来科技界讨论的热点话题。中国科学院院长白春礼教授在两院院士大会上说，"我们要旗帜鲜明地反对和抵制科技界的学术不端行为和不正之风。在工作中要把科技创新作为第一要务，大幅减少宏观的社会活动，一心一意把创新能力搞上去。"我们要自觉弘扬科学精神，大力倡导求真务实、勇于创新的精神，在全社会发扬讲科学、爱科学、用科学的风尚。

近些年来，部分科研人员为了完成任务，为了发表论文，出现急功近利的浮躁风气，这在科技界（包括医学界）相当严重。为了评职称，为了拿奖励，赶紧发表一些论文，远远没有把时间和精力用在科研和创新上。

林兰教授崇尚仁术济世，博采众方，学以致用，师古而不泥古，大胆探索，推进学术创新。她经常对学生讲，要热爱中医，理解中医的精髓，掌握中医基本功。在临床中应反复实践与积累，应用经方与时方，或数方相合，力求化裁得宜，切中病机，同时还要讲求用药精妙。

第七章 林兰教授访谈实录

第一节 糖尿病"三型辨证"理论体系的形成与发展

问1：林兰教授，众所周知，您首创的2型糖尿病"三型辨证"理论已成为糖尿病中药新药辨证分型标准，2型糖尿病"三型辨证"临床应用及机制研究曾获得2008年度中国中西医结合学会科学技术一等奖，在学术界得到广泛的认可。我知道，您从20世纪70年代即开始从事糖尿病的中西医结合研究，那您能谈谈当时是在什么样的情况下产生这个想法并进行这项研究的吗？

林兰教授：20世纪70年代初期，开始我是从事心血管专业的，后来单位需要我搞糖尿病。我以前对糖尿病了解不多，但既然领导要我去做，那我一定要把这项工作做好。为了对糖尿病有个比较全面的了解，我首先进行了中医辨证，对所有到我这里来看病的患者都进行了中医辨证。当时我画了一张很大的表，患者的各种症状都罗列在里面，从中医角度进行望、闻、问、切。总共统计了978例糖尿病患者，掌握了第一手资料后，我就开始进行中医分析。

分析结果发现，有一部分患者口渴多饮、易饥多食、急躁易怒、怕热、大便秘结；一部分患者倦怠乏力、容易出汗、胸闷气短、失眠多梦；还有部分患者面色㿠白、倦怠乏力、怕冷、肢体发凉、大便溏泄。这样从中医角度无形中就分为了3个证型。口渴多饮、怕热多食、急躁易怒等症状表明，患者既有热象又有阴虚，因此我称之为阴虚热盛；倦怠乏力、容易出汗、胸闷气短，表明患者存在气虚和阴虚的情况，故称之为气阴两虚；那些面色㿠白、倦怠乏力、怕冷、肢体发凉、大便溏泄的患者，既有阴虚又有阳虚，男患者易患阳痿，女患者易月经不调，问患者怕冷还是怕热，患者回答是既怕冷又怕热，因此将其辨为阴阳两虚。

后来，我又从这些患者的舌质、脉象进行分析，发现阴虚热盛型患者的舌质偏红，脉象为洪大、弦滑脉；气阴两虚型的患者舌质偏黯，脉濡滑者居多；阴阳两虚型的患者舌质暗并有瘀斑，脉沉细者占绝大多数。因此，根据患者舌质、舌苔变化，又结合脉象，从中医角度出发，以八纲辨证为纲，脏腑辨证为辅，将糖尿病患者分为三型，即阴虚热盛、气阴两虚、阴阳两虚。

问2：这个理论体系是不是现在的"三型辨证"理论体系呢？这个新的理论体系又是如何产生的呢？您能详细地说说吗？

林兰教授：是的，就是"三型辨证"理论体系，只是当时还没有这么完善。后来我又结合患者的年龄、发病情况来分析，结果发现，阴虚热盛型患者年龄多不超过50岁，病程多小于5年；气阴两虚型患者年龄多集中在50~65岁，病程在6~10年；阴阳两虚型患者年龄超过65岁者居多，病程一般都在15年以上。并发症的情况也很有特点。阴虚热盛型患者，体形肥胖者占大多数，那时还没有"体质指数"这种说法，只能用"身高减去105"这个简易公式计算，同时这些患者还伴高血压、高血脂；气阴两虚型患者中，有微量白蛋白尿、心电图提示T波改变者的比例很高；阴阳两虚患者，多有左室扩大、肾功能不全以及临床蛋白尿比例高。因此，总结出如下结论：阴虚热盛者并发症少、病情轻；阴阳两虚者并发症多、病情重；气阴两虚者居于两者之间。

问3：据我所知，"三型辨证"理论形成后，您又做了大量的临床和科研工作来进一步验证和完善这个新的理论体系。在接下来的工作中，您是不是又有了一些新的发现呢？

林兰教授：不错，这项工作是从20世纪70年代开始做的。当时我发现阴虚热盛型患者大多数比较胖，那时还不知道胰岛素抵抗，20世纪80年代才发现胰岛素抵抗。那时我每个月都要集中患者做胰岛功能（检查），同时给他们做健康宣教，从最开始的17例逐渐增加到130多例，这一做就是20多年，累计有上万例患者接受这项检查。我对这些数据进行了分析，结果发现，阴虚热盛型者胰岛素第1小时即达高峰，胰岛素、C-肽、胰高血糖素的释放曲线高，提示胰岛B细胞尚能代偿，存在胰岛素抵抗；气阴两虚型者胰岛素第2小时才达高峰，胰岛素分泌延迟，胰岛素、C-肽的释放曲线较低，提示胰岛B细胞功能紊乱；阴阳两虚型者胰岛素、C-肽的释放曲线低平，提示胰岛B细胞功能衰竭。

考虑到甲状腺激素水平可以影响糖代谢，我又研究了三个证型与甲状腺功能之间的关系。结果发现，在糖尿病早期，阴虚热盛型者甲状腺功能是正常的，气阴两虚型者甲状腺功能也是正常的，其均值为位于正常值的高限，有一部分患者T_3、T_4低于正常水平。阴阳两虚型有70%~80%的患者甲状腺功能是低下的，符合西医的低T_3、低T_4综合征。

此外，因为考虑到糖尿病为自身免疫性疾病，故对糖尿病患者进行了VitA、VitC、VitE等检查，还做了上千例患者的IgA、IgG、IgM检测。看看对"三型辨证"理论有无帮助。我曾为此做了大量的统计工作，经常熬夜到凌晨1、2点钟，最后因统计学没有差异，不得不忍痛割爱。

问4：林兰教授，以前常听您谈起，您应用益气养阴中药进行了一系列研究，取得了可喜的成果。您能具体说一下吗？

林兰教授：好的。因为既往我们研究发现气阴两虚型比例最高，所以我们从七十年代就开始研究益气养阴中药。对此我的一个研究生做了很好的工作。她对临床资料做了多元回归分析，发现2型糖尿病患者血糖升高主要与胰高血糖素升高有关。同时还发现，益气养阴中药对胰岛素有双重调节作用，即对胰岛素分泌不足者，有增加作用；对胰岛素分泌过多者有降低作用，即现在所说的改善胰岛素抵抗。还发现益气养阴中药可以增加红细胞受体数目。虽然做了很多有意义的工作，但我没有急于发表，而是想通过进一步的临床与实验验证后再付诸文字。因此那几年我的文章不多，仅有的几篇文章还将科主任作为第一作者。

问5：林兰教授，以前常听您谈起，当时您在做自然基金项目的时候，选择的是益气养阴中药进行药理、药效学研究，还做了一些拆方研究。您能具体说一下吗？

林兰教授：我们在研究中发现益气养阴中药对胰岛素有双重调节作用。那么我就想，益气药和养阴药在这中间各自发挥了怎样的作用，它们又是如何协同发挥作用的呢？带着这个问题我对益气养阴中药进行了国内首例拆方试验，结果发现益气药可以增加胰岛B细胞分泌颗粒，养阴药则抑制胰岛A细胞分泌胰高血糖素，从而为益气养阴药能够降低血糖提供了理论依据。我们所做的工作在1986年获得了卫生部乙级成果奖。我还参加了第一批新药指导原则的制定工作，虽然没有留下名字，但"三型辨证"理论在消渴病新药指导原则中还是留下了重要的一笔，该原则于1988—1989年推广应用。后来益气养阴法在临床中被大多数人采用，自此开辟了新天地。益气养阴治疗原则应用三十多年未被推翻，说明它是符合临床实际的。

问6：林兰教授，在2型糖尿病"三型辨证"理论体系中有个很关键的理论是针对糖尿病并发症的治疗原则，那就是益气养阴、活血化瘀。据此研制出的院内制剂降糖通脉宁胶囊、糖微康、糖心平深受广大糖尿病患者欢迎，前来购药患者络绎不绝。您能谈谈这个理论是如何形成的吗？

林兰教授：在"三型辨证"理论初步形成后，我又做了相关统计分析，发现72%的患者都表现为舌质黯，提示有瘀血存在。因此在八纲辨证下又结合脏腑辨证，在原来三型基础上增加了两个型，即痰湿型和血瘀型。瘀血是血管并发症的临床表现，而血管并发症是瘀血的病理基础，这两点是一致的。血管并发症与血瘀证有共同基础，都随"三型辨证"逐次深入而病情逐渐加重，患病比例增加。故在益气养阴基础上又结合活血化瘀治疗。因为瘀血用轻的活血化瘀药可能会影响临床疗效，故考虑用动物药来破血、活血。而糖尿病是以虚证为主，强烈的破血药患者会吃不消的。我记得小时候上学时听到的说斯大林脑出血曾用蚂蟥吸除瘀血，我就想用水蛭看行不行。后来还考虑过虻虫。

为了慎重起见，我走访了天津一位姓陶的大夫，她是从事心血管专业的，我在杂志上看到她写的文章。她说单吃水蛭不行，患者吃完后会感觉胃中嘈杂，要用些补益药才好。我还去过芳草地工业研究所，他们是搞水蛭素研究的，用水蛭素治疗冠心病有效。因此我决定采用水蛭来活血化瘀。降糖通脉宁胶囊就是这样形成的。当1990年降糖通脉宁胶囊作鉴定时又引起了轰动。

20世纪90年代中期，我又中标国家"九五"攻关课题，针对糖尿病微血管病变进行研究、治疗。主要针对糖尿病早期肾病，按照Mogensen分类法，选择Ⅲ期以前的患者，应用益气养阴、活血化瘀、调补肝肾为原则，以八纲为前提，结合脏腑辨证，研制出糖微康，后期临床及试验研究发现，有80%的微量白蛋白尿可转阴。此后，我又采用益气养阴、活血化瘀、宽胸理气治则治疗糖尿病心脏病，研制出糖心平，主要针对糖尿病合并冠心病、心肌病变。大家都在说"糖尿病是冠心病的等危症"，确实如此。临床中我们发现，糖心平对糖尿病患者心电图ST-T改变有比较好的疗效，动物实验证实对大鼠心肌病变有一定的改善作用。因为心肌病变的检查指标目前很少，所以没有能进一步地深入进行研究。这两种药都已作为院内制剂在广安门医院应用十余年，治疗了成千上万的患者，深受患者好评。这也是我很欣慰的一件事情。

第二节　甲状腺功能亢进症的中医治疗

问1：林兰教授，我们大家都知道，近年来，随着社会经济的发展，生活节奏的加快，甲亢的发病率越来越高，但在20世纪70—80年代甲亢的发病率还没有这么高，同时西药治疗该病已经非常成熟，您怎么就想起应用中药治疗甲亢呢？

林兰教授：当时甲状腺疾病也不少，门诊有70%~80%的女性患甲亢。我每周三上午都出甲状腺专题门诊。

甲亢这种疾病与精神因素有关，是由于机体分泌甲状腺激素过多，造成机体代谢亢进所致。患者的精神神经系统都有问题。那时我从协和医院内分泌科进修回来，发现要想全面开展内分泌疾病的临床工作不太可能，中药治疗甲状腺疾病是一种新的尝试。当时甲结、桥本病的患者还不多，认识也没有目前这么深入，所以就选择了甲亢作为研究的重点。为了对甲亢的中医分型有个基本的了解，当时我统计了120多例患者，以月为单位，从病因、症状、体征等角度进行分析，发现甲亢与精神因素有关。患者早期心情不畅、抑郁，工作紧张，表现为肝气郁滞，肝郁日久化热、化火、化风，造成急躁易怒、全身颤抖，肝阴不足、肾水不济,水不涵木,致肝阳上亢。

问2:您是怎样对甲亢患者进行分型治疗的?为什么这样分呢?

林兰教授:甲亢在中医古籍中没有这个病名,古籍中的"气瘿"表现与本病相似。我通过临床调研,发现甲亢患者早期表现为易生闷气、颈部觉胀、胸闷喜太息,为一派肝气郁滞的表现。随着病情进展,肝郁日久化热,患者出现怕热多汗、口苦、手指颤抖、急躁易怒等症状,呈现肝阳偏亢征象,此时为甲亢高峰期,而肝旺伤阴耗气,终致气阴两虚。

因此,将甲亢分为四型,即气滞痰凝、阴虚阳亢、阴虚动风、气阴两虚。阴虚阳亢与气阴两虚两型为病情轻、重不同而已。治疗上采用滋阴潜阳、化痰散结为治则,在此基础上进行加减化裁。

问3:我知道,对有些患者您只用甲亢宁胶囊等中药治疗,对有些患者您还会结合小剂量的抗甲亢西药治疗,那在临床中如何界定哪种患者适合哪种方法呢?

林兰教授:从患者角度来讲,中西医结合有其长处。而对于阴虚阳亢者中甲功指标稍高一点,就可单用中药甲亢宁胶囊等进行治疗。如果应用西药,我也不是将西药用至足量。比如协和医院经验,应用他巴唑10mg q6h或丙基硫氧嘧啶100mg q6h,还有一种用法是他巴唑15mg 3次/日或丙基硫氧嘧啶100mg 3次/日即为足量。应用大剂量西药对于患者肝功能、血白细胞均有不同程度的影响。

通过临床逐渐摸索,我将其减量,开始以他巴唑5mg 3次/日或丙硫氧嘧啶50mg 3次/日,应用第一个月希望将甲功降下来,当然是在联合中药的基础上进行。这个剂量是西药的维持剂量,一般西药治疗,要经历治疗期、减药期和维持量期。应用一个月后,如甲功正常,则他巴唑减为5mg 2次/日或丙硫氧嘧啶50mg 2次/日,再应用一个月后,如甲功还正常,则他巴唑减为5mg 1次/日或丙硫氧嘧啶50mg 1次/日,以此剂量一直维持到半年,以防止复发。

对于甲功反复的患者,可用他巴唑或丙硫氧嘧啶半片至1/4片维持,用药持续到两年,复发率可大大降低。应用中西医结合疗法,患者血常规、肝功能很少发生异常。

问4:林兰教授,近些年来,对于中药尤其是含碘中药治疗甲亢有很多质疑,对于这些不同的声音,您是怎么看待的呢?

林兰教授:中药治疗甲亢应该说疗效还是很好的,我们的甲亢宁胶囊应用了三十多年,不仅北京市,全国各地的患者都络绎不绝地前来购买就很说明问题。

这里我要强调的是,对于海藻、昆布等这些来自海洋的中药,我是反对应用的,因为它们含碘非常丰富,对于治疗会产生干扰作用。但是采自山上的草药,碘的含量是很微弱的,不会对治疗产生不良影响。比如夏枯草,它对于痰核、瘿瘤等的治疗效果很好,而且临床实践中也没有发现夏枯草应用后会使甲亢患者病情延长。

问5：林兰教授,您认为甲亢的中医病机是什么？

林兰教授：古代医家对甲亢的认识没有我们今天这么深入。他们把甲亢、甲状腺结节、地方性甲状腺肿、甲状腺炎等凡是具有甲状腺肿大表现的疾病统统称作"瘿病"。这其中又包括"瘿囊""瘿瘤"和"瘿气"。关于"瘿气"的描述就非常像我们今天的甲亢。在病因病机方面,情志因素非常重要。忧患郁怒,情志内伤,首先使机体气机不畅而形成气滞。气机郁滞,不能输布津液,凝聚成痰,痰气郁结,壅于颈前即形成瘿病。气滞日久,使血行亦受到障碍而发生血瘀,以致使瘿肿较硬或有结节。痰气郁久化火,火热耗伤阴精,从而导致阴虚火旺的病理变化。这就是"瘿气"的主要病机。其病位主要在于心、肝、胃三个脏腑。心火亢盛,心阴亏虚则致烦热、心悸、失眠、多汗、舌质红；肝火偏旺、风阳内盛则致急躁易怒、眼球突出、手指颤抖；胃热消谷则多食易饥；火热耗伤精血,日久精血亏虚,故见消瘦、乏力、月经量少、闭经或阳痿。针对这一病机,在临床上采用滋阴清热、化痰散结的治疗原则,常常取得很好的疗效。

第三节　糖尿病肾病的治疗

问1：林兰教授,近年来随着糖尿病发病率的逐年增加,据估计我国目前糖尿病患者人数已达9240万,随之而来的是糖尿病并发症的不断出现。糖尿病肾病是糖尿病并发症中非常常见的一种。我知道您在治疗糖尿病肾病方面有很多的经验,那您能不能谈谈您对该病的中医认识？

林兰教授：糖尿病肾病在中医归属于"虚劳""水肿"范畴,乃是肺脾肾三脏相干之病。正如《诸病源候论》云："水病无不由脾肾虚所为,脾肾虚则水妄行,盈溢皮肤而全身肿满。"《素问·通评虚实论》指出："精气夺则虚。"《景岳全书·肿胀》认为："凡水肿等证,乃肺、脾、肾三脏相干之病。盖水为至阴,故其本在肾；水化于气,故其标在肺；水惟畏土,故其制在脾。今肺虚则气不化精而化水,脾虚则土不制水而反克,肾虚则水无所主而妄行。"

该病其本在于肾,其治在于脾。是在消渴病阴虚为本的基础上,逐步进展而来。正虚分气虚、肝肾阴虚、脾肾阳虚,兼夹水湿、血瘀。"久病必虚""久病必瘀""久病及肾"等理论,进一步阐明了该病是一种虚实夹杂的病证,病位涉及到肝、肾、心、肺、脾、胃等脏腑。糖尿病肾病是在糖尿病以阴虚为本,气阴两虚为基本证型的基础上,进一步演变而来。

问2:那您对糖尿病肾病是如何进行中医辨证分型的呢?

林兰教授:糖尿病肾病是因糖尿病患者病程日久所致的慢性并发症之一,是在消渴病以阴虚为本,气阴两虚为基本证型的基础上进一步演变而来的。

根据其临床表现,我将其分为八个证型,即肺脾两虚;心脾两虚;脾肾气虚;肝肾阴虚;脾阳不振;肾阳虚亏;脾肾阳竭、浊毒水泛;肝肾阴竭、虚风内动。

这八个证型是按照疾病由轻到重、由上焦到中焦、下焦的发展过程而界定的。其中,肺脾两虚型的病位在中上两焦,由肺胃热盛,气阴耗伤演变而来,证尚属轻浅。多见于糖尿病肾病Ⅰ~Ⅱ期。心脾两虚型病位在中上两焦,为气阴两虚证;多见于糖尿病肾病Ⅱ~Ⅲ期。脾肾气虚型病位中下两焦,多见于糖尿病肾病Ⅲ~Ⅳ期。肝肾阴虚型以阴虚为本,阳亢为标,病位在下焦,多见于糖尿病肾病Ⅲ~Ⅳ期伴有继发性高血压者。脾阳不振型有明显水肿,以脾阳虚为本,水湿内盛为标,多见于糖尿病肾病Ⅳ~Ⅴ期、氮质血症。肾阳虚亏型则水肿进一步加重,以肾阳虚为本,水湿泛滥为标。多见于糖尿病终末期(相当于Ⅴ期)伴心功能衰竭。脾肾阳竭、浊毒水泛型以脾肾阳虚为本,水湿泛溢,浊毒上逆为标,病情危重,见于糖尿病肾病终末期尿毒症。肝肾阴竭、虚风内动型属消渴病虚劳虚风内动,多见于糖尿病肾病终末期、尿毒症、肾脑综合征,病情危重,危在旦夕。

问3:林兰教授,糖微康做为治疗糖尿病早期肾病的中成药,因为其良好的临床效果,目前已被转让给四川康弘药业更名为"渴络欣"正式上市。这意味着将有更多的糖尿病肾病患者受益。那您能否谈谈该药是在怎样一种情况下产生出来的吗?

林兰教授:在临床中我经常会接诊大量的糖尿病早期肾病的患者,有些患者因为没有得到及时有效的治疗而很快进入肾衰,非常可惜。在门诊治疗中,我运用中医中药对这些患者进行治疗,取得了很好的效果。形成了一个治疗早期糖尿病肾病的复方。

在此基础上,我通过国家"九五"攻关、国家自然基金等多项课题进行了一系列基础研究,从分子生物学的角度来探讨这个复方治疗早期糖尿病肾病的机制所在。因为该方药是治疗糖尿病微血管病之一——糖尿病肾病的方药,所以就给它命名为糖微康。这个药已作为广安门医院的院内制剂应用于临床十几年,深受广大患者的喜爱,前来购药者络绎不绝。后来四川康弘药业看中了该药广阔的市场前景,为了给更多的糖尿病患者造福,因此医院决定转让。

问4：对临床出现大量蛋白尿的糖尿病肾病患者,您是如何进行治疗的?

林兰教授：对于这类患者,从西医角度来看已经处于中晚期了。从中医方面来讲,应该属于肝肾阴虚、肾阳虚亏。治疗上就采用滋补肝肾的治疗原则,选用六味地黄汤加减进行治疗。到这期的患者,因肾阳不足,肾失固摄容易出现小便清长、夜尿频数的情况,可酌加收敛固涩之品,如覆盆子、益智仁、金樱子等等。如患者肾阳虚明显,可酌加肉桂、肉苁蓉、紫河车等。应用以上治疗原则,很多患者蛋白尿明显减少。

问5：对于肾功能不全,而血肌酐水平轻度升高的糖尿病肾病患者,您认为中药还有作用吗?对于这类患者您是如何治疗的?

林兰教授：从我自己的临床经验看,对于那些有早期肾功能不全的糖尿病肾病患者来说,中药确实能发挥作用,而且还有很好的治疗作用。

对于这种患者,当然还是要辨证论治。病情发展到肾功能不全的患者,糖尿病病史都很长,阴虚日久,阴损及阳,阳气虚衰,甚则阳虚水泛,病位多在肺肝脾肾。所以治疗上要选择补肾健脾利水的中药,同时酌加活血化瘀的药物。因为糖尿病肾病属于微血管病变,从临床病例观察来看,肾脏存在微血管增殖和动脉瘤样扩张、纤维蛋白渗出等病理改变,这些都属于中医的血瘀证范畴。而活血化瘀药具有改善局部微循环、促进细胞外基质降解的作用。

我记得特别清楚,有一个糖尿病患者,是个70多岁的老人,血肌酐120mmol/L多,下肢还有浮肿,用中药治疗3个多月后,血肌酐恢复正常,水肿也明显消退。患者特别高兴。

第四节 甲状腺结节的治疗

问1：林兰教授,近些年来,门诊甲状腺结节的患者越来越多,您认为是什么原因导致了这种情况?

林兰教授：甲状腺结节过去门诊也会遇见,但确实这几年就诊的患者数量增加了。我考虑可能有这么几个因素：一是大家的健康意识增加了,很多患者都是在健康检查的时候发现甲状腺结节的;二是技术先进了,做甲状腺超声检查的仪器更灵敏了。三是生活节奏加快,人们工作压力大,心情不舒畅,从中医角度来讲就是肝气郁滞,与甲亢相比,甲状腺结节的发生与肝气郁滞的关系更密切。

问2：您认为甲状腺结节都有哪些情况呢?

林兰教授：根据不同的疾病状态和临床表现，我将其分为五个证型。即气滞痰凝、痰热瘀结、阴虚阳亢、气阴两虚、阳虚痰凝。气滞痰凝型主要见于实性或囊实混合性结节，甲状腺功能是正常的。痰热瘀结型多见于亚急性甲状腺炎。阴虚阳亢型见于毒性甲状腺结节或桥本甲状腺炎所致甲亢期，甲状腺激素分泌过多，表现为高代谢状态。气阴两虚型多见于毒性甲状腺结节。阳虚痰凝型见于桥本甲状腺炎或桥本甲状腺炎所致甲减。

问3：针对以上这些情况，您认为应该如何治疗呢？

林兰教授：对于气滞痰凝型治以疏肝理气、化痰散结，痰热瘀结型则清热解毒、化痰散瘀。阴虚阳亢型治以滋阴潜阳、化痰散结为法。气阴两虚型治以益气养阴、宁心安神。阳虚痰凝型重在温补脾肾、化痰散结。对某些发病时间较长的结节，还可以加用小剂量的甲状腺片，促进结节进一步缩小。经过以上方法的治疗，临床取得很好的效果。

问4：对于甲状腺结节，外科医生往往多建议患者手术，不太考虑结节的大小，即使影像学检查考虑为良性的结节亦是如此，您怎么看待这个问题？

林兰教授：我觉得对于甲状腺结节是否需要手术这个问题，还是要慎重。因为有些炎症比如亚急性甲状腺炎造成的结节，随着炎症的消退会逐渐消失的，如果贸然手术会给患者造成不必要的伤害。所以我认为能不手术尽量不手术，手术毕竟是一个很大的创伤。当然，如果怀疑是恶性肿瘤或者已经对气管造成压迫的，那是应该毫不犹豫地手术切除。如果结节比较多，也不大，发展也很缓慢，可以定期复查甲状腺超声，同时配合中药进行治疗。我们可以采用疏肝理气、化痰散结的方法进行治疗。

问5：与西医相比，您认为中医治疗甲状腺结节的优势是什么？

林兰教授：西医治疗甲状腺结节没有更好的方法和手段，一般就是随诊，进行临床观察，一旦结节长得过快、过大，则会考虑手术切除。也有人应用甲状腺激素进行治疗，但是这种治疗方法并没有达成共识，也没有在临床上推广。另外，这里面还存在一个甲状腺激素的用量问题。激素量用多了，可能会造成药物性甲亢，同时造成骨流失增加，严重的可致骨质疏松；激素量用少了，对甲状腺结节的缩小没有太大的作用。

中医认为，甲状腺结节属于"瘿病"范畴，为素体禀赋不足，加之肝气郁滞，津凝成痰，痰气交阻，气、痰、瘀同时壅结于颈前，故渐起瘿肿。与甲亢相比，甲状腺结节的发生与肝郁气滞的关系更密切。治疗上可采用疏肝理气、化痰散结的方法。我在临床上多选用四逆散加减，同时配合一些化痰散结药，比如夏枯草、浙贝、山慈菇、土贝母、半夏、枳实、郁金等。中药的应用不会造成药物性甲亢，也不会造成骨丢失，同时还可以使结节缩小，改善患者的不适症状。

第五节 糖尿病合并冠心病的治疗

问1：林兰教授，众所周知，糖尿病的各种血管并发症在临床中也是非常常见的。作为大血管病变之一的糖尿病冠心病在临床中困扰着众多的糖尿病患者。您能和我们谈谈您对该病的中医认识吗？

林兰教授：我在从事内分泌研究之前，一直从事的是心血管内科工作。冠心病是心内科医生接触很多的疾病。冠心病心绞痛的患者常表现为心前区疼痛，而一旦患者有糖尿病，这就是件让人十分头痛的事了。因为糖尿病冠心病患者的心绞痛不典型，可能有的患者根本没有心前区疼痛，仅有胸闷、气短等不适，这就很容易漏诊。糖尿病患者的血管情况还非常差，弹性不好，心外科的医生做手术时最怕这种患者。糖尿病冠心病按其临床表现相当于中医学中的"心悸""怔忡""胸痹""胸痛""心痛"。对其症状历代医家作了精辟的描述，最早见于《黄帝内经》"心痹者脉不通，烦则心下鼓。"因为心主血脉，心阳鼓动营血在脉管中周流不已，若心阳不振，阳微阴弦，阳气不能推动血液运行，或心气不足，或浊阴弥漫胸中，日久心脉痹阻，瘀血凝滞，从而发病。该病是在糖尿病以阴虚为本兼夹痰浊、血瘀、寒凝等因素共同作用下，以虚致实，虚实夹杂的一种病症。

问2：您认为在临床中，从中医角度来看，糖尿病合并冠心病都有哪些特点？

林兰教授：谈到这个问题，就要先谈谈糖尿病患者的特点。糖尿病患者多肥胖丰腴，肥者多痰湿。而糖尿病病程日久，则会出现气阴两虚，气虚则血瘀，阴虚津伤，血液黏滞则瘀血阻滞。糖尿病冠心病即以阴虚为本，兼夹痰浊、血瘀、寒邪。患者也有这样几个特点，气虚、气滞、血瘀、痰湿。因为心主血脉，心阳鼓动营血在脉管中流动不已，若心阳不振，阳微阴弦，阳气不能推动血液运行，或心气不足，或浊阴弥漫胸中，日久痰浊凝聚，瘀血凝滞。糖尿病患者因阴虚致心肺不足，心阴受损，心火偏旺而见心悸怔忡。热灼津液成痰，痹阻心脉，不通则痛发为胸痹心痛。胸阳不振，痰浊凝聚，弥漫心胸，气机不畅而见胸闷心痛；痰浊痹阻心脉而心胸作痛发为胸痹。胸痹之瘀血阻滞则由气滞、寒凝而来。

问3：在临床中，我们应该如何辨证论治呢？

林兰教授：治疗上，应该依据病证结合的方式。诊断冠心病后，根据证候，分析出其是痰浊瘀阻、气滞血瘀还是寒凝血瘀证。如果症见胸闷憋气、郁闷善太息，心烦易怒等情况，考虑为气滞血瘀，可用四逆散合丹参饮加减。如果患者胸闷憋气、心下痞满、头晕、舌体胖大边有齿痕,舌质暗淡苔白腻,则用瓜蒌薤白半夏汤加味治疗,以化痰开胸,宣痹止痛。如果患者胸痛时伴有四肢厥逆,面色苍白或紫黯晦滞,遇寒尤甚,唇舌紫黯苔薄白,说明为寒凝血瘀,应治以温阳通痹、散寒止痛,可以赤石脂汤加味进行治疗。当然,临床上最多见的是气虚夹瘀夹痰浊,我常在临床中采用益气活血化痰浊的治疗原则,每每都取得良好的疗效。

问4:对于发生急性心肌梗死的糖尿病冠心病患者来说,可不可以应用中医进行治疗呢?

林兰教授:对于发生急性心梗的患者,首先要应用西医进行治疗,包括介入、搭桥以及药物等疗法。这时的主角是西医西药,待病情平稳后,我们的中医中药就可发挥作用。在20世纪七十年代,当时还没有这么多的治疗手段,什么介入呀、搭桥呀,统统没有,最常用的就是内科药物治疗。那时几家中医单位研制出"抗心梗合剂",和西医进行协作。我就受医院派遣去宣武医院搞科研协作,不管病情轻重,我们都用该方,结果发现,中西药合用者比单纯西药组疗效明显提高。这就说明,在心梗急性期,中医中药也是可以应用的,关键是医生要有很好的把握,掌握度,既要使病情迅速缓解,也要使治疗效果达到最佳。

问5:对于那些病情比较平稳,平时没有明显胸闷、憋气等症状的糖尿病冠心病患者来说,要不要用中药进行干预?

林兰教授:我们中医的优势所在就是治未病,虽然患者没有明显的心肌供血不足的症状,但不等于他的心脏没有问题。在临床上,我们应该做到未病先防、既病防变。在益气养阴的治疗原则基础上,可以给予活血化瘀、化湿祛痰的中药进行治疗。提前进行中药干预,可以使者发生急性冠脉综合征、心肌梗死等的几率大大减少。

据研究,活血化瘀中药可以明显改善血管内皮功能障碍,抑制动脉粥样硬化进展,有效缓解血管痉挛。化湿祛痰中药可以降低血脂,改善脂代谢紊乱。这对于改善患者的动脉粥样硬化是很有裨益的。因此可以说,活血化瘀、化痰祛湿中药实际上在发挥着冠心病二级预防的作用。

第六节　如何客观认识中医治疗糖尿病

问1:林兰教授,中医药治疗糖尿病已经历了很多年,有人说中药不能降糖,也有人说中药降糖效果很好,中药可以代替西药。您能和我们谈谈,单用中医中药能不能彻底治愈糖尿病?

林兰教授: 中医药防治糖尿病有确切的疗效,这是数千年来中医中药的临床实践所证明的。我国古代名医就是依靠单纯的中医中药治疗糖尿病,并取得了很好的效果。但是要用中药彻底治愈糖尿病,目前是做不到的。即使是西药,包括化学合成药和生物制剂,目前也无法彻底治愈糖尿病。这主要是糖尿病的发病机制至今仍没有完全明了,它很可能是一大类多因素、多原因,先天遗传与后天获得都起作用的复杂疾病。治疗这种复杂疾病,单用中医中药可以控制部分症状和发病进程,但是要达到理想的治疗效果,还需要综合治疗,包括饮食控制、体育锻炼、心理调适、药物治疗等多种疗法并举。因此,治愈糖尿病还有很长的路要走,还有许多艰苦的工作需要继续努力去做。

问2: 那您是如何看待中医治疗糖尿病的效果的呢?

林兰教授: 中医中药治疗糖尿病的疗效是不容置疑的,虽然其降糖力度没有胰岛素和胰岛素促泌剂那么强,但它对早期、没有应用过西药治疗的2型糖尿病患者还是有比较好的降糖效果。

其优势表现为以下几点: 一是具有一定的降糖效果。20世纪90年代,我曾经治疗过一个患者。当时他一直在门诊找我看病,开始服用降糖通脉宁,血糖一直控制得很好。后来有一阶段,他的血糖开始上升,空腹血糖到了七点多,餐后血糖到了九点多,我想给他用点西药以使血糖控制得好些,但他坚决反对,坚持继续用中药治疗,结果后来复查,血糖又慢慢地降下来了。我举这个例子说明什么呢,就是说中药确实有降糖效果,有时你都会觉得非常不可思议。

二是可以减少使用西药降糖药物的剂量或种类。中医治疗糖尿病是多因素在起作用。比如说,我以前的研究表明,益气养阴中药对胰岛素有双重调节作用,即对胰岛素分泌不足者,有增加作用; 对胰岛素分泌过多者,有降低作用,即现在所说的改善胰岛素抵抗。对于目前中国2型糖尿病患者既存在胰岛素分泌不足,又存在胰岛素抵抗的情况,中药可以达到双向调节的作用。

三是中药可以改善临床症状。虽然中药治疗糖尿病具有一定的疗效,但我们还是要客观对待,即我们必须正视这件事: 对于那些血糖很高、病程又比较长的患者,决不能单纯用中药去降糖,该用西药时就一定要用,否则就会出现严重的后果,比如糖尿病酮症甚至酮症酸中毒。现在有一些人为了达到某些目的,故意夸大中医中药的临床疗效,坑害了很多糖尿病患者,这是很不道德的。

问3: 在胰岛素等生物制剂有良好的控制血糖效果的情况下,中医中药治疗糖尿病的优势在哪里?

林兰教授: 的确,中医中药里没有一个像胰岛素这样能够快速控制血糖升高的药物。但是,控制血糖,还仅仅只是治疗糖尿病这个万里长征的第一步,后面的路还很长。由于大量现代生物制剂的涌现,很好地控制血糖比没有这些制剂的时代要强很多了。但是有关研究发现,单纯控制血糖还不能从根本上逆转糖尿病的进程,各种糖尿病并发症仍会逐渐显现,从而严重影响患者的生活质量。因此,现在来看,阻断糖尿病的疾病进程,延迟甚至完全防止糖尿病各种并发症的出现成为更为重要的课题,是当代糖尿病研究者和科学家的首要关注点。在这方面,西医西药有一些办法,但是办法不是很多,效果也不是特别突出。而在这一研究领域,中医中药的优势却非常突出。

中医中药虽然在控制血糖方面比较温和,不像胰岛素那样快速有效,但是在预防并发症方面却有突出的优势。归纳起来有以下几点:一是减轻临床症状、提高生活质量。消除或减轻临床症状是中医药治疗糖尿病并发症的优势之一,比如应用中药活血化瘀疗法,可以很好地治疗糖尿病血管病变,减轻疼痛、麻木等症状,改善患肢血管的循环,保护肢体的功能,在提高长期慢性患者的生活质量方面具有不可替代的作用。二是预防并发症的发生和发展。对于糖尿病肾病中期以前的患者,应用中药治疗可以减少蛋白尿,延缓肾小球动脉硬化的进程。

问4:林兰教授,您认为中医药可以治疗哪些并发症呢?

林兰教授:糖尿病的主要并发症有糖尿病大血管病变、糖尿病微血管病变。从器官的水平说,有糖尿病神经病变、糖尿病下肢血管病变、糖尿病心血管病变、糖尿病肾脏病变、糖尿病脑血管病变,等等。针对这么多糖尿病的并发症,在严格控制血糖水平的基础上,采用中医中药合理治疗,完全可以治疗和控制这些常见并发症的发生、进展和对器官、肢体功能的影响,改善生活质量。糖尿病的血管病变与血瘀证有着相似的发病机制,都是以血流不畅、血液瘀滞、血脉瘀阻或血管阻塞为其共同的病理机制。血瘀证为糖尿病血管病变的临床证候的体现,血管病变则为糖尿病血瘀证的具体病理基础。两者互为因果。糖尿病血管病变的分布比例按照阴虚热盛、气阴两虚、阴阳两虚型递增,其病情也依次加重,表明两者有着共同的分布规律和发展趋向。因气阴两虚型所占比例最多,因此拟定糖尿病血管并发症的治疗原则,即益气养阴、活血化瘀。

问5:林兰教授,在临床工作中,在治疗糖尿病过程中,我们常常会应用西药进行治疗。那么您是如何看待中西医结合治疗糖尿病这个问题的?

林兰教授:中西医结合治疗糖尿病是非常切合实际,临床疗效也最好的一种治疗方案。这包括两层含义。一是中药与西药联合应用,既可有效发挥西药降糖效果,又可最大限度地减少西药的不良反应及毒副作用,同时应用中药后还可能减少西药的用量,以前我曾经做过这方面的观察。举个例子来说,对于糖尿病下肢血管病变患者来说,可以应用胰岛素或者口服降糖药来控制血糖,同时应用活血化瘀、通络止痛的药物。这就是各取所长。

二是应用现代科技手段,证实和揭示中药治疗糖尿病的机制所在,为更好地治疗糖尿病提供理论依据。我以前所做的一些工作,如降糖甲片治疗糖尿病的机制研究,就是在临床中发现中药有一定的治疗糖尿病的作用,但是为何会有这样的作用,光用中医理论来解释是不够的,因为我们的东西要让西医也了解,中医理论他们是不懂的,只有通过西医的方式才能使他们明白我们的东西是实实在在的,不是夸大其词。通过临床和基础研究,我们揭示出其中的一些科学内涵,为指导中医临床提供了很好的思路。

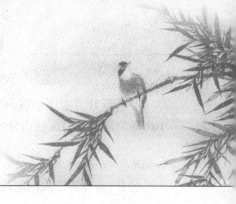

附录1 林兰教授履历

1938年8月20日

出生于浙江省青田县一个书香门第之家,祖父为前清举人。

1945—1951年

浙江省景宁县立小学毕业。

1951—1954年

浙江省景宁县初级中学毕业。

1954—1957年

浙江省丽水地区高级中学毕业。

1957—1963年

上海中医学院(现名上海中医药大学)医疗系毕业。

1963年9月—1976年5月

中国中医研究院广安门医院心血管内科住院医师。

1976年6月—1978年5月

首都医科大学附属宣武医院心血管内科进修与课题协作。

1978年6月—1980年11月

中国医学科学院北京协和医院内分泌科进修。

1980年

12月,晋升为中国中医研究院广安门医院内分泌科主治医师。

1982年

8月,担任广安门医院内二科副主任,被聘为硕士研究生导师。

1985年

8月,晋升为中国中医研究院广安门医院内分泌科副主任医师,担任中国中医研究院广安门医院内分泌科主任,一直到2009年4月。

1990年

12月,晋升为广安门医院主任医师。

1991年

被评为博士研究生导师、研究员,具有突出贡献的专家,享受政府特殊津贴。12月16日,研制的降糖通脉宁胶囊通过科研成果鉴定。

1992年

担任中国专家赴白俄罗斯援外医疗队副队长,进行切尔诺贝利核事故后医疗救援工作,直至1993年初回国。

1993年

① 成立中国中西医结合学会糖尿病专业委员会,并担任主任委员;② 2—3月,赴美国洛杉矶进行学术访问;③ 9—10月,应日本邀请,赴日本东京、长崎、仙台进行糖尿病医疗讲学。

1994年

① 5—6月,应韩国议会邀请赴汉城(现为首尔),为韩国国家领导人执行医疗保健任务;② 7月—8月,应卡塔尔王国邀请,受卫生部派遣,赴卡塔尔王国为王室执行医疗保健任务。

1995年

① 3—4月,作为医学专家受国家中医管理局派遣,赴泰国参加"九五"国际中医药科技博览会。② 4月,"降糖通脉宁"获新药证书。

1996年

① 5—6月,应韩国邀请,赴汉城进行学术交流;②任国家中医药管理局中医糖尿病重点专病中心主任、国家中医药管理局糖尿病重点实验室主任、国家中医管理局糖尿病重点学科学科带头人。

1997年

① 6—7月,应邀赴韩国汉城、釜山、青州等地进行学术交流;②应聘为国

家药品监督管理局药品评审专家。

2000年

①10—11月,赴加拿大参加国际传统医学大会,并作大会报告;②12月,担任中央保健会诊专家,直至2005年12月;③被评为中国中医研究院首席研究员。

2001年

① 4月,赴泰国、香港参加国际华夏糖尿病大会;② 9—10月,赴英国爱丁堡、格拉斯哥参加第16届欧洲国际糖尿病年会(EASD)。

2002年

任中华医学会医疗事故技术鉴定专家库成员,中华医学会科技奖和中华医学青年奖评审委员会委员。

2003年

① 4月12日,被推选为北京老医药卫生工作者协会知名专家委员会委员;② 8月22日—8月31日,赴法国巴黎参加第18届IDF和EASD国际糖尿病年会,并到摩纳哥、尼斯;③11月16日—11月23日,赴澳大利亚悉尼参加国际糖尿病学术培训班,并到布里斯班、黄金海岸。

2004年

①2月9日—2月15日,赴马来西亚参加GCP学习班;②8月21日—8月29日,赴德国慕尼黑参加第19届EASD国际糖尿病年会。

2005年

① 2月8日—5月9日,赴美探亲,期间在旧金山、硅谷举办糖尿病讲座共四次;② 6月,赴文莱、马来西亚进行学术讲座;③ 9月10日—9月15日,赴希腊雅典参加第20届EASD欧洲国际糖尿病年会,经西班牙巴塞罗那、马德里;④10月19日—10月21日,由中国中医科学院曹洪欣院长带队,赴奥地利萨尔斯堡进行学术交流;⑤ 12月18日—12月21日,赴马尔代夫参加拜耳公司举办的学术会议;⑥被提名为中国工程院院士。

2006年

① 3月3日,荣获中华全国妇女联合会、中央国家机关2006年度全国三八红旗手荣誉称号,在北京康铭大厦颁奖;② 5月23日,被聘为中国中医科学

院首届科学技术委员会委员；③ 8月，"糖微康作用机制的研究"中标国家自然科学基金；④ 9月，担任中国中西医结合学会内分泌专业委员会主任委员；⑤ 11月，"中医药对糖尿病冠心病的干预"获国家"十一五"支撑项目资助；⑥ 12月，"甲亢宁治疗甲状腺功能亢进症的临床与实验研究"获中国中西医结合学会科学技术奖三等奖；⑦12月1日—12月11日，赴南非开普敦、约翰内斯堡参加第19届国际糖尿病联盟大会（IDF）。

2007年

① 2月，被有效提名中国工程院院士；② 3月，被评为中央国家机关优秀妇女科技工作者，在人民大会堂颁奖；③ 8月31日—9月6日，赴新西兰参加澳洲糖尿病年会；④ 9月16日—9月23日，赴荷兰阿姆斯特丹参加第41届EASD糖尿病年会，参观比利时的布鲁塞尔、布鲁日；⑤赴新加坡参加亚太糖尿病会议。

2008年

①被评为中央国家机关女先进科技工作者；②"糖尿病三型辨证的临床应用及其机制研究"获北京市科技进步奖三等奖。③ 3月29日，参加由北美医学联合会举办的北京-温哥华中医学术论坛，进行大会讲座2次；④ 9月6日—9月13日，赴意大利罗马参加第44届欧洲糖尿病年会（EASD），参观佛罗伦萨、庞贝、那不勒斯；⑤ 11月，被评为中国中医科学院"优秀研究生指导教师"荣誉称号；⑥ 12月，"糖尿病三型辨证的临床应用与机理研究"获中国中西医结合学会科学技术奖一等奖。

2009年

9月，赴奥地利维也纳参加45届欧洲糖尿病年会（EASD），参观匈牙利布达佩斯、捷克布拉格，温都小镇、斯洛伐克。

2010年

①被选为国家中医临床研究基地业务建设专家指导成员；②8月25日，担任中央保健会诊专家（任期5年）；③中华医学科技奖第三届评审委员会委员，任期五年；④ 9月，赴瑞典斯德哥尔摩参加46届欧洲糖尿病年会（EASD）。

2011年

6月，赴美国圣地亚哥参加第71届美国糖尿病联盟举办的糖尿病年会（ADA）。

2012年

　　① 5月，赴哈萨克斯坦-阿拉木图-阿斯塔纳为总统及夫人、总理夫人及岳母诊病。5月29日，哈萨克斯坦驻华使馆发来感谢照会；② 7月19日—7月24日，赴德国慕尼黑参加中德学术联合会。

2013年

　　评选为首都国医名师；获中国中医科学院"岐黄奖"。

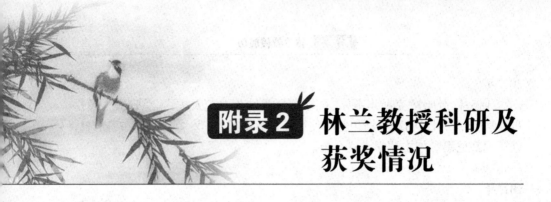

附录2 林兰教授科研及
获奖情况

1. "抗心梗合剂为主中西医结合治疗急性心肌梗塞208例的研究"
   1978年　获北京市先进科技成果一等奖
   获卫生部级先进科技成果奖

2. "降糖1号治疗成年糖尿病153例临床总结"
   1982年　获中国中医研究院科技成果三等奖

3. "328例成年糖尿病辨证分型的初步探讨"
   1982年　获中国中医研究院科技成果三等奖

4. "降糖甲片治疗成人糖尿病的临床与实验研究"
   1985年　获中国中医研究院科技成果二等奖
   1986年　获国家(部级)重大科技成果乙等奖
   1986年　获新药证书

5. "降糖甲片降糖作用机理的研究"(国家自然科学基金委员会中标课题)
   获中国中医研究院科技成果三等奖

6. "降糖通脉宁治疗糖尿病血管合并症的临床和实验研究"
   1991年　获中国中医研究院科技成果二等奖
   获国家中医管理局科技进步奖三等奖
   获新药证书
   2003年　被评为国家中医管理局十大科研成果第一项

7. "甲亢宁治疗甲状腺功能亢进的临床和实验研究"
   1991年　中国中医研究院中标课题
   1992年　国家中医管理局中标课题

获中国中医研究院科技成果二等奖

8. "糖心平治疗糖尿病心脏病的研究"
   国家中医管理局中标课题

9. "He-Ne激光治疗糖尿病脑血管病的机理研究"
   国家自然科学基金委员会中标课题（1996年）

10. "糖微康治疗糖尿病肾病的研究"
    1996年　国家科委"九五"攻关课题（55万）
    2001年2月　获北京市科学技术进步奖二等奖
    2000年4月　获中国中医研究院科学技术进步奖二等奖（获奖名次：第1）

11.《糖尿病中西医结合论治》一书
    1999年　获北京市科技进步三等奖

12. "中药对糖尿病微血管早期干预防治"
    国家科委"十五"攻关课题（50万）研究,期限2001—2006年
    2006年1月19日　荣获中国中医科学院科学技术奖二等奖

13. "糖微康治疗糖尿病肾病的研究"
    2005年荣获中国中西医结合学会科学技术奖二等奖

14. "2型糖尿病合并冠心病中医综合治疗方案"
    国家科委"十一五"科技支撑项目（150万）,研究期限2006—2009年。

15. 2006年12月 "甲亢宁治疗甲状腺功能亢进步研究"
    荣获中国中西医结合学会科学技术奖三等奖

16. 2008年12月 "糖尿病三型辨证的临床应用与机理研究"
    荣获中国中西医结合学会科学技术奖一等奖

17. 2008年 "2型糖尿病'三型辨证'临床应用及机理研究"
    荣获北京市科技进步奖三等奖

18. "从ICAM-1介导的神经细胞凋亡探讨中药干预糖尿病周围神经病变机制"
    国家自然科学基金委员会中标课题(2011年)

19. "基于miRNA调控SIRT1/NF/kB信号通路探讨滋阴清热法治疗2型糖尿病胰
    岛素抵抗的分子机制"
    国家自然科学基金委员会中标课题(2015年)

附录3 林兰教授主要著作与论文名录 （按照主题分类）

[1] 林兰. 糖尿病中西医结合论治[M]. 北京: 北京科技出版社,1992.

[2] 林兰. 中西医结合糖尿病学[M]. 北京: 中国医药科技出版社,1999.

[3] 林兰. 中西医结合糖尿病研究进展[M]. 北京: 海洋出版社,2000.

[4] 林兰. 现代中医糖尿病学[M]. 北京: 人民卫生出版社,2008.

[5] 林兰. 糖尿病的中医研究[J]. 中国医药学报,1998,13（4）: 3-5.

[6] 林兰. 中医药治疗放射性甲状腺疾病212例临床报告[J]. 中医杂志,1994,35（7）: 411-413.

[7] 魏军平,林兰. 气阴两虚型糖尿病与血清维生素AEC含量关系的探讨[J]. 辽宁中医杂志,1994,21（5）: 201-202.

[8] 林兰,李鸣镝,刘喜明,等. 中药甲亢宁治疗阴虚阳亢型甲状腺功能亢进症的临床研究[J]. 中国中西医结合杂志,1999,19（3）: 144-147.

[9] 林兰,倪青,刘喜明,等. 糖微康对糖尿病大鼠肾功能保护作用的实验研究[J]. 中国实验方剂学杂志,2000,6（1）: 22-24.

[10] 林兰,倪青. 起病隐匿危害极大 早期发现综合治疗——和糖尿病朋友谈糖尿病肾病[J]. 糖尿病新世界,2002,（5）,3-6.

[11] 林兰,倪青,刘喜明,等. 糖微康对糖尿病大鼠肾功能的保护作用药效学研究[J]. 中国中药杂志,2003,28（1）: 62-66.

[12] 林兰,魏军平. 中医药治疗糖尿病并发症有优势[J]. 糖尿病新世界,2004,（4）,15-17.

[13] 林兰,李鸣镝,刘喜明,等. 甲亢宁对甲亢大鼠甲状腺激素及心钠素的影响[J]. 中国中医基础医学杂志,2005,11（1）: 34-35,60.

[14] 林兰,陈世波. 2型糖尿病治疗的一个中心和五个基本点[J]. 糖尿病新世界,2005,（2）,24-25.

[15] 林兰,倪青. 话说胰岛素抵抗[J]. 糖尿病新世界,2005,（5）,24-25.

[16] 陈世波,倪青,林兰. 糖尿病合并复发性口腔溃疡的中医证治及方药辨析

[J]. 中华中医药杂志,2006,21(7): 422-423.

[17] 林兰,陈世波,倪青. 中医药治疗糖尿病思路探析[J]. 江苏中医药,2006,27
(7): 12-14.

[18] 陈世波,林兰. 产后甲状腺炎的诊断及中西医结合防治探讨[J]. 四川中
医,2006,24(5): 13-14.

[19] 魏军平,林兰. 中西医结合治疗糖尿病经验与优势[J]. 世界中西医结合杂
志,2006,1(6): 316-319.

[20] 张润云,倪青,闫秀峰,等. 糖尿病心脏病中医诊疗思路与方法[J]. 中国中
医药信息杂志,2006,13(1): 90-91.

[21] 倪青,李平,林兰,等. 基于无尺度网络分析的2型糖尿病代谢综合征方-
药-证关系[J]. 中国中医药信息杂志,2006,13(11): 19-22.

[22] 林兰,肖月星. 糖尿病性肝脏损害不容忽视[J]. 糖尿病新世界,2006,(4),
22-23.

[23] 林兰. 防治糖尿病中西医理论相互渗透[N]. 中国中医药报,2007-01-31
(005).

[24] 林兰. 糖尿病辨证论治规律研究日益深入[N]. 中国中医药报,2007-02-07
(005).

[25] 林兰. 中西医结合防治糖尿病研究引起WHO重视[N]. 中国中医药报,
2007-02-14(004).

[26] 林兰. 中西医结合防治胰岛素抵抗与代谢综合征[N]. 中国中医药报,
2007-01-31(005).

[27] 林兰. 中西医结合治疗糖尿病的前景[N]. 中国中医药报,2007-06-20(006).

[28] 林兰. 中医药在糖尿病治疗中的作用[J]. 医学研究杂志,2007,6(4):
14-15.

[29] 魏军平,林兰. 中西医结合治疗糖尿病研究进展[J]. 医学研究杂志,2007,
36(4): 16-18.

[30] 林兰,魏军平. 中西医结合防治糖尿病研究进展[J]. 北京中医,2007,26
(10): 635-637.

[31] 肖月星,林兰,倪青. 代谢综合征的中医认识与治疗思路[J]. 中国中医基
础医学杂志,2007,13(7): 538-539.

[32] 林兰,倪青,陈世波,等. 2型糖尿病合并代谢综合征患者并发症特征分析
[J]. 中医杂志,2007,48(9): 809-811.

[33] 姜兆顺,倪青,林兰,等.基于结构化临床信息采集系统的2型糖尿病辨证分型研究[J].中华中医药杂志,2007,22(6):396-399.

[34] 姜兆顺,倪青,邢万佳,等.基于结构化临床信息采集系统的2型糖尿病用药规律研究[J].山东中医药大学学报,2007,31(3):195-197,203.

[35] 姜兆顺,倪青,林兰,等.基于结构化糖尿病临床信息采集系统对2型糖尿病症状的研究[J].中国中医药信息杂志,2007,14(10):19-21.

[36] 姜兆顺,倪青,林兰,等.结构化糖尿病临床信息采集系统的构建与应用研究[J].现代中西医结合杂志,2007,16(26):3934-3936.

[37] 陈世波,倪青,李平,等.基于个体化诊疗平台2型糖尿病合并代谢综合征证候规律研究[J].中国中医药信息杂志,2007,14(11):18-21.

[38] 肖月星,倪青,钱秋海,等.糖肝康胶囊对糖尿病大鼠糖脂代谢及肝损伤影响的研究[J].医学研究杂志,2007,36(2):108-110.

[39] 林兰,倪青,刘喜明,等.糖微康胶囊治疗早期2型糖尿病肾病195例临床研究[J].医学研究杂志,2008,37(1):46-50.

[40] 李敏,林兰,倪青,等.糖心平对糖尿病大鼠心肌组织糖化终产物受体mRNA表达的调节[J].中国中医基础医学杂志,2007,13(3):206-207.

[41] 李敏,林兰,倪青,等.糖心平对实验性糖尿病心肌病变血管紧张素Ⅱ及其1型受体mRNA变化的影响[J].医学研究杂志,2007,36(4):31-34.

[42] 王洪武,倪青,林兰.中药含药血清的研究进展及其在中医学中的应用[J].北京中医药,2008,27(9):698-701.

[43] 王洪武,倪青,庞健丽,等.中药治疗糖尿病肾病用药规律探讨[J].中华中医药学刊,2008,26(11):2365-2368.

[44] 林兰,王洪武.糖尿病肾病中西医诊疗研究进展[J].辽宁中医杂志,2008,35(12):1951-1953.

[45] 李鸣镝,林兰,孙书臣,等.中药糖痛方外洗治疗糖尿病周围神经病变的临床观察[J].中国康复理论与实践,2009,15(6):553-555.

[46] 庞健丽,倪青,王洪武,等.林兰教授辨治甲亢性肝损害经验[J].四川中医,2009,27(9):6-7.

[47] 庞健丽,林兰,倪青,等.糖尿病性冠心病中医用药特点及思路[J].中华中医药学刊,2009,27(3):494-496.

[48] 庞健丽,林兰,倪青,等.糖尿病性冠心病中医研究进展[J].辽宁中医杂志,2009,36(1):150-152.

[49] 李鸣镝,邓岚,林兰. 活血化瘀法治疗糖尿病周围神经病变的临床研究概况[J]. 中国中医基础医学杂志,2008,14(12):925-926.

[50] 李敏,倪青,林兰,等. 糖心平胶囊对糖尿病大鼠心肌超微结构、血管紧张素Ⅱ及其1型受体的影响[J]. 中西医结合学报,2008,6(11):1164-1169.

[51] 倪青,姜兆顺,高齐健,等. 基于结构化住院病历采集系统的2型糖尿病冠心病用药规律研究[J]. 中西医结合心脑血管病杂志,2008,6(1):7-8.

[52] 王波,魏海峰,林兰,等. 低能量氦-氖激光血管内照射联合中药对糖尿病脑梗死家兔的影响[J]. 中国中医药信息杂志,2008,15(2):30-32.

[53] 魏军平,刘尊严,林兰. 首届国际中西医结合内分泌代谢病学术会议暨糖尿病高峰论坛纪要[J]. 中国中西医结合杂志,2009,29(3):277-278.

[54] 王波,何珂,魏海峰,等. 糖脑络通联合低能量氦氖激光血管内照射对糖尿病脑梗死患者血流变及内皮素的影响[J]. 中国中医药信息杂志,2009,16(3):10-11,89.

[55] 张润云,林兰,倪青,等. 糖心平对实验性糖尿病大鼠心肌保护作用的实验研究[J]. 北京中医药,2009,28(1):63-66.

[56] 陈世波,何丽云,林兰,等. "早期胰岛素强化治疗"对传统"阶梯式疗法"及中医药治疗2型糖尿病地位的新挑战[J]. 北京中医药,2009,28(1):23-25.

[57] 林兰. 治外伤宜用引经药[N]. 医药养生保健报,2009-05-25(006).

[58] 林兰. 血糖值反差的警示[J]. 医学研究杂志,2010,39(6):3-5,19.

[59] 王斌,林兰,倪青. 臭氧在医学中的应用研究进展[J]. 医学综述,2010,16(20):3044-3046.

[60] 林兰,郭小舟,倪青,等. 早期糖尿病肾病的相关危险因素及中医证型分析[J]. 上海中医药大学学报,2010,24(1):29-31.

[61] 林兰,郭小舟,龚燕冰,等. 早期糖尿病肾病患者同型半胱氨酸水平的相关因素及中医辨证分析[J]. 中国中医基础医学杂志2010,16(2):124-130.

[62] 林兰,郭小舟,倪青,等. 早期糖尿病肾病患者亚甲基四氢叶酸还原酶C676T突变的相关因素及中医证型分析[J]. 中医杂志,2010,51(5):447-449.

[63] 林兰,郭小舟,李敏,等. 早期糖尿病肾病尿蛋白排泄率相关因素及中医证型分析[J]. 中国中西医结合杂志,2010,30(9):912-914.

[64] 郭小舟,林兰,倪青,等. 益气养阴活血法治疗早期糖尿病肾病的临床观察

[J]. 新中医,2010,42(3): 35-36.

[65] 倪青,闫秀峰,林兰. 芪蛭降糖胶囊治疗2型糖尿病合并冠心病心绞痛128例临床观察[J]. 中国中医药信息杂志,2010,17(10): 9-11.

[66] 李鸣镝. 林兰教授辨治甲状腺功能亢进症经验[J]. 中国中医基础医学杂志,2011,17(2): 183-184.

[67] 王波,肖月星,王洪武,等. 益气养阴活血中药治疗早期糖尿病肾病34例临床观察[J]. 中国医药导刊,2011.

[68] 林兰,倪青. 2型糖尿病"三型辨证"的理论与实践[J]. 科学中国人,2011,(9): 78-81.

[69] 李鸣镝,林兰,刘颖,等. 中药甲亢宁对甲亢患者甲状腺激素水平影响的动态观察[J]. 中国中医基础医学杂志,2011,17(6): 680-682.

[70] 王斌,林兰,倪青,等. 中医辅助西医治疗甲状腺癌优势探究[J]. 北京中医药,2011,30(5): 354-356.

[71] 王斌,林兰,倪青,等. 中西医结合防治内分泌代谢疾病进展[J]. 医学研究杂志,2011,40(8): 19-22.

[72] 魏军平,吴瑞,林兰. 老年糖尿病中医证治分析[J]. 世界中西医结合杂志,2011,6(2): 173-175.

[73] 魏军平,吴瑞,林兰. 糖尿病中医证候研究述评[J]. 医学研究杂志,2011,40(8): 7-10.

[74] 郭小舟,林兰. 早期糖尿病肾病中医症状的logistic回归分析[J]. 北京中医药,2011,29(11): 811-812.

[75] 肖月星,倪青,闫秀峰,等. 2型糖尿病基本证候临床表现及术语规范(一)[J]. 北京中医药,2011,30(3): 178-180.

[76] 肖月星,倪青,闫秀峰,等. 2型糖尿病基本证候临床表现及术语规范(二)[J]. 北京中医药,2011,30(4): 261-264.

[77] 肖月星,倪青,闫秀峰,等. 2型糖尿病基本证候临床表现及术语规范(三)[J]. 北京中医药,2011,30(5): 327-329.

[78] 林兰,倪青,庞健丽,等. 基于数据挖掘技术的2型糖尿病辨证规范前瞻性研究[J]. 中国中医药信息杂志,2011,18(7): 9-12.

[79] 郑亚琳,李鸣镝,林兰. 中药复方治疗糖尿病周围神经病变的作用机制研究进展[J]. 中国中医基础医学杂志,2012,18(12): 1405-1407.

[80] 付莹坤,倪青,林兰. 清润方对糖尿病大鼠炎症反应及氧化应激的影响[J].

中国实验方剂学杂志,2012,18(7):202-205.

[81] 付莹坤,倪青,林兰.清润方对糖尿病大鼠血糖及脂代谢的影响[J].中国中医药信息杂志,2012,19(5):30-35.

[82] 刘颖,林兰,倪青,李鸣镝.滋益方治疗气阴两虚型2型糖尿病的疗效分析[J].医学研究杂志,2012,41(1):42-44.

[83] 李光善,任志雄,倪青,等.林兰教授治疗糖尿病周围神经病变的对药应用[J].中国中医基础医学杂志,2012,18(8):851-853.

[84] 李光善,任志雄,倪青,等.基于辨证论治和药物基因组学的个体化诊疗探讨[J].北京中医药,2012,31(6):424-426.

[85] 李光善,张红,任志雄,等.糖尿病足治疗内科常见问题[J].中华损伤与修复杂志,2012,7(2):117-120.

[86] 林兰,郑亚琳,李鸣镝,等.盐酸川芎嗪和黄芪多糖对体外培养雪旺细胞增殖作用的实验研究[J].中国中医基础医学杂志,2013,19(10):1131-1132.

[87] 郭小舟,闫顺新,张玉军,等.补肾固精法治疗阴阳两虚证IV期糖尿病肾病临床研究[J].新中医,2013,45(11):84-86.

[88] 林兰,倪青,庞健丽,等.中药复方辨证加减随机对照治疗2型糖尿200例疗效评价[J].医学研究杂志,2013,42(2):102-107.

[89] 李光善,任志雄,黄达,等.加减化瘀解毒方联合西药治疗糖尿病周围神经病变伴抑郁障碍60例临床观察[J].中医杂志,2013,54(14):1204-1206.

[90] 林兰,郑亚琳,李鸣镝,等.糖痛方及其有效成分对高糖培养的施万细胞增殖的影响[J].医学研究杂志,2013,42(9):44-47.

[91] 林兰,郑亚琳,李鸣镝,等.不同血清微环境培养的施万细胞增殖状况比较[J].医学研究杂志,2013,42(8):31-33.

[92] 陈思兰,林兰.中医经典方剂辨治内科疑难疾病初探[J].天津中医药,2013,30(7):415-416.

[93] 陈思兰,林兰.生脉散在糖尿病治疗中的应用[J].长春中医药大学学报,2013,29(4):623-625.

[94] 王洪武,林兰,倪青,等.益气养阴中药对早期糖尿病肾病同型半胱氨酸、亚甲基四氢叶酸还原酶多态性的干预作用[J].中华中医药杂志,2013,28(10):2877-2879.

[95] 黄达,李鸣镝,林兰.中医药治疗糖尿病周围神经病变研究进展[J].中国中医基础医学杂志,2013,19(6):719-722.

[96] 黄达,郑亚琳,林兰,等. 中西医结合治疗Felty综合征合并甲状腺功能亢进、糖尿病1例[J]. 中医杂志,2014,55(2): 179-180.

[97] 黄达,李鸣镝,林兰,等. 从ICAM-1介导的炎症反应探讨下肢缺血再灌注对糖尿病大鼠坐骨神经的损伤机制[J]. 医学研究杂志,2014,43(5): 37-39.

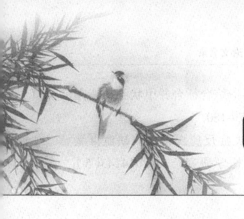

附录4 林兰教授培养学生名录

林兰教授迄今共培养硕士研究生19名(含2名韩国留学生、2名本院医生)、博士研究生17名、博士后10名。此外还培养"2010工程"学科带头人2名,结业后回原单位任内科主任。

培养研究生情况

一、硕士研究生(共19名)

宁亚功　1987—1990　现在成都军区昆明总医院

李　静　1987—1990　现在加拿大多伦多

夏仲元　1987—1990　现在中日友好医院中医外科

劳　勤　1988—1991　现在加拿大多伦多

苏爱峰　1989—1992　现在美国加州行医

罗红艳　1990—1992　现在中国生物制品研究所

李鸣镝　1994—1997　现在广安门医院内分泌科

张润云　1995—1998　现在广安门医院内分泌科

李明来　1997—2000　(韩国籍)现在韩国首尔

董彦敏　1997—2000　现在深圳市中医院

胡东鹏　1998—2001　现在广安门医院任人事处处长

杨　钧　1999—2002　毕业后去天坛医院中医科,2003年考取友谊医院博士,现在北京武警总医院ICU工作

李再德　1999—2002　(韩国籍),现在北京行医

魏军平　2002—2004　现在广安门医院任科研处处长

李准洙　2009—2013　(韩国籍)

协助刘志明带教:刘德林、袁群、周立明,协助张鸿恩带教1名

二、博士研究生(共17名)

刘喜明　1995—1998　现在广安门医院内分泌科

倪　青　1997—2000　现在广安门医院内分泌科,任行政主任
魏海峰　1999—2002　毕业后到宣武医院做博士后,现在英国
王　波　1999—2002　现在中国中医科学院望京医院
郭　力　2000—2003　毕业后去国家卫生部培训部,现在步长集团
任志雄　2001—2004　由陈淑长教授委托,现在航空总医院
姜兆顺　2002—2005　现在济南军区总医院内分泌科,任行政主任
陈世波　2003—2006　现在广安门医院内分泌科
肖月星　2004—2007　现在广安门医院内分泌科
李鸣镝　2005—2008　现在广安门医院内分泌科
庞建丽　2006—2009　现在广西中医学院第二附属医院内分泌科
郭小舟　2008—2011　现在北京延庆中医院
刘　颖　2009—2012　现在河北唐山市中医院
黄　达　2011—2014　现在广安门医院
郑亚琳　2011—2014　现在首都医科大学中医药学院伤寒教研室
王秋虹　2013—2016　现在广安门医院
王　泽　2017—　　　在读

三、博士后(共10名)

李　敏　2001—2003　现在广安门医院分子生物学实验室,任行政主任
阎秀峰　2003—2005　现在广安门医院内分泌科
王洪武　2006—2008　现在天津中医药大学基础医学院,任副院长
龚燕冰　2007—2009　现在北京中医药大学东方医院,任院办副主任
王　斌　2009—2012　现在广安门医院预防保健科
李鸣镝　2010—2013　广安门医院内分泌科(传承博士后)
任志雄　2011—2013　现在北京航空总医院
李光善　2011—2013　现在山东省青岛市中医院
王师菡　2014—　　　广安门医院心内科(传承博士后)
邱宗林　2015—　　　在站

四、师带徒

魏军平　2008—2011　广安门医院科研处处长　主任医师
陈思兰　2008—2011　广安门医院内分泌科　主任医师

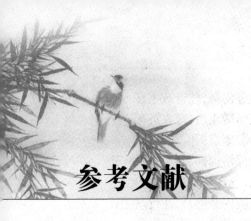

参考文献

[1] 林兰. 现代中医糖尿病学[M]. 北京: 人民卫生出版社, 2008.

[2] 林兰. 中西医结合糖尿病学[M]. 北京: 中国医药科技出版社, 1999.

[3] 魏军平. 林兰教授糖尿病三型辨证学术思想渊源与临床经验整理研究[D]. 北京: 中国中医科学院, 2012.

[4] (元)朱震亨. 丹溪心法[M]. 上海: 上海科学技术出版社, 1959.

[5] 张建中, 严世芸, 施圯. 程门雪、黄文东百年诞辰纪念文集[M]. 上海: 上海中医药大学出版社, 2002.

[6] 金寿山. 金寿山医论选集[M]. 北京: 人民卫生出版社, 1983.

[7] 朱良春. 国医大师朱良春[M]. 北京: 中国医药科技出版社, 2011.

[8] (宋)陈言. 三因极一病证方论[M]. 北京: 人民卫生出版社, 1957.

[9] 林兰. 糖尿病的中医研究[J]. 中国医药学报, 1998, 13(4): 3-5.

[10] 中医研究院广安门医院内科糖尿病组. 糖尿病辨证分型及治疗的初探[J]. 北京中医, 1980, 2(4): 217.

[11] 闫秀峰, 倪青, 陈世波, 等. 对林兰教授糖尿病中医"三型辨证"理论的探讨[J]. 中医杂志, 2005, 46(12): 885-887.

[12] 林兰. 中西医结合糖尿病研究进展[M]. 北京: 海洋出版社, 2000.

[13] 张云如, 林兰, 张鸿恩, 等. 成人糖尿病中医辨证分型的初步探讨[J]. 辽宁中医杂志. 1982 ;(5): 40-42.

[14] 张云如. 成人糖尿病中医辨证分型的初步探讨[J]. 华北、东北地区糖尿病资料汇编, 1982.

[15] 张鸿恩, 林兰, 眭书魁. 糖尿病中医病机探讨(附112例分析)[J]. 吉林中医药. 1989, (1): 11.

[16] 张发荣. 糖尿病现代中医药研究进展. (国家中医药管理局科学技术司, 上海市中医药科学技术情报所)//国内外中医药科技进展(第六册)[M]. 上海: 上海科学技术出版社. 1995 : 62-69.

[17] (清)张隐庵等. 黄帝内经素问集注[M]. 北京: 学苑出版社, 2002.

[18] (汉)张仲景. 金匮要略[M]. 北京: 人民卫生出版社, 2005.

[19] (明)张介宾. 景岳全书[M]. 北京: 人民卫生出版社, 2007.

[20] 唐宗海. 血证论[M]. 北京: 人民卫生出版社, 2005.

[21] (汉) 张仲景. 伤寒论[M]. 北京: 人民卫生出版社, 2005.

[22] (清) 吴谦. 医宗金鉴[M]. 北京: 人民卫生出版社, 1963.

[23] 张山雷. 中风斠诠[M]. 福州: 福建科学技术出版社, 2005.

[24] 李鸣镝. 林兰辨治甲状腺功能亢进症经验[J]. 中国中医基础医学杂志, 2011, 17(2): 183-184.

[25] 李鸣镝, 魏军平, 倪青. 林兰教授辨治甲状腺结节的经验[J]. 国际中医中药杂志, 2012, 34(10): 938-940.

[26] 冉先德. 中华药海(精华本)[M]. 北京: 东方出版社, 2010.

[27] 林兰, 李鸣镝, 刘喜明, 等. 中药甲亢宁治疗阴虚阳亢型甲状腺功能亢进症的临床研究[J]. 中国中西医结合杂志, 1999, 19(3): 144-147.

[28] 林兰, 李鸣镝, 刘喜明, 等. 甲亢宁对甲亢大鼠甲状腺激素及心钠素的影响[J]. 中国中医基础医学杂志, 2005, 11(1): 34-35, 60.

[29] 李鸣镝, 林兰, 刘颖, 等. 中药甲亢宁对甲亢患者甲状腺激素水平影响的动态观察[J]. 中国中医基础医学杂志, 2011, 17(6): 680-682.

[30] 林兰, 倪青, 刘喜明, 等. 糖微康对糖尿病大鼠肾功能保护作用的实验研究[J]. 中国实验方剂学杂志, 2000, 6(1): 22-24.

[31] 林兰, 倪青, 刘喜明, 等. 糖微康对糖尿病大鼠肾功能的保护作用药效学研究[J]. 中国中药杂志, 2003, 28(1): 62-66.

[32] 魏军平, 郭力, 林兰. 糖微康对糖尿病大鼠肾皮质TIMP-1表达的影响[J]. 中医药学刊, 2003, 21(11): 1820-1821.

[33] 林兰, 郭力. 糖微康对糖尿病大鼠肾脏的保护作用[J]. 医学研究通讯, 2003, 32(5): 61-62.

[34] 林兰, 倪青, 刘喜明, 等. 糖微康对糖尿病大鼠肾脏结构和功能保护作用的机制研究[J]. 中国实验方剂学, 2000, 6(4): 49-50.

[35] 林兰, 郭力. 糖微康对糖尿病肾病患者血液流变学的影响[J]. 中国中西医结合肾病杂志, 2003, 4(4): 215-217.

[36] 林兰, 郭力. 糖微康防治糖尿病肾病的临床研究[J]. 医学研究通讯, 2003, 32(5): 10-12.

[37] 林兰, 倪青, 高齐健, 等. 糖微康胶囊治疗糖尿病肾病的临床观察[J]. 中国中西医结合杂志, 2000, 20(11): 811-814.

[38] 林兰, 倪青, 刘喜明, 等. 糖微康胶囊治疗早期2型糖尿病肾病195例临床研究[J]. 医学研究杂志, 2008, 37(1): 46-50.

[39] 林兰, 郭力. 中药糖微康对糖尿病大鼠肾皮质MMP-9表达的影响[J]. 山西中医学院学报, 2003, 4(2): 8-10.

[40] 张润云,林兰,倪青,等. 糖心平对实验性糖尿病大鼠心肌保护作用的实验研究[J]. 北京中医药,2009,28(1): 63-66.

[41] 李敏,林兰,倪青,等. 糖心平对实验性糖尿病心肌病变血管紧张素Ⅱ及其1型受体mRNA变化的影响[J]. 医学研究杂志,2007,36(4): 31-34.

[42] 李敏,林兰,倪青,等. 糖心平对糖尿病大鼠心肌组织糖化终产物受体mRNA表达的调节[J]. 中国中医基础医学杂志,2007,13(3): 206-207.

[43] 李敏,倪青,楚小燕,等. 糖心平胶囊对糖尿病大鼠心肌超微结构、血管紧张素Ⅱ及其1型受体的影响[J]. 中西医结合学报,2008,6(11): 1164-1168.

[44] 林兰,张润云,倪青,等. 糖心平治疗糖尿病冠心病的临床研究[J]. 中国中医药信息杂志,2000,7(8): 46-48.

[45] 张锡纯. 医学衷中参西录[M]. 北京:中国文史出版社,2003.

[46] 卢盛华,孙洪伟,王菊英,等. 知母聚糖降糖作用及机制研究[J]. 中国生化药物杂志,2003,24(2): 81.

[47] 黄芳,徐丽华,郭建明,等. 知母提取物的降血糖作用[J]. 中国生化药物杂志,2005,26(6): 332.

[48] 李宗友. 黄柏和辽宁木的丁醇提取物刺激PI3-激酶和ERK2引起的HepH2细胞中糖原含量的增加[J]. 国外医学(中医中药分册),1999,21(3): 44.

[49] 余国奠,刘峻,陈喻,等. 6个不同产地的太子参对超氧自由基清除作用的研究[J]. 中国野生植物资源,2000,19(4): 7-9,19.

[50] 倪受东,夏伦祝,徐先祥,等. 太子参多糖对四氧嘧啶糖尿病小鼠的治疗作用[J]. 安徽医药,2010,14(5): 521-522.

[51] 陈蔚,俞茂华,叶红英. 黄芪多糖保护糖尿病心肌的初步研究[J]. 复旦学报(医学版),2007,34(4): 541-548.

[52] 王凤杰,邓娟,苏慧. 黄芪多糖对2型糖尿病大鼠心肌UCP2表达和AMPK活性的影响[J]. 武汉大学学报,2009,30(5): 575-578.

[53] 周德文. 术类的药理和药效[J]. 国外医药·植物药分册,1996,11(3): 120-122.

[54] 傅盼盼,洪铁,杨振,等. 党参多糖对糖尿病小鼠胰岛素抵抗的改善作用[J]. 时珍国医国药,2008,19(10): 2414.

[55] 焦红军. 党参的药理作用及其临床应用[J]. 临床医学,2005,25(4): 92.

[56] 荆宇,赵余庆. 胡芦巴化学成分和药理作用研究进展[J]. 中草药,2003,34(12): 1146-1149.

[57] 阮耀,黄川锋. 胡芦巴对糖尿病大鼠肾脏保护作用的实验研究[J]. 中国中医药科技,2008,15(6): 432.